U0260997

入境台湾果蔬危险性有害生物防控丛书

入境台湾果蔬病虫口岸检疫

吴佳教　黄蓬英　尤民生　主编

中国农业出版社

图书在版编目（CIP）数据

入境台湾果蔬病虫口岸检疫 / 吴佳教，黄蓬英，
尤民生主编 . —北京：中国农业出版社，2015.12
（入境台湾果蔬危险性有害生物防控丛书）
ISBN 978-7-109-21249-7

Ⅰ.①入… Ⅱ.①吴… ②黄… ③尤… Ⅲ.①水果－
病虫害－出入境管理－台湾省②蔬菜－病虫害－出入境管
理－台湾省 Ⅳ.①R185.3②S412

中国版本图书馆 CIP 数据核字（2015）第 286123 号

中国农业出版社出版
（北京市朝阳区麦子店街 18 号楼）
（邮政编码 100125）
策划编辑　张洪光　阎莎莎
───────────
中国农业出版社印刷厂印刷　新华书店北京发行所发行
2016 年 1 月第 1 版　2016 年 1 月北京第 1 次印刷
───────────
开本：787mm×1092mm　1/16　印张：16.25　插页：4
字数：375 千字
定价：98.00 元
（凡本版图书出现印刷、装订错误，请向出版社发行部调换）

《入境台湾果蔬病虫口岸检疫》
编 委 会

主 编： 吴佳教　黄蓬英　尤民生

副主编： 冯晓东　赵　健　徐敦明

编著者（按姓氏音序排列）：

陈启建　陈 萍　陈 青　陈庆河　方志鹏

傅建炜　江 威　李新芳　廖富荣　刘国坤

刘 勇　林玲玲　李本金　邱思鑫　王宏毅

王 瑞　翁启勇　吴福中　吴佳霖　吴梅香

武目涛　许文耀　熊太文　章 柱　张德咏

占志雄　朱春晖

序 言

随着海峡两岸关系的和平发展，两岸在农业领域的交流与合作不断拓展和提升。由于从台湾输入到大陆的果蔬种类和数量不断增加，导致一些危险性病虫害的传入风险不断加大，对大陆果蔬生产造成现实和潜在的威胁和危害；同时，台湾果蔬在大陆的种植面积不断扩大，如何保障其在大陆的安全生产，也是必须面对的植物保护新课题。

近年来，国家相继出台了一系列惠及台湾农民和促进海峡两岸农业交流合作的政策措施，两岸农业交流与合作正步入快速发展期。福建、广东、海南等沿海省份是台湾农业产业转移的重要地区，也是台湾果蔬直接进入大陆的重要集散地，有关入境台湾果蔬危险性有害生物的问题也日益显现。开展入境台湾果蔬危险性有害生物防控新技术的研究与示范工作，对提升有害生物的预警和防控技术水平，促进海峡两岸农业合作、交流和稳定发展具有重要的社会、经济和生态意义。

从 2009 年开始，福建农林大学等单位共同承担的公益性行业（农业）科研专项"入境台湾果蔬危险性有害生物防控新技术研究与示范"（200903034），以入境台湾果蔬危险性有害生物为主要对象，开展种类调查和生物学生态学特性研究，提高了对台湾危险性有害生物的认知水平；开展风险评估的研究，提高了防范台湾果蔬危险性有害生物的预警能力；开展快速检测和早期诊断技术研究，提高了促进台湾果蔬快速通关的技术服务能力；研发的监测预警和综合治理新技术，提高了有害生物绿色防控的技术水平和应用效果。通过示范推广，为相关企业和农民的果蔬生产提供了技术保障。

项目组为了更好地总结和应用推广研究成果，有关成员共同努力，编写了"入境台湾果蔬危险性有害生物防控丛书"，包括《入境台湾果蔬病虫风险评估》《入境台湾果蔬病虫口岸检疫》《入境台湾果蔬病虫快速检测》《入境台湾果蔬主要病虫发生与绿色防控》4 部。这套丛书系统阐述了入境台湾果蔬危险性有害生物的发生风险、口岸检疫与处置、快速检测与监测、发生规律与绿色防控等基本理论和应用技术，对台湾果蔬危险性有害生物的防范、预警和控制具有重要的指导意义，可为相关科研单位、行政部门、生产企业等有关人员提供参考，为台湾果蔬危险性有害生物的口岸检疫、风险预警和综合防控提供理论支撑和技术保障，推动海峡两岸果蔬危险性有害生物防控的科技进步。

2015 年 7 月 20 日

前 言

　　福建、广东、海南等大陆地区与台湾地区地理环境、自然条件十分接近，台湾果蔬上发生的危险性有害生物和入侵台湾的外来有害生物，均有可能通过台湾果蔬入境而传带，并在大陆发生、定殖和为害，对大陆水果蔬菜的生产构成威胁。

　　随着两岸农业交流与合作的不断深化，大陆已相继允许台湾莲雾、释迦、芒果、杨桃、火龙果、菠萝等 24 种水果入境，从台湾引进优良蔬菜品种数量及种植面积呈增加趋势。同时，要求快速查验台湾农产品，对入境台湾果蔬的检验检疫实施"绿色通关"，这给口岸查验带来巨大挑战。如何应对逐渐加大的疫情传入风险，防范危险性有害生物传入，保障台湾果蔬入境贸易的健康发展，是亟待解决的突出问题。因此，掌握入境台湾果蔬检验检疫方法、检测技术以及主要的检疫除害处理措施，明确可能随台湾果蔬携带的病虫种类及其相应的检测鉴定方法和除害处理措施，有助于口岸及时查验、通关或处置，从而保证绿色检疫通道的顺畅。

　　为了适应入境台湾果蔬业务快速发展的需要，解决检验检疫过程中面临的问题，我们组织编写了《入境台湾果蔬病虫口岸检疫》一书。本书共分 10 章。在介绍我国大陆植物检验检疫历史与现行主要法规以及台湾地区出入境植物检疫组织结构与有关规定的基础上，重点阐述了入境台湾果蔬检验检疫方法、实验室检测技术和检疫除害处理措施，此外，还针对入境台湾果蔬可能携带的害虫害螨及病原真菌、细菌、病毒和线虫等病虫类群中重要种类的分布、为害、形态特征、传播途径、检验检疫方法、检疫处理或防控方法进行描述和介绍。本书主要由广东检验检疫技术中心和厦门检验检疫技术中心等部门多年从事果蔬检验检疫或果蔬有害生物研究的专家和学者共同完成。由于经验和水平所限，书中难免存在疏漏和错误之处，欢迎广大读者提出宝贵意见，批评指正。

本书是国家公益性行业（农业）科研专项"入境台湾果蔬危险性有害生物防控新技术研究与示范"（200903034）项目的部分研究成果，并由该项目资助出版。

编　者

2015 年 7 月 20 日

目 录

第一章
概　论

第一节　植物检疫的重要性及发展

一、植物检疫的重要性

植物检疫（plant quarantine）是指一个国家或地方政府通过立法手段和先进的科技手段防止危险性病、虫、杂草的传播蔓延。我国自从加入世界贸易组织（WTO）后，进出口贸易得到了飞速发展，粮食、饲料、蔬菜、水果、苗木以及其他农副产品的进出口数量剧增，伴随而来的各类危险性病、虫、杂草进出境的机会大大增加。因此，在进出口贸易中如何做好植物检疫工作显得尤为重要。植物检疫在进出口贸易中的重要作用可以从以下三个方面来说明。

（一）外来物种入侵造成的损失

中国已成为外来物种入侵最严重的国家之一，到 2013 年入侵中国的外来物种已经确认有 544 种，其中大面积发生，危害严重的达 100 多种。近 10 年来，西花蓟马、Q 型烟粉虱、三叶斑潜蝇等 20 余种世界危险性与暴发性物种的入侵，平均每年增加 1～2 种。这些外来物种的入侵给我国的国民经济造成了巨大的损失。2006 年国家林业局造林司估计由于外来物种入侵林业的损失是每年 660 亿元，农业部门的估计是每年损失 574 亿元。

美国白蛾 1945 年传入日本，后传入朝鲜半岛。1979 年传入我国东北，现已侵入北京、山东等地。据估算 2004 年美国白蛾给我国造成的损失合计为 2.300 亿～3.052 亿元。

原产南美的凤眼莲（水葫芦），1901 年作为花卉引入我国，20 世纪五六十年代曾作为猪饲料推广，此后大量逸外野生。在云南昆明，70～80 年代大观河是比较理想的水上旅游线路，游人可以从昆明市内乘船游滇池和西山。但自 90 年代初开始，大观河和滇池中的水葫芦"疯长"成灾，覆盖了整个大观河面以及部分滇池水面，致使这条旅游线路被迫取消，原来在大观河两侧的配套旅游设施只好报废或改作他用。

有森林"SARS"之称的松材线虫 1982 年随木质包装从日本传入我国南京，随后在广东、浙江、山东、湖南等地相继立足，对黄山、张家界等风景名胜区构成了巨大威胁。湖南自 2003 年 9 月首次在郴州发现染病枯死马尾松以来，目前发生范围已扩展到 4 市 6 县，发生面积超过 667hm²，对全省 282.4 万 hm² 松林资源构成严重威胁。松材线虫病直接威胁武陵源世界自然遗产张家界国家森林公园、毛泽东故居韶山、南岳衡山的生态安全。

美洲斑潜蝇最早于 1993 年在海南发现，到 1998 年已在全国 21 个省份发生，面积达 130 万 hm² 以上，它寄生 22 科的 110 种植物，尤其是瓜果类蔬菜受害严重，包括黄瓜、甜瓜、西瓜、西葫芦、丝瓜、番茄、辣椒、茄子、豇豆、豌豆、菜豆和扁豆等。目前在我国，每年防治美洲斑潜蝇的成本高达 4 亿元。

外来生物的入侵除了直接造成巨大的经济损失以外，还将带来以下危害：

1. 对生态环境的影响　在自然界长期的进化过程中，生物与生物之间相互制约、相互协调，将各自的种群限制在一定的数量上和栖息环境中，形成了稳定的生态平衡系统。当一种生物传入到新的栖息环境后，如果脱离了人为控制逃逸为野生，在适宜的气候、土壤、水分及传播条件下，极易大肆扩散蔓延，形成大面积优势群落，破坏本地动植物组成，危及本地濒危动植物的生存，造成生物多样性的丧失。

由于薇甘菊排挤本地植物，广东内伶仃岛上的猕猴缺少适宜的食料，目前只能借助于人工饲喂。飞机草在西双版纳自然保护区的蔓延已使穿叶蓼等本地植物处于灭绝的边缘，依赖于穿叶蓼生存的植食性昆虫同样处于灭绝的边缘。

2. 对人类健康构成直接威胁　豚草花粉是人类变态反应症的主要致病原之一，所引起的"枯草热"给全世界很多国家的人类健康带来了极大的危害。一些外来动物如福寿螺等是人畜共患的寄生虫病的中间宿主；麝鼠可传播野兔热，极易给发生区周围居民带来健康问题。

（二）世界贸易组织规则与植物检疫

世界各国或地区在进出口贸易中均非常重视植物检疫工作，在世界贸易组织的众多协议或协定中，与植物检疫有关的有《技术性贸易壁垒协议》（简称 TBT）、《实施卫生与植物检疫卫生措施协定》（Agreement on the application of sanitary and phytosanitary measures，简称 SPS 协定）。与植物检疫关系最密切的是 SPS 协定，要做好加入世界贸易组织后的植物检疫工作，首先要认真研究 SPS 协定，掌握其精神实质，特别是其中对发展中国家的优惠待遇。SPS 协定是世界贸易组织在长达 8 年之久的乌拉圭回合谈判中达成的一个重要的国际多边协议。随着国际贸易的发展和贸易自由化程度的提高，各贸易方实行动植物检疫制度对贸易的影响已越来越大，某些国家或地区尤其是一些发达国家或地区为了保护本国或本地区农畜产品市场，多利用非关税壁垒措施来阻止境外尤其是发展中国家农畜产品进入本国或本地区市场，其中动植物检疫就是一种隐蔽性很强的技术壁垒措施。由于《关税及贸易总协定》（简称 GATT）和 TBT 对动植物卫生检疫措施约束力不够，要求不具体，为此，在乌拉圭回合谈判中，通过多方的提议制定了 SPS 协定，它对国际贸易中的动植物检疫提出了具体的严格的要求，它是世界贸易组织协议原则渗透到动植物检疫工作的产物。SPS 协定的主要内容包括：SPS 协定的宗旨、适用范围、同等对待、有害生物风险评估、非疫区和低度流行区、透明度、特殊或差别待遇、组织管理形式、国际标准、指南或建议。

风险评估已成为植物检疫工作最锐利的武器之一，是制定检疫法规和检疫措施的一项基础性工作。零风险是不存在的，零风险意味着闭关自守，也不符合 SPS 协定的要求。这就要求我们按照《国际植物保护公约》的指南进行风险评估，并寻求降低风险的管理措施。我国 1996 年就成立了植物检疫有害生物风险评估工作组，已经对地中海实蝇、小麦矮腥黑穗病、松材线虫、苹果蠹蛾、马铃薯甲虫、梨火疫病等有害生物和马铃薯、苹果、李、葡萄、柑橘等植物产品进行了有害生物风险评估。有害生物风险评估还可以作为一种隐蔽的技术壁垒加以应用，合理阻止或延缓境外产品大量进入境内市场，保护境内农业生产者的利益。如可以将保护水平定得高一些，风险分析涉及的有害生物多一些，所需要的科学依据就相应增加，有时还需要在评估过程中增加相关的基础性研究。这样，完成评估所需的时间就会长一些，客观上起到阻止某些产品进境的目的，并且不违背 SPS 协定规则。如：日本因为担心番茄是烟草霜霉病的寄主，从 20 世纪 80 年代初就开始对美国的番茄进入日本进行有害生物风险评估，一直到 1996 年仍未结束，最后在美国要将此案提交世界贸易组织裁决时，日本才决定于 1997 年 4 月允许美国的番茄入境，从开始评估到同意进口，前后用了 15 年时间。换句话说，日本人利用有害生物风险评估这一隐蔽的技术壁垒，在 15 年的时间里，成功阻止了美国的番茄入境，保护了日本国内市场。从上例中可以看出，如何合理应用有害生物风险评估很有学问，值得我们广大植物检疫工作者去研究，在这一点上，我们应学习美国、日本和欧盟等发达国家或地区的经验和做法，争取少走弯路，提高效率。

（三）植物检疫对我国进出口贸易的促进作用

改革开放以来，我国的植物检疫工作不断发展，在进口把关、促进出口等方面做出了巨大贡献，取得了显著的经济效益。

1. 进口检疫 2012 年，全国出入境检验检疫机构在进境农产品检疫过程中共截获有害生物 4 331 种、579 356 次，其中检疫性有害生物 284 种 50 898 次，一般性有害生物 4 047次。截获的有害生物种类和数量每年呈快速增长趋势。2007 年 3 月 15 日，上海外高桥出入境检验检疫局在对一批进境的土耳其棉短绒实施检疫查验时，发现皮蠹类有害生物幼虫。检验检疫人员当即将样品送实验室鉴定，确定为我国禁止进境检疫性有害生物谷斑皮蠹幼虫。该批进口土耳其棉短绒共有 1 645t，价值 41 万美元，分装 71 个 40 英尺* （ft）集装箱。为防止疫情扩散，上海外高桥出入境检验检疫局立即通知港区锁定所有 71 个集装箱，并逐箱实施了严格的熏蒸处理。这些植检措施，既将有害生物挡在境外，又为进口企业挽回了巨大的经济损失。

2. 出口检疫 国家质量监督检验检疫总局全力促进农产品扩大出口，相继与墨西哥、秘鲁、智利、泰国、阿根廷、美国、加拿大等 50 个国家的检验检疫部门签署了多项关于我国水果出口的植物检疫议定书或工作计划。湖南检验检疫局协助当地政府大力加强湘西椪柑出口基地建设，2007 年 2 月 9 日，20t 湘西椪柑顺利出口加拿大，标志着湘西椪柑近十年来首次直接向发达国家出口。

3. 双边协商、互利互惠 近年来，一些国家或地区对疫区概念有了新的理解和做法，SPS 协定也承认非疫区和低度流行区的存在。在一个幅员辽阔的国家或地区，由于气候条件、生态环境和检疫防治措施等不同，对一种特定的有害生物来说，可能存在疫区和非疫区。对疫区和非疫区的检疫政策应区别对待，我们要充分利用这一规则，打破贸易壁垒，扩大出口。如日本过去把整个中国都列为瓜实蝇疫区（实际上仅南方部分地区发生），后经双方检疫部门共同实地考察、调查、研究，确定中国的新疆地区为非疫区，因此，日本允许进口新疆的哈密瓜。同时，我们也可以接受非疫区的产品，促进贸易发展。我国过去将美国和智利两国列为地中海实蝇疫区，禁止进口两国水果。近年来，经双方植物检疫部

---

* 英尺为非法定计量单位，1 英尺 （ft） ＝0.304 8m。40 英尺集装箱为业界常用名词，体积相当于 54m³。

门共同努力，确认两国的部分地区为地中海实蝇非疫区，允许有条件（指定果园和包装厂、监测、低温处理、不带检疫性有害生物、指定入境口岸等）进口美国华盛顿州的苹果，智利非疫区的苹果和猕猴桃。上述做法均建立在一定的科学基础上，符合 SPS 协定的要求，不仅有效地防止了有害生物的传入和传出，而且促进了贸易的发展，是今后植物检疫工作努力的方向。

二、植物检疫的发展历程

我国植物检疫工作是在国际植物检疫不断发展的基础上，应运而生并不断发展完善的。植物检疫事业从无到有，从被外国人把持到真正体现国家主权，经历了近百年的风风雨雨。植物检疫事业的发展大致可以分为以下 3 个阶段。

第一阶段：1903—1949 年。中国最早的动物检疫是 1903 年在中东铁路管理局建立的铁路兽医检疫处，对来自俄国的各种肉类食品进行检疫工作。中国最早的植物检疫机构是 1928 年在上海、广州、天津等地先后成立的"农产物检查所"。1935 年，上海商品检验局将农产品检验处植物有害生物检验组扩建为"植物有害生物检验处"。中国动植物检疫历史上的第一次熏蒸处理就是该处于 1935 年完成的。

抗日战争爆发后，各地检验检疫机构相继停办，动植物检疫工作基本上处于停滞状态。也正是这时，国外很多疫病传入了中国，如甘薯黑斑病、蚕豆象、棉花黄枯萎病等。抗战胜利后，各地商品检验局陆续恢复工作。但是内战使国民经济日趋衰落，检疫机构形同虚设。

第二阶段：1949—1978 年。新中国成立后，揭开了动植物检疫发展的崭新一页。1952 年，中央对外贸易部成立，设立商品检验总局，下设畜产品和农产品检验处，分别负责动物检疫和植物检疫工作。1964 年 2 月，国务院决定将动植物检疫从外贸部划归农业部领导，并于 1965 年在全国 27 个口岸设立了中华人民共和国动植物检疫所。

"文化大革命"期间（1966—1976 年），有的机构被撤销、人员被调离，进出境动植物检疫工作一度陷入混乱。

第三阶段：1978 年至今。1978 年十一届三中全会后，动植物检疫事业得到了迅速发展。1980 年，口岸动植物检疫工作恢复归口到农业部统一领导。1981 年农业部成立中华人民共和国动植物检疫总所（后更名为中华人民共和国动植物检疫局）。1991 年《中华人民共和国进出境动植物检疫法》颁布，1996 年《中华人民共和国进出境动植物检疫法实施条例》颁布，标志着中国动植物检疫真正进入了法制建设的轨道。1998 年，中华人民共和国出入境检验检疫局（副部级单位）成立，由原国家进出口商品检验局、中华人民共和国动植物检疫局、中华人民共和国卫生检疫局 3 家机构调整后组成，内设动植物监管司，全面负责进出境动植物检疫工作。2001 年，国家出入境检验检疫局和国家质量技术监督局合并组成国家质量监督检验检疫总局（正部级），进出境动植物检疫工作仍由动植物检疫监管司全面负责。

第二节　植物检疫的程序

植物检疫程序是指官方规定的执行植物检疫措施的所有方法，包括与限定的有害生物有关的检验、检测、监管、监测或处理的方法。随着植物检疫实践的不断发展，检疫许可、检疫申报、现场检验、实验室检测、检疫处理以及出证放行等逐渐构成了基本的植物检疫程序。输入植物、植物产品，需由口岸检疫机关实施进境检疫。进境检疫保证国家对进境植物、植物产品等的宏观调控，有效防止危险性病、虫、杂草及其他有害生物传入。出入境植物检疫的主要程序包括以下步骤（图1-1）。

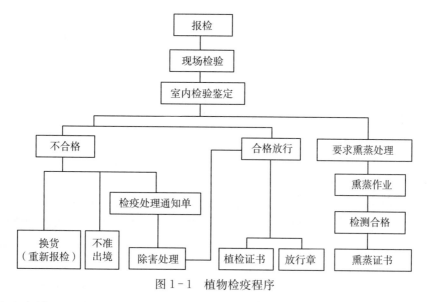

图1-1　植物检疫程序

1. 检疫审批　凡输入、携带、邮寄动物和动物产品、植物种子、种苗及其他繁殖材料、特定的植物产品，货主、物主或代理必须事先申请办理检疫审批手续。

2. 报检　输入、输出应检物，货主或代理应按要求填写报检单，向口岸出入境检验检疫机构报检。

3. 检疫　包括现场检疫、实验室检疫、隔离检疫。现场检疫：输入、输出应检物抵达口岸时，检疫人员登机、登轮、登车或到货物停放场所实施检疫；实验室检疫：检疫人员按有关规定或要求对输入、输出的植物进行实验室检测；隔离检疫：入境植物种子、种苗及其他繁殖材料需作隔离检疫的，应在指定的隔离圃隔离种植，经过至少一个生长周期的隔离检疫。

4. 检疫处理　对经检疫不合格的检疫物，由口岸出入境检验检疫机构签发《检疫处理通知单》，通知货主或其代理分别作除害、退回或销毁处理。

5. 签证放行　经检疫合格或经除害处理合格的出入境检疫物，由口岸出入境检验检疫机构签发检疫放行通知单、检疫证书或在报关单上加盖印章，准予入境或出境。

第三节　入境台湾果蔬病虫口岸检疫的必要性

2008年11月4日，海峡两岸关系协会（以下简称"海协会"）与台湾地区海峡交流基金会（以下简称"海基会"）就两岸海运、空运、邮政、食品安全等议题签署四项协议，正式开启两岸"大三通"时代，带动两岸关系发展进入新的里程，从而也带动对台检验检疫工作进入新的里程。随着两岸关系的发展，两岸经贸规模不断扩大，两岸人员往来日益频繁，祖国大陆已成为台湾地区第一大出口市场和第二大进口来源地，台资企业在大陆已达到 8 万家，台湾地区也出台了放开陆资入岛的政策。经贸和人员往来的深入发展，使得两岸在卫生检疫、农产品贸易检疫检验、工业品标准、计量、检验、认证认可和消费品安全检查领域的合作越来越显现出非常重要的作用。在这样的背景下，2009 年 12 月 22 日，海协会、海基会签署《海峡两岸农产品检疫检验合作协议》和《海峡两岸标准计量检验认证合作协议》；2010 年 12 月 21 日，海协会、海基会签署《海峡两岸医药卫生合作协议》。

海协会、海基会签署的四项与检验检疫工作密切相关的协议意义重大。根据《海峡两岸食品安全协议》，两岸开展食品检验检疫领域的合作，建立两岸重大食品安全事件协处机制，并建立两岸业务主管部门专家定期会商及互访制度，就双方食品安全制度规范、检验技术及监管措施进行业务交流及信息（讯息）交换。根据《海峡两岸农产品检疫检验合作协议》，两岸将开展在农产品检验检疫领域的合作，建立业务会商、研讨、互访、考察及技术合作机制，建立检疫检验证明文件核查及确认机制，建立重大检疫检验突发事件协处机制，促进两岸农产品贸易持续发展。根据《海峡两岸标准计量检验认证合作协议》，两岸将积极推动在重点领域制定共通标准，以作为提升两岸产业标准领域竞争力和便利两岸贸易投资的重要途径；两岸还将开展标准领域信息交换，推动两岸标准信息平台建设。根据《海峡两岸医药卫生合作协议》，两岸将就可能影响两岸人民健康的传染病的检疫与防疫、资讯交换与通报、重大传染病疫情处置、疫苗研发及其他事项，进行交流与合作；遵循公认检疫防疫准则所规范的核心能力，加强合作，采取必要检疫及防疫措施，避免或减少传染病传播至对方；就共同关切的传染病防治策略、检疫标准、处置措施及其实务演练、检验技术与实验室标本以及疫苗研发等，进行交流与合作。

四项协议的签署及 2011 年 1 月 1 日《海峡两岸经济合作框架协议》（ECFA）的正式实施，给两岸果蔬检验检疫工作带来了新机遇，提出了新要求，确定了新站位，促使两岸农产品检验检疫业务建立了良好的沟通机制，两岸农产品检验检疫问题得到了落实和执行，极大地促进了两岸农产品贸易。2013 年，台湾输入大陆农产品达到 9 亿美元，大陆成为台湾农产品输出的最大市场，而大陆输台的农产品贸易也逐年提升，贸易额也接近 9 亿美元。台湾果蔬的进入，大陆受惠其中，取得了良好成效。新的形势要求对台果蔬检疫工作要认真贯彻中央惠台方针政策，与时俱进，因时制宜，因势利导，使台湾果蔬在符合政策法规、检验检疫要求的前提下快速进入大陆，建立入境台湾果蔬"绿色通道"，检验检疫要在对台关系和平发展中当好润滑剂和助推器，提供有力的技术支撑。

（徐敦明，尤民生，傅建炜）

第二章
海峡两岸植物检疫制度

第一节 国际性植物检疫法规与公约

一、国际植物保护公约

国际植物保护公约组织（International Plant Protection Convention，缩写：IPPC）是一个国际条约组织，目的是确保采取协调有效的行动，防止和控制有害生物随植物和植物产品的引进和输出而传播。国际植物保护公约组织工作的三个主要领域：国际标准的制定、信息交流和国际植物保护公约及相关国际植物检疫标准的实施能力的发展。《国际植物保护公约》是1951年联合国粮农组织通过的一个有关植物保护的多边国际协议，1952年生效。截至2010年，已有177个国家和地区成为《国际植物保护公约》缔约方。

《国际植物保护公约》的主要内容是加强国家或地区间植物保护的合作，更有效地防治有害生物及防止植物危险性有害生物的传播，统一国际植物检疫证书格式，促进国际植物保护信息交流，是目前有关植物保护领域中参加国家最多、影响最大的一个国际公约。该公约虽名为"植物保护"，但中心内容为植物检疫。《国际植物保护公约》包括序言、条款、证书格式附录3个方面。条款共23条，第一条为缔约宗旨与缔约方的责任；第二条为公约中的相关术语的解释，主要解释植物、植物产品、有害生物、检疫性有害生物等；第三条为与其他国际协定的关系，本公约不妨碍缔约方按照有关国际协定享有的权利和承担的义务；第四条主要阐述各缔约方应建立国家植物保护机构，明确其职能，同时缔约方应将各国植物保护组织工作范围及其变更情况上报联合国粮农组织；第五条为植物检疫证书，主要规定植物检疫证书应包括的内容和国际标准；第六条为对有害生物的限定，不应严于该输入缔约方领土内存在的同样有害生物时所采取的措施，同时各缔约方不得要求对非限定有害生物采取植物检疫措施；第七条为进口检疫要求，涉及缔约方对进口植物、植物产品的限制进口、禁止出口、检疫检查、检疫处理（消毒除害处理、销毁处理、退货处理）的约定，并要求各缔约方公布禁止及限制进境的有害生物名单，要求缔约方所采取的措施应最低限度影响国际贸易；第八条为国际合作，要求缔约方与联合国粮农组织密切情报联系，建立并充分利用有关组织，报告有害生物的发生、发布、传播危害及有效的防治措施的情况；第九条为区域性植物保护组织，该条款要求各缔约方加强合作，在适当地区范围内建立地区植物保护组织，发挥它们的协调作用；第十条为缔约方合作制定执行国际标准，区域标准应与本公约的原则一致；第十一条为在联合国粮农组织内建立植物检疫措施委员会，制定并通过国际标准；第十二条为植物检疫措施委员会设立秘书处，负责实施委员会的政策和活动，并履行本公约可能委派的其他职能；第十三条为争端的解决，着重阐述缔约方间对本公约的解释和适用问题发生争议时的解决办法；第十四条声明在本公约生效后，以前签订的相关协议失效，这些协议包括1881年11月3日签订的防止葡萄根瘤蚜传播的国际条约《葡萄根瘤蚜公约》、1889 年 4 月 15 日在瑞士伯尔尼签订的《葡萄根瘤蚜防治补充公约》、1929 年 4 月 16 日在罗马签订的《国际植物保护公约》；第十五条为适用的领土范围，主要指缔约方声明变更公约适应其领土范围的程序，公约规定在联合国粮农组织总干事接收到申请 30d 后生效；第十六条为各缔约方可对特定区域、特定有害生物、特定植物的植物产品、植物和植物产品国际运输的特定方法签订补充公约的条款，补充协定应彰显公约的宗旨；第十七条为批准加入；第十八条为鼓励非缔约方接受植物检疫措施的国际标准；第十九条规定本公约及缔约方提供文件的正式语言为联合国粮农组织的所有正式语言；第二十条为通过双边或有关国际组织向有关缔约方提供技术援助，促进本公约的实施；第二十一条涉及公约的修正，指缔约方要求修正公约议案的提出与修正并生效的程序；第二十二条指公约对缔约方的生效条件；第二十三条为任何缔约方可在任何时候退出公约组织的程序。

二、实施卫生与植物卫生措施协定

《实施卫生与植物卫生措施协定》（Agreement on the application of sanitary and phytosanitary measures，以下简称 SPS 协定）是在乌拉圭回合谈判中达成的一项新协议，隶属于世界贸易组织（WTO）多边货物贸易协议项下。从 SPS 协定在 WTO 规则整体结构配置中所担当的角色和其内容独有的制度安排来看，它突出地反映了 WTO 各成员方努力追求维护自身主权与实现开放式贸易体制利益之间的平衡。由此，该协定的目标被巧妙地概括为："维护任何政府提供其认为适当健康保护水平的主权，但确保这些权利不为保护主义目的所滥用并不产生对国际贸易的不必要的障碍。"在 WTO 诸项协议实施 6 年多的时间里，SPS 协定经 WTO 争端解决机构的试用而得以充分的展示与检验。由于 SPS 问题涉及 WTO 体制中一类较敏感的事务，所以，SPS 协定本身以及与此相关的贸易纠纷都产生出了大量的、颇受争议的话题。

为限制技术性贸易壁垒，促进国际贸易的发展，1979 年 3 月在国际《关税及贸易关税总协定》（GATT）第七轮多边谈判回合中通过了《关于技术性贸易壁垒协定草案》，并于 1980 年 1 月生效。该草案在第八轮乌拉圭多边谈判回合中正式定名为《技术贸易壁垒协议》（TBT）。由于 GATT、TBT 对这些技术性贸易壁垒的约束力仍然不够，要求也不够明确，为此乌拉圭回合中许多国家提议制定针对植物检疫的《实施卫生与植物卫生措施协定》，该协定对检疫提出了比 GATT、TBT 更为具体、严格的要求。《实施卫生与植物卫生措施协定》是所有世界贸易组织成员都必须遵守的。总的原则是为促进国家或地区间贸易的发展，保护各成员方人体及动植物健康，减少动植物检疫对贸易的消极影响，由此建立有规则的和有纪律的多边框架，以指导动植物检疫工作。《实施卫生与植物卫生措施协定》包括 14 项条款及 3 个附件。

SPS 协定是世界贸易组织成员为确保卫生及植物卫生措施的合理性，并对国际贸易不构成变相限制，经过长期反复的谈判和磋商而签订的。也可以理解为 SPS 协定是对出口方有权进入他方市场和进口方有权采取措施保护本国或本地区人体、动物和植物安全，两个方面的权利的平衡。

SPS 协定规定了各缔约方的基本权利与相应的义务，明确缔约方有权采取保护人类、动植物生命及健康所必需的措施，但这些措施不能对相同条件的国家或地区构成歧视，或变相限制或消极影响国际贸易。SPS 协定要求缔约方所采取的检疫措施应以国际标准、指南或检疫为基础，要求缔约方尽可能参加如 IPPC 等相关国际组织。SPS 协定要求缔约方坚持非歧视原则，即出口缔约方已经表明其所采取的措施已达到检疫保护水平，进口方应该接受这些等同措施；即使这些措施与自己的不同，或不同于其他国家或地区对同样商品所采取的措施。SPS 协定要求各缔约方采取的检疫措施应建立在风险性评估的基础上，规定了风险性评估考虑的诸多因素应包括科学依据、生产方法、检疫程序、检验方法、有害生物所存在的非疫区相关生态条件、检疫或其他治疗（扑灭）方法；在确定检疫措施的保护程度时，应考虑相关的经济因素，包括有害生物的传入、传播对生产、销售的潜在危害和损失，进口方进行控制或扑灭的成本，以及以某种方式降低防线的相对成本。此外，应该考虑将不利于贸易的影响降到最低。在 SPS 协定中明确了疫区与低密度流行区的标准，非疫区是符合检疫条件的产地（一个国家、一个国家的地区或几个国家组成）；在评估某个产地的疫情时，需要考虑有害生物的流行程度，要考虑有无采取扑灭控制疫情的措施。此外，有关国际组织制定的标准或指南也是考虑的因素之一。在 SPS 协定中特别强调各缔约方制定的检疫法规及标准应对外公布，并且要求在公布与生效之间有一定时间的间隔；要求各缔约方建立相应的法规、标准咨询点，便于回答其他缔约方提出的问题或提供相应的文件。为完成 SPS 协定规定的各项任务，各缔约方应该建立与动植物检疫和卫生措施有关的委员会。

SPS 协定是必须遵守的协定。没有一个行为准则，各成员方自行其是就无法统一，进出境贸易就无法进行。如果各成员方没有主权范围的法规，植物有害生物的传播也就不可避免。因此，各成员方制定的植物检疫法、实施细则、应检有害生物名单都应经过充分的科学分析，各项规定要符合国际法或国际惯例，即通常所说的国际接轨。各成员方不能随意规定检疫性有害生物名单，所列名单必须经过有害生物详细分析。若未经科学分析制定的检疫法规等于科学论据不足，就会被认为是歧视和非关税的技术壁垒，并可能受到起诉、报复甚至制裁。

第二节　我国植物检疫主要法律法规

一、中华人民共和国进出境动植物检疫法及其实施条例

为防止动物传染病、寄生虫病和植物危险性病、虫、杂草以及其他有害生物传入、传出国境，保护农、林、牧、渔业生产和人体健康，促进对外经济贸易发展，我国制定《中华人民共和国进出境动植物检疫法》。1991 年 10 月 30 日第七届全国人民代表大会常务委员会第二十二次会议通过，1991 年 10 月 30 日中华人民共和国主席令第 53 号公布，自 1992 年 4 月 1 日起施行。

《中华人民共和国进出境动植物检疫法》是我国第一部由全国人大颁布的以动植物检疫为主题的法律。该法共 8 章 50 条，包括总则、进境检疫、出境检疫、过境检疫、携带与邮寄物检疫、运输工具检疫、法律责任及附则等内容。《中华人民共和国进出境动植物检疫法实施条例》共 10 章 68 条，条例指明了具体贯彻执行检疫法的实施方案，也是检疫法的组成部分，包括总则、检疫审批、进境检疫、出境检疫、过境检疫、携带物检疫、邮寄物检疫、运输工具检疫、检疫监督、法律责任及附则 10 个方面。

根据《中华人民共和国进出境动植物检疫法》及《中华人民共和国进出境动植物检

法实施条例》的规定，凡进境、出境、过境的动植物、动植物产品和其他检疫物，装载动植物、动植物产品和其他检疫物的容器、包装物、铺垫材料，来自动植物疫区的运输工具，进境拆解的废旧船舶，有关法律、行政法规、国际条约规定或者贸易合同约定应当实施动植物检疫的其他货物、物品，均应接受动植物检疫。输入植物种子、种苗及其他繁殖材料和《中华人民共和国进出境动植物检疫法》第五条第一款所列禁止进境物必须事先办理检疫审批。国家对向中国输入植物、植物产品的国外生产、加工、存放单位实行注册登记制度。根据检疫需要，在征得输出方有关机构同意后，国家动植物检疫机关可派出检疫人员进行预检、监装或者疫情调查。在植物、植物产品进境前，货主或者其代理人应当事先向有关出入境检疫机关报检；经检疫合格的，准予进境；发现有危险性有害生物的，在出入境检疫机关的监督下，作除害、退货或销毁处理；经检疫处理合格后，准予进境。输出植物、植物产品的加工、生产、存放单位应办理注册登记。在植物、植物产品输出前，货主或者代理人应事先向有关出入境检疫机关报检。经检疫合格或经检疫处理合格后，签发植物检疫证书，准予出境；经检疫不合格，又无有效的检疫处理方法的，不准出境。对过境的植物、植物产品和其他检疫物，需持有输出国政府的有效植物检疫证书及货运单在进境口岸向当地植物检疫机关报检并接受检疫。旅客携带、邮寄物也应接受植物检疫，经检疫合格的予以入境，经检疫不合格又无有效检疫处理方法的作销毁、退货处理，出入境检疫机关签发《检疫处理通知单》。来自动植物疫区的船舶、飞机、火车及其他进境车辆抵达口岸时，应接受检疫，发现危险性有害生物或超过规定标准的一般有害生物的应作除害处理。对进出境的植物、植物产品，出入境检疫机关应当进行检疫监管。危险性有害生物名单及禁止进境物名录由国务院农业行政主管部门制定并公布。违反本法规定的，将依法予以罚款、吊销检疫单证。注销检疫注册登记或取消其从事检疫消毒、熏蒸资格；构成犯罪的，依法追究刑事责任。植物检疫人员滥用职权、徇私舞弊、伪造检疫结果，或者玩忽职守、延误检疫出证，构成犯罪的，依法追究刑事责任；不构成犯罪的，予以行政处分。

二、中华人民共和国植物检疫条例

1983 年 1 月 3 日，国务院颁布了《中华人民共和国植物检疫条例》（称简《植物检疫条例》，1992 年 5 月 13 日，国务院对其进行修订并重新发布，是目前我国进行国内植物检疫的依据。《植物检疫条例》共 24 条，包括植物检疫的目的、任务、机构及其职责范围、检疫范围、调运检疫、产地检疫、国外引种检疫审批、检疫放行与疫情处理、检疫收费、奖惩制度等方面。

为贯彻执行《植物检疫条例》，农业部和林业部分别制定、颁布了各自的实施细则（农业部分和林业部分），同时还颁布了农业和林业上的检疫对象名单和应实施检疫物的名单。该条例明确了检疫对象的确定原则及疫区、保护区的划分依据及程序；对发现的疫情，各地检疫部门应及时向上一级检疫机构汇报，并组织力量予以扑灭；全国检疫性有害生物的疫情由国务院农业、林业行政主管部门发布，地方补充植物检疫性有害生物的疫情由省级农业、林业行政主管部门发布。凡种子、苗木和其他繁殖材料及列入应实施植物检疫名单的植物产品，在调运前应向有关植物检疫机构申请，经检疫合格并取得植物检疫证书后方可调运；发现有检疫对象的，经检疫处理合格后方可调运；无法消毒处理的，不能调运。条例规定各种子、苗木及其他繁殖材料繁育单位应按照无检疫对象要求建立种苗基地，植物检疫机构应实施产地检疫。从国外引进种子、苗木等繁殖材料，应向所在地省、自治区、直辖市植物检疫机构办理检疫审批，经口岸动植物检疫机关检验合格后引进，必要时应隔离试种，经检验确认不带检疫性有害生物后方可分散种植。对违反本条例的单位或个人，将按照有关规定予以惩处。

三、中华人民共和国种子法

《中华人民共和国种子法》是 2000 年颁布实施的，2015 年 11 月 4 日修订。该法第四十六条至第五十条，是有关对种子进行检验检疫的内容，充分体现了国家对种子检疫工作的重视。

国家严格禁止生产、经营假、劣种子。第四十九条对种子质量有明确的规定，"下列种子为假种子：（一）已非种子冒充种子或者以此种子冒充他种品种种子的；（二）种子种类、品种、产地与标签标注的内容不符或没有标签的。""下列种子为劣种子：（一）质量低于国家规定标准的；（二）质量低于标签标注指标的；（三）带有国家规定的检疫性有害生物的。"

从事品种选育和种子生产经营及其管理的单位和个人应当遵守有关植物检疫法律、行政法规的规定，防止植物危险性病、虫、杂草及其他有害生物的传播和蔓延。禁止任何单位和个人在种子生产基地从事病虫害接种试验。第四十九条规定，进口种子和出口种子必须实施检疫，防止植物危险性病、虫、杂草及其他有害生物传入境内和传出境外，具体检疫工作按照有关植物进出境检疫法律、行政法规的规定执行。从事商品种子进出口业务的法人和其他组织，除具备种子经营许可证外，还应当依照有关对外贸易法律、行政法规的规定取得从事种子进出口贸易的许可。从境外引进农作物、林木种子的审定权限，农作物、林木种子的进出口审批办法，引进转基因植物品种的管理办法由国务院规定。

四、进境水果检验检疫监督管理办法

《进境水果检验检疫监督管理办法》经 2004 年 12 月 24 日国家质量监督检验检疫总局局务会议审议通过。为了防止进境水果传带检疫性有害生物和有毒有害物质，保护我国农业生产、生态安全和人体健康，根据《中华人民共和国进出境动植物检疫法》及其实施条例、《中华人民共和国进出口商品检验法》及其实施条例和《中华人民共和国食品卫生法》及其他有关法律法规的规定制定，共 20 条。

第三节　台湾地区动植物检疫机构及出入境植物检疫有关规定

一、台湾动植物检疫机构

台湾"动植物防疫检疫局"是台湾行政主管部门的附属机关，成立于 1998 年 8 月 1 日，负责台湾地区动植物检疫工作。其组织机构如图 2-1 所示。

二、台湾出入境植物检疫有关规定

（一）有关规定

台湾出入境植物检疫的有关规定，主要有：

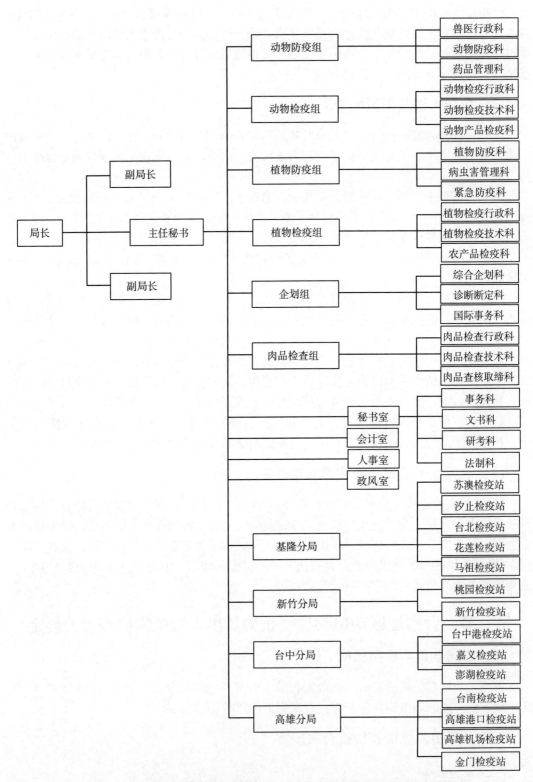

图 2-1 台湾"动植物防疫检疫局"组织机构（参照詹思明等，2009）

"立法院"制定的有关规定,即"植物防疫检疫法"(1996 年 1 月 10 日公布,2002 年 6 月 12 日修订)。

"农业委员会"公告发布的命令,有"植物防疫检疫法施行细则"(1997 年 9 月 17 日公布,2003 年 10 月 31 日修订)、"输入植物或植物产品检疫规定"(1998 年 11 月 3 日订定,2007 年 6 月 23 日修订)、"泰国产槟榔鲜果实输入检疫作业要点"(2006 年 5 月 25 日公告,2007 年 3 月 14 日修订)、"繁殖用植物实施特定疫病虫害检查机构认定及管理要点"(2000 年 5 月 12 日订定)、"特定植物或植物产品输入核准办法""植物防疫及检疫执行办法"(1997 年 12 月 10 日发布,2002 年 3 月 29 日修订)、"疫区植物或植物产品土壤及其包装容器栽培介质迁移核准办法"(1999 年 6 月 29 日修订)、"输入地中海实蝇发生国家或地区鲜果实检疫处理要点"(2000 年 7 月 24 日修订)、"苹果蠹蛾发生国家或地区苹果输入检疫处理要点""智利产鲜果实输入检疫作业要点""基因转殖植物输出入许可办法"(2005 年 7 月 7 日发布)、"应施检疫动植物品目表""繁殖用植物实施特定疫病虫害检查及收费办法"(2003 年 12 月 15 日修订)、"动植物检疫规费收费实施办法"(2007 年 4 月 24 日修订)等。

"动植物防疫检疫局"发布的规范性文件,主要有"输入木材检疫作业及处理要点"(2004 年 11 月 8 日发布、2005 年 10 月 11 日修订)、"日本产桃蛀果蛾寄主鲜果实输入检疫作业要点"(2006 年 2 月 3 日发布)、"木质包装材料委托检疫熏蒸及热处理管理要点"等。

(二)检疫范围

依台湾"植物防疫检疫法"及其"植物防疫及检疫执行办法"的有关规定,实施植物检疫的范围包括植物、植物产品、土壤及其包装、容器、栽培介质等。

"植物防疫及检疫执行办法"第 13 条之一规定,输出植物或植物产品如以货柜方式输出者,应于检疫后始得装柜。第 14 条规定,检疫人员执行植物或植物产品检疫,除植物或植物产品及其包装容器外,认为其填充物、贮存场所或运输工具有附着有害生物的,应施行检疫,并予以适当的处理。

"植物防疫检疫法"第 3 条对相关的用词进行了定义,明确植物是指种子植物、蕨类、苔藓类、有用真菌类等的本体与其可供繁殖或栽培的部分;植物产品是指来源于植物未加工或经加工后有传播病虫害的产品;有害生物是指直接或间接加害植物的生物;病虫害是指有害生物对植物的为害;感受性植物是指容易感染特定病虫害的寄主植物;栽培介质是供植物附着或固定,并维持植物生长发育的物质。

对输入植物及其产品,按"应施检疫动植物品目表"实施检疫。

(三)禁止输入和有条件输入植物或植物产品

依照台湾"植物防疫检疫法"第 14 条、第 15 条和第 16 条规定,植物及其产品分为 3 大类:禁止输入或转运境内,非经核准不得输入或转运,有条件输入。所谓"非经核准不得输入",是指有害生物、土壤、附着土壤的植物以及它们所使用的包装、容器,要进口,必须经过"农业委员会"核准。

"农业委员会"依据"植物防疫检疫法"第 14 条和第 16 条规定,制定了"输入植物或植物产品检疫规定"（1999 年 4 月 22 日公告，至 2007 年 6 月 23 日先后修订 37 次）。该检疫规定前身为"植物检疫限制输入规定"（1970 年 1 月 7 日发布）。"输入植物或植物产品检疫规定"由甲、乙两部分和一些附录文件组成。甲部分为"禁止输入之植物或植物产品"的有关规定，乙部分为"有条件输入植物或植物产品之检疫条件"的有关规定。

1. 禁止输入的植物或植物产品　在"输入植物或植物产品检疫规定"的甲部分"禁止输入之植物或植物产品"中，以列表的方式规定了"禁止输入之植物或植物产品的名称及其部位、国家或地区和禁止原因"。非禁止国家或地区生产的植物或植物产品，在运输途中经由上述病虫害发生的国家或地区卸货转运者，视同禁止国家、地区生产的植物或植物产品。中国香港、中国澳门和新加坡为自由港，视同禁止输入的国家或地区。

2. 有条件输入的植物或植物产品的检疫条件　乙部分"有条件输入之植物或植物产品"当中，有两个表格，一个名为"输入植物或植物产品之名称及其部位、国家或地区、病虫害名称及其输入检疫条件"，一个名为"禁止输入之植物或植物产品经'行政院农业委员会动植物防疫检疫局'认证同意输入之国家、地区及其输入植物或植物产品之检疫条件"。两个表格所列，均为有条件输入的植物或植物产品。后表所列的，实际上是在甲部分列表所禁止输入的部分植物或植物产品，但是经过"动植物防疫检疫局"认证同意之后可以进口，先前叫做"有条件输入禁止输入之植物或植物产品"。

（1）有条件输入植物或植物产品。表格"植物或植物产品之名称及其部位、国家或地区、病虫害名称及其输入检疫条件"列举的有条件输入的植物或植物产品，需要检疫的病虫害种类，涉及相当多的国家或地区，其中包括中国大陆。

（2）经"动植物防疫检疫局"认证同意输入的"禁止输入之植物或植物产品"。表格"禁止输入之植物或植物产品"经"行政院农业委员会动植物防疫检疫局"认证同意输入之国家、地区及其输入植物或植物产品的检疫条件所列举的植物或植物产品，需经"动植物防疫检疫局"认证同意，并符合相应的检疫条件，方可进口。

（3）专门订定检疫条件的植物或植物产品。对于台湾需求量较多的植物或植物产品，特别制定专门的检疫条件，即要求除按照"植物防疫检疫法"及其细则、"输入植物或植物产品检疫规定"办理之外，还得依照特定的规定办理检疫。如"百合、唐菖蒲与大理花种球输入检疫条件""输入地中海实蝇发生国家或地区鲜果实检疫处理要点""输入木材检疫作业及处理要点"等。

对于个别与台湾当局有协定的国家的农产品，也专门订定检疫作业要点，如"智利产鲜果实输入检疫作业要点""荷兰产鲜果实输入检疫处理要点"等。

（四）检疫性有害生物

台湾"输入植物或植物产品检疫规定"还列举了当输入的植物或植物产品经检疫结果证明有有害生物存在时，应经适当的检疫处理，确定该有害生物完成减除后，始得输入或无适当的检疫处理方式可减除该有害生物时，应予退运或销毁的检疫性有害生物名单。

（五）植物检疫的疫区和非疫区

1. 植物检疫疫区　依照"输入植物或植物产品检疫规定"的有关规定，植物检疫疫区分为禁止输入疫区和有条件输入疫区。"禁止输入之植物或植物产品之名称及其部位、国家或地区和禁止原因"表中病虫害所对应的国家或地区为禁止输入疫区；列入"植物或植物产品之名称及其部位、国家或地区、病虫害名称及其输入检疫条件"和"禁止输入之植物或植物产品经'行政院农业委员会动植物防疫检疫局'认证同意输入之国家、地区及其输入植物或植物产品之检疫条件"表中病虫害所对应的国家或地区为有条件输入疫区。

来自中国香港、中国澳门以及新加坡等自由港地区的植物或植物产品，视同来自禁止输入或有条件输入的疫区。

非疫区生产的植物或植物产品，经由疫区卸货或转运的，视同来自疫区。

2. 非疫区的认定程序　申请认定为非台湾地区植物检疫病虫害疫区的程序是，输入人或代理人向台湾动植物防疫检疫主管部门申请非疫区的认证。申请时，首先要提交一系列资料：非疫区的地理条件和生态环境的说明；该疫病或害虫的生物学资料；划定非疫区所依据的系统及资料，包括至少 1 年以上的植物防疫检疫的调查资料或其他科学证明、详细并符合联合国粮农组织（FAO）国际检疫标准（ISPM）的良好监视规范的资料；维持非疫区所采取的检疫措施；对非疫区的追踪确认措施；文件档案及检讨报告。台湾动植物防疫检疫主管部门在书面资料审查过程中，可以请求申请方派员咨商面谈；书面资料审查完成后，将择时派员赴实地勘察确认，费用由申请方承担。

（六）首次输入的检疫风险评估和核准

1. 来自与禁止输入的国家或地区邻近的国家或地区的首次输入　与"禁止输入之植物或植物产品之名称及其部位、国家或地区和禁止原因"表中所列的国家或地区邻近的国家或地区，其气候、作物与疫区类似，但疫情报道稀少或尚无文献载明疫情者，第一次申请输入该有害生物的寄主植物或植物产品时，应当首先向"动植物防疫检疫局"申请核准。输入人或其代理人应检附输出方植物检疫机关提供的下列资料，向"动植物防疫检疫局"申请核准：

①输出方对该有害生物的调查数据及有害生物一般性监视资料，其中有害生物调查数据的年限，应比照申请认定非台湾地区植物检疫病虫害疫区的程序规定的年限。

②拟输入的植物或植物产品生产管理数据，包括其产地、产量、产期及收获后处理等。

③拟输入的植物或植物产品有害生物清单，及其防治方法与使用的药剂种类等。

④输出国家或地区输出检疫程序及检疫证明书签发程序。

该国家或地区经"动植物防疫检疫局"认定为非疫区，且拟输入的植物或植物产品经风险评估通过，必要时"动植物防疫检疫局"得派员前往输出方查证确认后，始同意其依检疫条件办理输入；查证所需费用由输出方或进口单位负担。

2. 自地中海实蝇发生国家或地区第一次申请输入鲜果实　自地中海实蝇发生国家或地区第一次申请输入鲜果实时，应附输出方植物检疫机关提供的下列数据，向"动植物防疫检疫局"申请核准：

①拟输入的鲜果实生产管理资料，包括其产地、产量、产期及收获后处理等。

②拟输入的鲜果实有害生物清单，及其防治方法与使用的药剂种类等。

③输出国家或地区地中海实蝇最近 1 年的疫情资料，包括地中海实蝇发生密度调查数据及官方防治计划、法规、防治成效报告等。

④输出国家或地区输出检疫程序及检疫证明书签发程序。

该拟输入的鲜果实经"动植物防疫检疫局"进行风险评估通过后，"动植物防疫检疫局"需派员前往输出方查证，认定其检疫措施符合要求条件时，方可同意其依检疫条件办理输入；查证所需费用由输出方或进口单位负担。

输入时应依"输入地中海实蝇发生国家或地区鲜果实检疫处理要点"办理。

3. 自有条件输入疫区首次输入生鲜植物或植物产品　申请自有条件输入疫区输入其生鲜植物或植物产品时，要求输入人或代理人检附输出方植物检疫机关出具下列资料，供"动植物防疫检疫局"进行风险评估：

①拟输入的植物或植物产品生产管理资料，包括其产地、产量、产期及收获后处理等。

②拟输入的植物或植物产品有害生物的清单、防治方法与使用的药剂种类等。

③输出国家或地区为台湾当局公告特定检疫性有害生物发生地区的邻近国家或地区且疫情不明者，应提供对该检疫性有害生物的调查及监测资料，说明该检疫性有害生物发生状态。

④输出国家或地区的输出检疫及检疫证明书签发程序。

⑤其他"动植物防疫检疫局"要求提供的资料。

经风险评估通过，该植物或植物产品方可依"动植物防疫检疫局"所规范的检疫条件办理输入，评估期间，"动植物防疫检疫局"得派员前往输出查证确认，查证所需费用由输出方或进口单位负担。

除上述情况外，若有下列任一情况发生时，"动植物防疫检疫局"得视其检疫风险情形进行风险评估：

①于输入的植物、植物产品或其包装物上截获台湾岛内未曾发现且可能对岛内农业生产安全或生态环境造成威胁的有害生物。

②于输入的植物、植物产品或其包装物上截获台湾管制有害生物。

③具检疫风险的植物有害生物有新的传播途径事证。

④具检疫风险的植物有害生物已在其他国家或地区造成经济或环境冲击，而岛内尚无相关检疫管制措施。

（七）特别输入

属于"输入植物或植物产品检疫规定"之"甲、禁止输入之植物或植物产品"所规定的禁止输入植物或植物产品，以及"植物防疫检疫法"第15条所规定不得输入的有害生物、土壤、附着土壤的植物以及前三项物品所使用的包装、容器，以研究机关（机构）、学校为限，可以申请输入，仅供实验、研究、教学使用。

1. 输入"禁止输入"的植物或植物产品　"特定植物或植物产品输入核准办法"对此做出专门规定，其规定的输入程序如下：

（1）研究机关（机构）或学校输入特定植物或植物产品，应填具申请书，并检附下列文件、资料，向"农业委员会"（以下简称"农委会"）申请核准。

①有关实验、研究或教学计划（含拟使用期限）须使用特定植物或植物产品的衍生物者，应于计划中叙明。

②输入的特定植物或植物产品名称、数量、来源、基本资料及疫情资料。

③输入后的隔离管制计划（含隔离处所的地址及安全隔离设施）。

④包装方法及运输路线、方式。

⑤"农委会"指定的其他相关资料。

（2）经"农委会"审查核准发给输入许可证明者，始得依核准方式办理输入。输入人应将前项许可证明正本附于特定植物或植物产品包装上。

（3）输入人应在"农委会"核准的场所，依核准之目的使用植物或植物产品。经核准输入的特定植物或植物产品，使用期间应受输出的植物检疫机关的监督，输入人不得拒绝；使用期间发生危险性疫病虫害，应采取防治措施，并立即通报输出入植物检疫机关；其所需费用由输入人负担。

（4）输入人应于核准使用期限届满时，报请输出入植物检验机关监督销毁该植物或植物产品，并于销毁后 30 日内函知"农委会"。其须继续使用本体或其衍生物者，应于核准使用期限届满至少 30 日前，向"农委会"提出申请，经项目审核确定无疫病虫害的，可延长使用期限或免予销毁。

（5）输入人应于使用期满后 30 日内，向"农委会"提出实验、研究或教学的结果报告；其相关报告，应记明输入许可证明字号。

2. 输入"不得输入"的物品

（1）"植物防疫检疫法施行细则"对输入"不得输入"的物品规定如下：

输入"植物防疫检疫法"第 15 条所规定的物品，应填写申请书，并检附下列文件、资料，向"农委会"申请核准：

＊有关实验、研究或教学计划。

＊拟输入的物品名称、数量、来源及特性。

＊隔离处所的地址及安全隔离设施。

＊输入后的隔离管制计划。

＊其他"农委会"指定的相关资料。

（2）经"农委会"审查核准后，发给输入许可证明，输入人应将证明原件寄往输出地，并附于物品包装上，依核准方式输入。

①输入的物品经输出入植物检疫机关查验合格，并转送或通知输入人领取。

②输入人限在输出入植物检疫机关指定的场所，进行核准目的的使用。

③使用时若发生危险性病虫害传播，应立即通报输出入植物检疫机关采取防治措施；其所需费用，由输入人负担。

④输入人应于核准使用期满时，会同输出入植物检疫机关销毁该物品，并于销毁后 1 个月内函知主管机关。

⑤输入物品使用期间，应受输出入植物检疫机关的监督；输入人不得规避、妨碍或拒绝。

⑥输入人应于使用期限届满 1 个月内，向"农委会"提出结果报告；其相关的试验报告或著作，均应记明输入许可证明文号。

⑦输入人违反第 4 至第 7 款规定情形之一，致有发生特定病虫害时，"农委会"有权依"植物防疫检疫法"第 11 条的规定处理，即清除或销毁。

（八）检疫程序

在"植物防疫检疫法"及其施行细则、"植物防疫及检疫执行办法"当中，规定了植物或植物产品的检疫程序。主要内容如下。

1. 输入检疫一般程序

（1）由"农委会"公告指定输入检疫的港、站。

（2）输入植物或植物产品，应于到达港、站前，由输入人或其代理人向植物检疫机关申请检疫；未经检疫前，输入人或其代理人不得拆开包装或擅自移动。经邮寄输入者，由邮政机关通知植物检疫机关办理检疫。

（3）输入人或其代理人申请输入检疫时，应填具输入植物检疫报验申请书，并检附下列文件，连同检疫费用，向输出入植物检疫机关提交。

①植物检疫证明书。

②大、小提货单。

③价格证明。

④其他输出入植物检疫机关指定的相关文件。

（4）检疫合格者，发给检疫证明。

（5）检疫对象为疫病者，未能提交输出方植物检疫证明书以证明未感染疫病，作退运或销毁处理。检疫对象为虫害者，未能提交输出方植物检疫证明书以证明未感染虫害或输出前未作熏蒸处理，必须进行熏蒸处理后才准予输入。

（6）船运大宗谷物的输入检疫，应于到达港、站时，由植物检疫人员会同有关机关人员进行临场检疫，未经检疫前，不得拆柜入仓。

邮递输入的植物或植物产品，其包装上应附明显标识，指明为植物或植物产品。

旅客或车、船、航空器人员携带植物或植物产品，应于入境时申请检疫。

（7）检疫不合格者，不得重行申请检疫。

2. 隔离检疫

（1）依规定应施隔离检疫的植物，或是临场检疫怀疑感染疫病的植物，应于输出入植物检疫机关指定的隔离圃场内实施隔离检疫。

（2）隔离圃场应定期施行检疫，必要时得请有关专家会同办理之。

（3）应施隔离检疫的植物，在隔离期间应由输入人协助管理，并提供所需肥料、药剂及其他资材。

（4）隔离检疫的植物，其输入人或代理人如需进驻圃场管理或进入观察时，应经输出入植物检疫机关许可，并遵守有关规定。

（5）植物经依前条完成隔离检疫未发现感染有害生物，或对感染的有害生物经判定无危险性者，由输出入植物检疫机关通知输入人限期移出；届期不移出者，由输出入植物检疫机关处置。

3. 输出检疫

（1）输出检疫应在检疫机关实施，检疫机关认为有必要时，可在植物或植物产品所在地实施。

（2）输出植物或植物产品，输入方要求提交检疫证明者，输出人得申请植物检疫机关检疫。

（3）输出人或其代理人申请输出检疫时，应填具输出植物检疫报验申请书，并检附下列文件，连同检疫费用，向输出入植物检疫机关提交。

①输出证明。

②价格证明。

③其他输出入植物检疫机关指定的相关文件。

（4）临场检疫。检疫合格，应发给检疫证明书。

（5）输出的植物或植物产品取得检疫合格证明者，应按输入方要求，由输出入植物检疫机关发给检疫标识；其系邮递或旅客所携带者，在规定数量以内，也得由输出入植物检疫机关发给检疫卡。

（6）输出的植物或植物产品，输出前经检疫不符合输入方的规定的，由输出入植物检疫机关通知申请人限期领回；到期不领回者，由输出入植物检疫机关处置。

（九）检疫处理

1. 输入检疫处理　检疫对象为疫病者，未能提交输出方植物检疫证明书以证明未感染疫病，作退运或销毁处理（个别种子经消毒处理能够合格的除外）。怀疑感染疫病者，实施隔离栽植检疫。

检疫对象为虫害者，未能提交输出方植物检疫证明书以证明未感染虫害或输出前未作熏蒸处理，必须进行熏蒸处理后才准予输入。

2. 输出检疫处理　检疫不合格，发给不合格通知书。"植物防疫检疫法"第18条之一和"植物防疫检疫法施行细则"第32条均规定："输出入植物或植物产品经检疫结果不合规定者，不得重行申请检疫。"

◆ 主要参考文献

洪霓，高必达，等 . 2012. 植物病害检疫学［M］. 北京：科学出版社 .

万方浩，郭建英，张峰，等 . 2009. 中国生物入侵研究［M］. 北京：科学出版社 .

杨长举，张宏宇，等 . 2013. 植物害虫检疫学［M］. 北京：科学出版社 .

杨正平，王立如 . 2011. 21世纪初我国外来生物入侵的现状分析及对策［J］. 科技资讯，32：248 - 249.

詹思明，王仲符，等 . 2009. 海峡两岸检验检疫制度研究［M］. 厦门：厦门大学出版社 .

（徐敦明，冯晓东，尤民生）

第三章
入境台湾果蔬害虫检验检疫方法

　　有害生物的检验检疫是植物检疫中十分重要的环节和技术，这不仅是因为检验结果是决定检疫处理和出证的重要依据，而且检验结果的准确与否，还关系到有关货物能否流通，关系到输入地的生态和农牧业生产的安全，有时还涉及国际贸易争端。因此，世界各国都十分重视检验检疫方法和技术的研究与应用，并且都非常注重检验检疫标准的制定与完善。近几年来我国也陆续制定颁布了一系列植物检验检疫操作规程和特定有害生物检疫鉴定方法，为检验检疫提供了较好的依据。其中，已颁布实施的与进出境果蔬的检验检疫规程有关的行业标准有《SN/T 2455—2010　进出境水果检验检疫规程》《SN/T 1156—2002　进出境瓜果疫规程》和《SN/T 1104—2002　进出境新鲜蔬菜检疫规程 》等。

　　植物检验检疫的方法和技术很多。在检疫过程中，所采用的检验检疫方法因应检疫物（果蔬、植物种苗及包装材料等）和所针对的有害生物不同而异。根据检验检疫所发生的场所可分为现场检验和室内检验检疫两个环节。

　　现场检验是在植物及其产品的生产、存放或储藏的现场进行的检查、检验。室内检验是指借助实验室的各种仪器设备条件对现场检验所取回的待检物样品进行有害生物检查、鉴定的法定程序。经现场检验，对某些怀疑或不能确定其卫生状况的应检物及查验出的有害生物需要进一步进行实验室检验，以确定有害生物种类和相应风险。

　　有害生物种类不同，适用的检验方法也不同。但，选用的检验方法应当符合下列基本要求：一是准确可靠，灵敏度高；二是快速、简单、方便易行；三是有标准化的操作规程，检验结果重复性好；四是安全，不导致有害生物扩散。

　　在进行检验时，主要依据输入方的检疫要求，按有关检疫法规程序及检验检疫技术标准，由专门的检疫技术人员对输入或输出的植物、植物产品和其他应检物进行检验。有害生物检验依据包括：《进境水果检验检疫监督管理办法》《关于进一步加强进出境水果检验检疫工作的通知》国质检动函［2007］699 号，双边签署的有关进出境水果植物检疫要求协议书，颁布的有关行业标准和国家标准，其他与水果检验检疫有关的法律法规等。

　　本章将系统地介绍针对不同检疫物和不同有害生物所采用的抽样方法及检验检疫方法。

第一节　检验检疫抽样方法

　　在水果和蔬菜等植物产品的调运过程中，应检物的数量通常很大，在现有的条件下尚无法对所有的应检物进行检验，一般是采取抽样检验的方式，即抽取有代表性的样品进行检验检疫，然后根据所抽取样本的检验结果判断所检验货物携带有害生物的状况。因此抽样的均匀性和代表性是影响检验结果准确性的重要因素。为达到抽样的科学性，国际植物保护公约组织（IPPC）植物检疫措施委员会组织制定并颁布实施国际植物检疫措施标准《货物抽样方法》（ISPM No.31），其他国家和区域组织也相应制定了相关的标准。

一、抽样原则

在抽样检验时，因植物及其产品包装材料、运输工具、堆存场所和铺垫材料等可能带有或混有的有害生物不同，抽样的部位及数量也有所差异。同时还要考虑某些有害生物的趋性，特别注意从最有可能潜藏有害生物的部位抽取一定数量的样品，在害虫易滋生聚集的部位应适当增设样点。

二、抽查件数与样品数量

抽样分按批取样和按件数取样。国际植物检疫措施标准《货物抽样方法》（ISPM No.31），依据不同的置信水平和检出限比，列出了不同货物总量所需抽取的最小样品数量等信息表（表3-1）。此外，我国也制定了相应的进境水果抽样数量和现场剖果数量比例（表3-2和表3-3），可作为检验检疫抽样的依据。

表3-1　货物总数与最少抽样数关系

货物总数（个或件）	抽样数（个或件）			
	置信水平95%检出限1%	置信水平95%检出限0.1%	置信水平99%检出限1%	置信水平99%检出限0.1%
100	95	—	99	—
200	155	—	180	—
300	189	—	235	—
400	211	—	273	—
500	225	—	300	—
600	235	—	321	—
700	243	—	336	—
800	249	—	349	—
900	254	—	359	—
1 000	258	950	368	990
2 000	277	1 553	410	1 800
3 000	284	1 895	425	2 353
4 000	288	2 108	433	2 735
5 000	290	2 253	438	3 009
6 000	291	2 358	442	3 214
7 000	292	2 437	444	3 373
8 000	293	2 498	446	3 500
9 000	294	2 548	447	3 604
10 000	294	2 588	448	3 689
20 000	296	2 781	453	4 112

（续）

货物总数 （个或件）	抽样数（个或件）			
	置信水平 95% 检出限 1%	置信水平 95% 检出限 0.1%	置信水平 99% 检出限 1%	置信水平 99% 检出限 0.1%
30 000	297	2 850	455	4 268
40 000	297	2 885	456	4 348
50 000~80 000	298	2 907~2 939	457	4 349~4 473
80 000 以上的	298	2 940~2 972	458	4 474~4 551

* 摘自 ISPM No. 31。

表 3-2　进境水果数与抽查取样数关系*

水果总数（件）	抽查数量（件）	取样量（kg）
≤500	10（不足 10 件的，全部查验）	0.5~5
501~1 000	11~15	6~10
1 001~3 000	16~20	11~15
3 001~5 000	21~25	16~20
5 001~50 000	26~100	21~50
>50 000	100	50

* 摘自《SN/T 2455—2010　进出境水果检验检疫规程》。

表 3-3　每抽查件现场剖果数量

水果类别	剖果数量
个体较小的水果，如葡萄、荔枝、龙眼、樱桃等	每一抽查件数不少于 0.5kg
中等个体的水果，如芒果、柑橘类、苹果等	每一抽查件数不少于 5 个
个体较大的水果，如西瓜、榴莲、菠萝蜜等	每批不少于 5 个
香蕉	总件数 5 000 件以下的，不少于 5 kg；总件数不少于 5 000 件的，不少于 10 kg

* 摘自《SN/T 2455—2010　进出境水果检验检疫规程》。

三、取样方法

取样方法主要根据有害生物生物学特性及其分布规律、货物种类、包装、数量、存放方式、存放场所及装载方式等因素而定。取样时，要兼顾货物的上、中、下不同层次及堆垛的四周。常用的取样方法有对角线取样法、棋盘式取样法和随机分布点或分层随机取样法等几种。样品抽取后混匀装于盛器内带回。每份样品都必须附有标签，记明植物或产品的种类、品种、来自何地、批次、件数、取样日期及货物堆放（装运）场所等信息。

第二节　现场检验的基本方法

一、现场检查

依照《中华人民共和国进出境动植物检疫法》及其实施条例，口岸动植物检疫机关对输入植物、植物产品和其他检疫物，应当在进境口岸实施检疫。在实施检疫时可以行使下列职权：登船、登车、登机实施检疫；进入港口、机场、车站、邮局以及检疫物存放、加工、养殖、种植场所实施检疫，并依照规定采样；查阅、复制、摘录与检疫物有关的运行日志、货运单、合同、信用证及其他单证。因此，现场检查主要是针对有关法规中规定的应实施检疫的运输和装载工作、货物及其存放场所，旅客携带物及邮寄物等应检物，检验是否附有检疫性病、虫、杂草等。

在运输及装载工具的检查中，检疫人员一般需要登机、登船或登车执行检疫任务。通过肉眼或放大镜观察，重点检查装载货物的船舱或车厢的四壁、缝隙、边角，以及包装物、铺垫材料、残留物等害虫容易潜伏的地方有无虫害痕迹及活虫。在检查货物及其存放的场所时，首先应与有关单证进行核对，检查货位、标识标记、批次代号、货物件数、货物重量是否与报检情况相符，然后注意检查货物周围环境及包装外部等有无害虫、害虫的排泄物及为害痕迹等。在检查旅客携带物和邮寄的植物及其产品时，需检查是否有禁止携带物和禁止邮寄物，植物及其产品的外表包装及其内部有无限定的有害生物。

二、现场检验

在上述外部检查的基础上，常需进一步对货物作现场检验。在现场检验过程中，需收集好发现的有害生物标本，并将有或疑似有为害状或病症的植物组织装入样品袋，密封，贴好标签，再按要求尽快送实验室检验。根据货物类型采用不同的方式进行现场检验。现场检验常用的方法有如下几种。

（一）肉眼观察

通过肉眼或手持放大镜，直接观察检验物中有无虫体、菌瘿、杂草种子或病斑、蛀孔等。检查时，应先检查外表和周围，然后由表及里仔细观察。观察是否有害虫的各虫态及其尸体、蜕皮、排泄物、巢茧和为害状；病原物的菌瘿、菌核和病害的病状及病征；杂草的果实、种子等。

针对水果和蔬菜的查验，需仔细观察水果表面（尤其注意观察果蒂、果萼等隐蔽部位），观察是否有粉状物以及蚜虫、螨类、蓟马等小型害虫，是否有各种颜色和形状的硬壳；是否可见各种不规则并略微皱缩的黑色、红色、褐色或水渍状斑点。

（二）过筛检验

主要用于检验种子、干果和粮谷等植物产品中混入的杂草种子、害虫、菌核、菌瘿、虫瘿和病粒等。不同植物产品的检验样品选用不同孔径和孔形的套筛。将抽取的代表样品，倒入规定的孔径和层数的筛中过筛（标准筛大孔径在上，小孔径在下），以回旋法筛之，将筛上物和筛下物分别倒入白瓷盘内，用肉眼或手持放大镜检查，将有害生物或筛下物带回作实验室检验。必要时计算病、虫、杂草种子的含量。计算公式为：病原物含量（％）＝病粒或菌瘿、菌核数/样品重量（g）×100％；害虫含量（头/kg）＝害虫头数/样品重量（kg）；杂草种子含量可按上述公式计算所占比例（％）或每千克粒数。

（三）X射线机检查

德国科学家伦琴于 1895 年发现 X 射线，它是一种电磁波，波长为 0.001～12nm，介于宇宙射线和紫外线之间，其中一部分短波段与 γ 射线重叠。

X 射线根据其波长及穿透力，可以分为 3 类：波长在 0.01nm 以下的，穿透力最强，称为硬 X 射线；波长在 0.01～0.05 nm 之间的，穿透力次强，称为软 X 射线；波长在 0.05nm 以上的，穿透力较弱，称为超软 X 射线。软 X 射线由于波长较长，穿透力较弱，被检验的物体吸收率高，成像对比度强，层次清晰，因而最常用作摄影。

检验检疫用 X 射线在黑暗处，作用于涂有磷、铂氰化钡、硫化锌镉、钨酸钙等化合物的纸板银屏上，可发出肉眼可见的黄绿色荧光，透射力很强，能穿透一定厚度的物体，将物体的内部情况在银屏上显像，因此可以广泛用来检查旅客的行李物品是否携带水果或种子等我国禁止进境物，防止有害生物传入我国。

（四）检疫犬检查

检疫犬作为检验检疫工作中一种特殊的检测手段，是利用犬类灵敏的嗅觉，检查旅客的行李、邮寄包裹和运输货物中是否有国家有关规定禁止携带、邮寄和运输的物品。

检疫犬的应用能有效地加强检验检疫把关力度，提高检出率，防止漏检，减轻检验检疫人员的劳动强度。检疫犬可用于多种环境下，如：机场、码头、车站、仓库、邮局等入境口岸的行李、箱包、邮件、货物等的查验。查验的品种包括：各种水果、茄科类蔬菜、种子以及繁殖材料、肉类及其制品等国家规定的禁止携带和邮寄入境的物品。检疫犬是对 X 光机等检验检疫措施的补充，X 光只能观察到物品的形状，易造成错误的判断。检疫犬作为特殊的检疫手段，其嗅觉灵敏度比精密仪器还要高 200 倍以上，水果和肉制品都会发出特殊的味道，它们都可以将其准确地嗅检出来，起到其他查验措施和手段不能达到的功效。

第三节　室内检验检疫方法

一、检疫查验方法

检疫性害虫主要包括昆虫、螨类和软体动物等。其中昆虫所占的比例最大。这些害虫远距离传播的途径也很复杂，有的通过虫体附着在调运的植物及产品的表面，或潜伏在受害植物组织内，有的通过产卵在植物材料或种子中，随着这些材料的调运传入异地。此外，害虫可以主动迁移，因此各种包装材料、铺垫材料及运输工具等都有可能携带害虫。

各种害虫有一定的寄主范围和为害状，根据寄主植物上为害状和害虫形态特征一般较容易作出判断。有的害虫个体较大通过肉眼观察即可作出初步判断，但有的害虫个体较小，往往需借助一些仪器，如体视显微镜或双目扩大镜等，或采用特定的措施，如制成玻片标本，进行观察鉴定。此外，害虫的生活史中存在不同的虫态，对卵、幼虫和蛹的鉴别较困难，还需要进行饲养，然后再作鉴定。常用的害虫检疫查验方法主要有以下几种。

（一）剖果检查法

剖果检查法是指借助刀具剖开待检物品，检查是否有害虫存在的方法。该方法适用于有明显被害状、产卵刻点或产卵痕迹，或有局部异常（色泽异常、变软或腐烂）等可疑症状的果实、种子等，如以检查食心虫、实蝇类等为目的的查验。具体方法是：

1. 挑取水果样品，沿病变处剖开，检查在检验中若发现有害虫的产卵孔、蛀道、虫粪、分泌物等为害迹象时，需利用本方法进一步找到虫体。针对查验螨类或蓟马类害虫时，最好选取两头结构完整，或两头毛丛厚实的样果，用刀纵向将水果切成两半（要求蒂部和柄部均被切开），再用小刀将切开的蒂部和柄部完整地剜出，将剜出部分置于解剖镜下仔细观察。针对猕猴桃等多毛的水果，用镊子或挑针拨动毛丛，翻拨残留组织并仔细检查。

2. 用挑针或小毛笔将发现的虫体挑出，置于事先备好的装有 75% 乙醇或甘油的离心管中，做好标识，以备镜检。

（二）水洗检查法

水洗检查法是指借助水的冲力，检查是否有害虫存在的方法。该方法适用于以检查蓟马、螨等有害生物为目的的查验。具体操作方法是：

1. 准备一个 20 目*的上层筛和一个 200 目*的底筛，直接用水龙头冲洗样果，或用一个装有清水的喷水壶冲洗样果。果实柄部和蒂部是重点冲洗部位。

2. 冲洗完后检查 200 目筛子，看是否有虫体。用挑针或小毛笔将发现的虫体挑出，置于事先备好的装有 75% 乙醇或甘油的离心管中，做好标识。为防止活螨等虫体在冲洗检查过程中逃逸，可预先在筛子周边涂上甘油。

（三）漂浮法

该法适用于有可疑传带螨类的样品，将供试样品放在盛有饱和食盐水的扁形称量瓶或适宜的容器内，加饱和食盐水至容器的 2/3 处，搅拌均匀，置 10 倍放大镜或体式显微镜下检查，或继续加饱和食盐水至瓶口处（为防止盐水和样品溢出污染桌面，宜将上述容器放在装有适量甘油水的培养皿中），用洁净的载玻片盖在瓶口上，使玻片与液面接触，蘸取液面上的漂浮物，置显微镜下检查。

（四）比重检测法

一般用于检验种子、豆类或粮谷中的钻蛀性害虫，其原理是有虫害的籽粒比健康籽粒轻，浸入一定浓度的食盐（或）糖水中，有虫害的籽粒漂浮在溶液表面，捞取漂浮物，结合解剖镜检鉴定。

（五）培养检查法

在现场检疫过程中经常会截获昆虫的幼体（如幼虫或卵）。针对截获的幼体，如双翅

---

* 目为非法定计量单位，20 目相当于筛的孔径为 0.95mm，200 目相当于筛的孔径为 0.077mm。

目昆虫的幼虫，形态鉴定有一定的难度，常需要经过室内饲养为成虫后才能准确鉴定。在饲养过程中，必须防止有害生物逃逸。害虫的种类繁多，饲养方法和设备各有不同，现就水果中实蝇类害虫饲养方法介绍如下。

1. 将可疑样果放在小号白瓷盘里，然后将小号白瓷盘放在装有自来水的大号白瓷盘内，再用防虫网罩盖住小号白瓷盘，罩的下方边缘浸没于大号白瓷盘内所装的水中，置于温度为 22～28℃，相对湿度为 50％～90％ 的环境中培养 3～10d。培养过程中，样果中幼虫会钻出，并掉入大号白瓷盘内的水里。

2. 及时将落水的幼虫取出，以免因幼虫溺水时间过长（如多于 18 h）导致死亡。对收集到的幼虫继续饲养，直到幼虫老熟，变围蛹。期间，可对幼虫做初步鉴定，或将部分虫样做分子鉴定。

3. 取一盛有半干湿（含水量 3％～5％）洁净细沙的养虫杯，将围蛹埋入距细沙表面 3～5cm 处（若是老熟幼虫则可直接将其置于细沙表面，幼虫将钻入沙中化蛹），然后置于养虫箱中，在温度为 22～28℃，相对湿度为 50％～90％ 的条件下饲养（注意保持沙的湿度），直至成虫羽化。成虫羽化后，悬挂相应寄主果实切片于养虫箱内供其取食，待成虫斑纹的色泽稳定后（需 3～5d），收集成虫并置于冰箱冷冻层杀死，备鉴定。

（六）红糖水检测法

红糖水检测法适宜用于检测樱桃、葡萄、蓝莓等浆果中实蝇、果蝇、蛀心虫等果实害虫。

1. 所需物品或用具　红糖，去泡剂 [10％的二甲基聚硅氧烷（dimethyl-polysiloxane）]，提桶，木条（长边的长不小于 5cm），糖度计，便携式光源，细毛笔，镊子，培养皿，离心管等。

2. 方法

（1）红糖水的配制。按 1 L 水加 220 g 红糖的比例，将红糖放入提桶中，加入自来水，搅拌使其充分溶解。用糖度计测试糖度，加适量的糖或水使糖度略高于待测果实的糖度，如检测樱桃时，红糖水的糖度应为 15％～18％。

（2）检测操作方法。

①将样品放入提桶中（每个提桶放入待检测样品不宜过多，以樱桃为例，覆盖 3～5 层为度），用木条充分碾压，但又不能过度挤压，以免压伤可能存在于样品内的幼虫。

②将配制好的红糖水加入碾碎的样品中，以液面高出样品 2～3cm 为度，充分搅拌。

③静置 10min 以上，加入少量去泡剂（每 10L 糖液加 1mL），或静待表面的气泡消失。借助光源观察并用细毛笔或镊子收集浮出液面的幼虫。

④将收取到的幼虫装入培养皿或离心管中，做好记录和标签，并及时送鉴定。

（七）过筛检测法

利用多层筛将害虫与其载体筛选分离称之。该方法主要用于检验种子、小粒干果、粮谷、油料和生药材中混进的害虫。具体操作方法是：

1. 依筛目由大到小，从下往上将筛叠好。

2. 将样品倒入上层筛中，回旋法筛之，而后分别将各层筛上物及筛下物倒入白瓷盘中摊成薄层，肉眼观察检查较大的害虫；并将筛下物收集在培养皿中，解剖镜下检查较小的虫体。

（八）分离检测法

利用害虫在受热时苏醒或变得活泼的特点，或利用活螨避光怕热的习性，将一些蛾类、小型昆虫或迟钝不动的昆虫或螨虫分离出来。该方法适用于从水果中分离出螨的检查。具体方法是：

将果样放在特制的分离器或附有孔径大小适宜的筛网的普通玻璃漏斗里，在漏斗的广口上面放 1 个 60～100W 的灯泡，距离样品约 6cm 处，照射 1～2h。活螨可沿着漏斗底部细颈内壁向下爬，用小烧杯装半杯甘油水，放在漏斗的下口处，收集爬出来的活螨。

（九）染色检测法

利用某些植物或器官被害虫为害后，经特殊的化学品处理染上特有的颜色，可以帮助检验害虫或判断害虫成活与否。根据染色剂的不同，可分为高锰酸钾染色法、品红染色法、碘或碘化钾染色法和油脂浸润法。

1. 高锰酸钾染色法

（1）试剂：1％高锰酸钾溶液、硫酸和过氧化氢混合液（1％硫酸 100 mL 加 3％过氧化氢液 1 mL）与清水。

（2）步骤：将 15g 粮粒样品放入 30℃温水中浸 1min；然后转移到 1％高锰酸钾液内染色 1min；清水漂洗；滤纸吸干多余液体并镜检。将出现直径 0.5 mm 黑斑点的籽粒挑出剖检。染色后转入硫酸和过氧化氢混合液内处理 30 s，米象的产卵处将被染成褐色斑点。

（3）适用范围：适用于检验种子、粮粒中的害虫。

2. 品红染色法

（1）试剂：酸性品红溶液的配制方法是蒸馏水 95 mL，冰醋酸 5 mL，酸性品红 0.05 g，充分混合。

（2）步骤：取样品 15 g，30℃温水中预浸 1 min 后移入品红液中染色 25 min，之后取出并用清水洗净，倒在白色吸水纸上，镜检，凡有 0.5 mm 左右樱桃红小点的，即为被害粒。

（3）适用范围：适用于检验种子、粮粒中的害虫，也适用于检验植物叶片中的斑潜蝇卵。

3. 碘染色法

（1）试剂：1％碘化钾液或 2％碘酒溶液、0.5％氢氧化钾（钠）溶液。

（2）步骤：取代表样品 50 g，放入纱网或包于纱布袋中，浸入配好的碘液中染色 1～1.5 min；用氢氧化钾溶液固定 30 s；清水漂洗 15～20 s，之后镜检。凡豆粒表面有 1～2 mm直径的黑色圆斑者，即为虫蛀粒，再进行剖检。

（3）适用范围：适用于检验被豆象类害虫为害的豆粒种子。

二、种类鉴定与标本制作

种类鉴定是昆虫分类鉴定的基础，随着科学技术的发展，昆虫分类鉴定领域在传统形态学鉴定基础上，出现了分子生物学鉴定等一些新的方法和技术，使过去不能解决的某些昆虫近似种类的区别和种下分类问题得到了解决。但这些新方法和技术也有其局限性，并不能完全取代传统的形态学鉴定。

（一）形态学鉴定

形态学鉴定指利用不同种类的昆虫其身体或器官的形状、色彩及身体上胸毛或刺的数量、位置不同来对昆虫进行分类。20 世纪 60 年代以来，开始利用两性成虫的外生殖器，尤其是雄性昆虫的阳茎作为一些类群的主要鉴别特征之一，使种的鉴定更趋于精确。但形态特征分类的局限性是某些类群近似种或复合种难以区分。

具有一定昆虫形态分类学知识即可以识别常见的重要害虫的种类，但在检验检疫过程中会遇到一些不易鉴定的昆虫。遇到这种情况，可采取下列方法：

（1）查阅有关专业书籍和杂志，如《中国经济昆虫志》《昆虫分类学》《植物检疫》《实蝇类重要害虫鉴定图册》等相关资料。

（2）求助于专业的昆虫分类学者。在检验检疫过程中，会遇到一些国内未发生过或尚未见相关报道的有害生物，利用上述书籍很难鉴定到种，这就有必要求助于专业昆虫分类工作者。如中国科学院动物研究所、中国检验检疫科学研究院动植物检疫研究所、广东昆虫研究所、检验检疫系统的昆虫专家以及中山大学、福建农林大学、华南农业大学、中国农业大学等相关农林院校的专家。将成虫标本或全套标本寄送去，请代为鉴定。

（3）使用远程鉴定。随着计算机图像处理技术和信息传输技术的发展与应用，结合传统显微检测技术，通过显微镜、计算机、网络实现远程实时鉴定。将待鉴定的病虫害、微生物标本置于显微镜或解剖镜下，由摄像头获取视野内的图像，并传输至计算机，由计算机通过图像采集卡采得标本图像，实时显示并存储在计算机上。通过运行相应程序，借助局域网或互联网，实现从客户端单帧图像发送或多帧图像连续发送，异地专家在服务器端即时接收图像。双方可通过网络进行实时讨论，共同完成对病虫害、微生物的鉴定。讨论还可借助语音和文字交互同时进行，使传统的检测技术进入数字化领域。

（二）分子生物学鉴定

随着分子生物学技术的发展，许多分子生物学技术已应用于各类生物的检测和鉴定。利用现代分子生物学技术进行昆虫分类研究，可不受标本个体发育以及环境条件的影响，直接从 DNA 中获得可靠、准确的信息。而且，分子生物学方法对截获的害虫无论在哪种虫态都可以直接提取 DNA 进行鉴定，有效地缩短了鉴定周期，提高了检验检疫效率。同时，利用分子生物学技术还能够针对形态特征相似的近缘种、复合种及种下的亚种、生物型、地理种群进行识别和鉴定。其中针对害虫的鉴定应用最广泛的有 PCR 技术、生物芯片技术和条形码检测技术等。

1. PCR 技术　随着 PCR 技术的产生与发展，通过对昆虫系统进化的研究，探索昆虫种属间的亲缘关系，从分子水平分析不同种间 DNA 序列的特异性差异，为昆虫的分子鉴定提供理论和数据基础。在昆虫分类与鉴定中常用的 PCR 技术包括随机扩增多态性 DNA 标记技术、限制性片段长度多态性分析技术、扩增片段长度多态性技术（AFLP 技术）及单链构象多态性分析技术等。

（1）随机扩增多态性 DNA 标记技术。随机扩增多态性 DNA 标记技术（RAPD 技术）是由美国 Williams 和 Welsh 两个研究组于 1990 年同时提出的一项新兴技术。该技术是建立在 DNA 聚合酶链式反应（PCR）技术基础上的，以 1 种或多种随机引物对模板 DNA 进行随机扩增，研究模板 DNA 多态性的遗传标记技术。其基本原理是用随机序列的 9～10 个核苷酸的引物对基因组的 DNA 进行 PCR 扩增，再进行电泳分离与溴化乙锭染色。RAPD 技术具有技术简单、容易掌握、操作简便、可在短时间内完成大量模板 DNA 分子标记、成本低、对模板 DNA 的纯度要求不高、用量少、灵敏度高，引物为随机引物，以及可以对未进行过任何分子生物学研究的物种的整个基因组进行地毯式多态分析等优点。然而 RAPD 技术自身也有许多缺点，如结果重复性易受多因素影响，不同实验室之间的数据常常不能重复和共享。因此，其应用受到一定的限制。当然，只要在研究中充分考虑到 RAPD 对所研究问题的适宜性，认真细致地优化并严格控制反应体系，分析并选择可重复性的位点，充分利用针对 RAPD 缺点的改进技术，就能得到比较可信、满意的结果。

Black 首先将 RAPD 技术用于 4 种蚜虫的鉴定，从 RAPD 指纹图谱中能准确地对 4 种目标蚜虫进行区分。目前 RAPD 技术已被应用于烟粉虱、实蝇、食心虫、棉铃虫、蚜虫、斑潜蝇、小菜蛾等的分类和研究中。

（2）限制性片段长度多态性分析技术。限制性片段长度多态性分析技术（RFLP 技术）是由 Botstein 在 1980 年首先建立并发展起来的一种分子遗传标记技术。RFLP 是指用限制性内切酶切割不同个体的 DNA 时，会产生长度不同的 DNA 片段，因为酶切位点的变化使得酶切后的 DNA 片段长度发生了改变，从而某位点上的 DNA 片段在电泳后用克隆探针检测时就会出现泳动行为上的改变。RFLP 技术的优点在于它起源于生物基因组 DNA 的自然变异，使之不受生物所处的生态环境和生物不同发育阶段的影响，具有稳定遗传和专一性的特点。RFLP 能直接发现同源染色体上核苷酸碱基序列的差异，不同于传统的形态学和生物学标记，RFLP 分析与基因表达无关。在数量上也不受限制，可随机挑选能代表整个基因组的 RFLP 标记，且每个标记变异大，检测方便。另外，用于探测 RFLP 的克隆探针也可随机选择，可以是核糖体 DNA，也可以是总 DNA。但是，采用 RFLP 方法对大分子染色体 DNA 进行标记时，各种长度的 DNA 片段在电泳胶片上相互交盖，连成一片，不易分辨。所以必须借助分子杂交手段，将某一标记的 DNA 片段作为探针进行分子杂交，使与探针有同源性的片段进行试验检测，这样又导致 RFLP 技术操作复杂繁琐，而且存在受放射性危害的风险。

RFLP 技术自建立以来已被广泛地应用于生物学研究的各个领域，尤其在一些无法通过形态特征来鉴别的物种以及近缘种的鉴定上显示出独特的优势。其中，在对双翅目害虫如实蝇类群、按蚊组团和锥蝇等以及蚧类害虫的研究上较为突出。

（3）扩增片段长度多态性技术。扩增片段长度多态性技术（AFLP 技术）是 1993 年由 Zabeau M 和 Vos P 发明的一种将 RFLP 与 PCR 技术相结合的 DNA 指纹技术。其原理是基于对基因组 DNA 的限制性片段进行选择性地扩增以检测其多态性。基因组 DNA 经限制性内切酶双酶切后，形成分子量大小不等的随机限制性片段，将特定的接头连接在这些 DNA 片段的两端，形成一个带接头的特异片段；通过接头序列和 PCR 引物 3′ 端的识别，将这些片段有选择性地扩增；最终通过聚丙烯酰胺凝胶电泳分子筛的作用，将这些特异的限制性片段分离开来。AFLP 技术拥有 RFLP 和 RAPD 技术的优点，具有所需 DNA 量少、多态性丰富、对基因组的覆盖比较广、不需要预先知道扩增基因组的序列特征等特点；同时，克服了 RFLP 技术操作繁琐、多态性检出率低，以及 RAPD 稳定性差、对试验条件敏感、可信度低的缺点。它兼有 RFLP 技术的可靠性和 PCR 技术的高效性，其不足之处是需要使用同位素和非同位素来标记引物，因此比较费财耗时。

该技术问世以来，在生物学的各个领域得到了广泛的应用。由于 AFLP 技术信息含量大，多态性丰富，所以能够为分类学家提供准确的、分子水平的分类依据，解决形态分类所不能解决的问题。Carsini 等（1999）采用 AFLP 技术分析了智利不同地区截获的地中海实蝇的遗传多样性，并且克隆了 3 个片段，可以作为鉴别地中海实蝇与其近似种。Kakouli-Duarte 等应用 AFLP 技术成功地对实蝇科的地中海实蝇和纳塔尔实蝇进行了区别鉴定。Htiseyin 等（2002）对土耳其 Antalya 省不同地区、不同寄主的 8 个烟粉虱（*Bemisia tabaci*）种群进行 AFLP 分析，发现 8 个种群的遗传变异系数变化范围为 42%～81%，聚类结果表明，烟粉虱不同种群的基因变异可能由于对寄主的适应引起。张丽萍等（2004）采用 AFLP 技术研究了 B 型烟粉虱（*Bemisia tabaci*）抗噻虫嗪（thiamethoxam）品系在 DNA 分子水平上的遗传分化，分析结果表明抗性品系在 DNA 分子水平上存在着明显分化。

（4）单链构象多态性分析技术。单链构象多态性分析技术（SSCP 技术）是采用 PCR 技术扩增出某一特定的 DNA 片段，在高温下使双链 DNA 变为单链，单链 DNA 分子在不含变性剂的中性聚丙烯酰胺凝胶中电泳时，其迁移率除与 DNA 的长短有关外，更主要的是取决于 DNA 链的构象。单链 DNA 的分子构象是由分子内部碱基决定的，其稳定性靠分子内局部序列的相互作用来维持。不同的序列有不同的构象，即使只有 1 个碱基的差异，其单链的构象也不相同。所以电泳时它们在凝胶中位置的差异反映了 DNA 序列的差异。银染技术在 PCR - SSCP 中代替放射性同位素后得到了迅速的发展。SSCP 技术具有高度的灵敏性，相同长度的 DNA 片段，即使仅 1 个碱基不同都能明显地区分开。它可以检测到用 RAPD 和 RFLP 所不能检测到的差异。另外，SSCP 技术的操作也比较简便，费用低，耗时短，是一种适合的非放射性标记检测方法。其不足之处是检测结果受 DNA 片段长度的影响较大，对于大于 300 bp 的 DNA 片段，随着长度的增加检测的敏感性也逐渐降低，能用 SSCP 成功分析的最长片段为 775 bp。

SSCP 技术在蚜虫、果蝇、按蚊以及松异带蛾等有害生物的种类鉴定和遗传多样性研究中得到应用。

2. 生物芯片技术 生物芯片这一名词最早是在 20 世纪 80 年代初提出的，主要用于电子方面，指分子电子器件，到了 90 年代，这一名词开始用于生物学领域。生物芯片（biochip）又称微阵列（microarray），它融合了生命科学、分子生物学、化学、微电子技术、计算机科学、统计学和生命信息学等多种学科的最新技术，是近年来在生命科学领域中迅速发展起来的一项高新技术，是指包被在固相载体如硅片、玻璃、塑料、瓷片、PVDF 膜、聚丙烯酰胺凝胶、聚丙烯膜、聚苯乙烯微珠、磁性微珠和尼龙膜等上的 DNA 微阵列、寡核苷酸微阵列或蛋白质微阵列。它主要是通过微加工技术和微电子技术在固体芯片表面构建的微型生物分析系统，实现对组织、细胞、蛋白质、核酸以及其他生物组分的准确快速、大信息量的检测分析。生物芯片可分为两大类6种，即信息芯片和功能芯片两大类。其中，信息芯片包括基因芯片、蛋白芯片、细胞芯片和组织芯片；功能芯片包括微流体芯片和芯片实验室（又名缩微实验室）。

生物芯片是指一个若干厘米大小的载体，上面有规律地排列了成千上万个寡核苷酸探针或蛋白质等，依照核酸杂交或抗原抗体结合的原理，芯片上的探针或蛋白质与游离的靶分子（DNA或RNA或抗原）杂交，然后用激光共聚焦显微镜检测杂交分子发出的荧光或化学发光信号，用计算机对这些杂交信号进行处理，迅速得出所需的信息。生物芯片是高通量的群体指标分析，无论从方法上还是检验上都是一种全新的思维，芯片可能会带来革命性进展。同传统的核酸杂交技术相比，生物芯片技术可对大量的生物分子进行检测和分析，弥补了核酸杂交技术的复杂性、自动化程度低、检测分子数量少和低通量等不足之处，大大提高了检测效率。

生物芯片技术与传统的检验及杂交技术相比其主要特点有：一是高通量（高度并行性），有利于生物芯片所示图谱的快速对照和阅读，效率大为提高；二是多样性，可为样品提供多指标测定；三是微型化，对样品的需要量非常少，而且还能节省试剂用量，降低成本；四是自动化，使得人力投入减少并保证了质量。此外，生物芯片技术还具有操作简便、信息综合处理能力强、结果可靠和仪器配套齐全等优点，因而备受青睐。同时它还具有敏感性强、准确性高、特异性强、假阴性率低、重现性好、操作简单、成本相对较低、快速等特点。

李文芬等（2008）研究建立了地中海实蝇、芒果小条实蝇和纳塔尔实蝇的生物芯片检测方法。目前，生物芯片技术已广泛应用于重要果蔬害虫实蝇以及其他入侵性害虫如西花蓟马的检验中（张桂芬等，2011）。

3. DNA条形编码技术 条形码技术（barcode techniques）最早应用于商品零售业，并在零售业的发展过程中起到了举足轻重作用，它大大节省了交易时间，提高了销售效率。在生物分类学领域，根据对一个统一的目标基因DNA序列的分析来完成物种鉴定的过程被称为DNA条形码编码过程。2002年Tautz等率先提出DNA分类概念，即以DNA序列为基础建立物种识别体系，利用DNA序列差异对物种进行分类，并和林奈命名系统相对应。随后，在2003年，Herbert等提出DNA条形码的概念，即利用线粒体细胞色素氧化酶亚基Ⅰ（COⅠ）作为通用序列，建立全球性的鉴别体系。而且随着生物技术的不断发展和相关软件的开发，DNA序列信息的丰富性，以及独一无二的可重复性，都将使DNA条形码成为分类的有利工具，DNA条形编码技术也将成为生物分类发展的趋势。

DNA条形码既是分类专家的有利工具，也是那些需要进行物种鉴定的非专家的有利工具。口岸植物检疫中所遇到的各类果蔬害虫以及医学媒介昆虫等是出入境检验检疫的重点检疫对象。例如，实蝇类害虫，目前全世界已记录的实蝇类达4 000余种，在我国已经记载的实蝇有近400余种，其中，地中海实蝇、墨西哥实蝇、加勒比实蝇、桃实蝇和橘小实蝇等就是最危险的实蝇害虫种类。当前，口岸对这些物种的鉴定主要是采用成虫的形态学方法。由于截获的实蝇等果蔬蛀果害虫常是幼虫，常需将其饲养为成虫后，才能依据成虫形态进行鉴定。就形态学鉴定而言，一般情况下要经过训练的技术人员使用关键的形态学特征才能进行鉴定工作，但多数情况下因为资料或经验的缺乏，导致许多截获的物种得不到充分的鉴定，大部分只能鉴定到相应的属或科。而 DNA 条形码可以解决上述问题，因为 DNA 可以从少量或部分组织中获得。条形码技术与现有的物种识别方法比较有以下优势：

（1）所检对象无生活周期的特异性。DNA 序列不会在个体发育过程中改变。同种生物的 DNA 序列信息在不同的生命周期是相同的，所以该技术检测对象可以是生物生命过程中的每一时期，如虫卵、幼虫、成虫等。较之传统的方法常需要整体为对象而扩大了检测样本的范围。如口岸截获的钻蛀性害虫多数是幼虫，幼虫的鉴定往往比较困难，用 DNA 方法就可以解决。

（2）非专家鉴定。因为 DNA 技术的可重复性，我们可以设计一套简单实验技术，经过简单培训的技术员即可操作，只要拥有简单的分子实验仪器，在口岸一线就可以进行鉴定。

（3）准确性高。特定的物种具有特定的 DNA 短片段序列信息，因此，该方法具有准确性高的特点。

（4）大量、迅速。可通过建立 DNA 条码数据库，利用网络传输、试剂盒、基层单位简单的实验室等，一次快速鉴定大量样本。

利用分子标记进行种类鉴定国际上已有不少的尝试，国际上第一篇利用 DNA 条形码进行物种鉴定的是 2003 年 Hebert，随后 Ball 等（2005）尝试用分子条形码鉴别了 70 多种水生蜉蝣。游中华等（2007）用线粒体 CO I 鉴别了入侵害虫西花蓟马及其他 8 种常见蓟马。肖金花等（2004）综述了线粒体 CO I 片段在物种鉴定方面的独特优点，并指出 DNA 条形码技术为生物分类学的新动向。岳巧云等（2011）的研究结果表明，供试的几种昆虫中，同一种昆虫的成虫和幼虫线粒体 CO I 片段的 DNA 序列一致性非常高，高达 99.9%，在长度为 709 个碱基的片段中仅存在 1 个缺失，与 GenBank 中同一种的序列一致性高达 99.6%，均在种内个体的差异合理范围之内，与其他近似种的一致性小于 90%，可以进行种类的鉴别。利用线粒体 CO I 基因的 DNA 序列来区分物种一直是一个争论比较大的问题，关键在于难以提供一个统一的区分标准，即序列分歧达到什么程度才能明确为两个不同的物种。现有的研究数据表明，绝大多数物种的 CO I 序列表现出低的种内遗传差异及相对较高的种间差异。生命条形码协会 CBOL（Consortium for the Barcode Life）的成立并在全球的范围内发起运用条形码技术进行物种鉴定的科学研究活动，把线粒体 CO I 作为分子标记鉴定物种提升到一个历史高度，CO I 完全可以胜任物种鉴别的重任。

目前，国内外关于 DNA 条形码研究项目都已开展，发展趋势是将 DNA 条形码与 DNA 芯片技术相结合，最终目标是建立一高通量快速、低成本、灵敏准确的成套检测技术，通过快速分析一小段 DNA 分子，理论上可以鉴定出地球上已知的每一个植物和动物物种，如同商场中扫描仪检测 UPC 条形码的方式一样快捷。DNA 条形码将使科研和检疫检验工作更加高效率，使过去专家才能掌握的知识更好地服务于大众与社会。

（三）标本制作技术

采集到的虫样或者实验室接收的虫样，需要用适当的方法处理，以防逃逸或丢失损坏。处理方法有：继续培养或饲养观察，直接制作标本，临时保存，或可用保存液长久保存。为了便于种类鉴定或保存，常需开展标本制作工作。具体制作方法依据害虫不同类型及制作目的而异。标本制作前，还需对各类型害虫标本进行适当处理，主要处理方法有：①针对象甲类、实蝇类等幼体标本及蓟马类等微小昆虫标本，可置于浓度为75%左右的乙醇中临时保存。条件允许时，对部分标本（如实蝇类幼虫）进一步培养，以便于种类鉴定。②针对象甲类、实蝇类等成虫标本，可置于浓度为75%左右的乙醇中临时保存，也可于冷冻冰箱杀死，再做成针插标本。③针对鳞翅目成虫标本，则应用毒瓶药死，再按要求做成针插标本。④针对蚧虫标本，采取时应尽量选择蚧虫密集或数量较多的部位，连同寄主植物一同采下。将采集到的蚧虫标本，置于浓度为75%左右的乙醇中保存，以便制作成玻片标本；或标本连同寄主植物在干燥箱内干燥数小时，至标本干燥为止（适合蚧科、粉蚧科和盾蚧科等蚧类的成虫）。⑤针对螨类标本，可用最小号的狼毫毛笔或发丝针挑取，移入带盖并盛保存液的塑料离心管，盖好后，再将盖子用封口膜封牢。活的螨类可连同叶片或样品放入纸袋中，或者放在塑料袋或较大的试管中，做好标识，带回实验室后，再用毛笔挑入保存液保存或直接制作玻片标本。

标本制作方法主要有针插标本制作法和玻片标本制作法。

1. 针插标本的制作　大多数成虫标本可用昆虫针借助三级台将标本插起来，制成针插标本。针插标本自然干燥或烘干后，保存于标本盒中。具体制作方法依昆虫个体大小而异。

（1）一般昆虫针插标本制作。针对除小型昆虫外的其他昆虫标本，其针插制作过程和注意事项主要有：

①昆虫针的选取：依标本个体的大小，选用适当型号的昆虫针。如夜蛾类，一般用2号针，天蛾用2或1号针；盲蝽、叶蝉、小蛾类则用2号或3号昆虫针。

②针插位置：昆虫针在虫体上的插入位置依不同种类的昆虫而异，除需考虑插的牢固外，还需考虑虫体的鉴定特征不会因插针而受影响。如蝶蛾、蜂、蚁、蝉、叶蝉等应从中胸背面正中间插入，通过中足中央穿出来；蚊、蝇从中胸的中间偏右处插针；甲虫插在右鞘翅的基部；椿象插在中胸小盾片的中央。针插时，虫体在针上的高度也有一定的要求。在针插时，可将插有虫体的针倒过来，放入三级台的第一级小孔，上下轻轻调整针的位置，使虫体背部紧贴在台面上，从而达到制作出的针插标本保持在一致的高度的目的。

③整姿：插针后，需对标本各部位姿态进行适当整理。如甲虫等昆虫触角和足的姿势整理要求是：前足向前，后足向后，中足向两侧；触角短的标本，触角伸向前方，长的伸向背侧面，使之对称，整齐，不失自然姿态且有利于形态特征观察鉴定。整姿时，可用昆虫针或纸条对各相关部位进行固定，以便干燥后定形。

④标签：借助三级台，按要求插上标本的采集标签和鉴定标签。

（2）小型昆虫针插标本制作。针对小型昆虫如小蠹虫、实蝇成虫等，可先用微型昆虫针（00号）插入长方形硬纸片（10 mm×4mm）一边，再用微型针的末端从虫的腹面插入，再参照上述一般昆虫插针标本制作法，用2号昆虫针插入硬纸片另一边，制成针插标本。

针对斑潜蝇等小型昆虫，可用黏虫胶将小型昆虫黏在三角形硬纸片上（长和高分别为3 mm×8 mm）的尖端（纸尖黏在虫的前足与中足间），三角形硬纸片的尖端向左，虫的前端向前。再参照上述一般昆虫针插标本制作法，用2号昆虫针插入硬纸片另一边，制成针插标本。

2. 玻片标本的制作　螨类和蓟马等微小昆虫，常须制作成玻片标本，以便在显微镜下观察其形态特征。此外，为了观察昆虫幼虫或昆虫成虫身体某些细微部位的形态特征，如蛾类、蝇类、甲虫等的外生殖器，也常需要把它们制作成玻片标本。玻片标本的制作方法因不同害虫或所需观察的结构而异。

玻片标本制作完成后，应在盖玻片两侧粘贴记录标签，书写标本中文名称、学名、寄主、鉴定人和鉴定时间等信息。平放于室温下 1 个月左右，使其干燥，如果放入 50～60℃的烘箱中，可加快其干燥速度。干燥后，置于玻片盒内保存。

玻片标本制作的方法很多，现将果蔬上经常截获的实蝇、介壳虫、蓟马和螨类的标本制作方法简介如下：

（1）实蝇标本。实蝇种类鉴定，尤其是复合种的鉴定，需依据成虫外生殖器的形态特征，因此，常需制作外生殖器玻片标本。此外，实蝇幼虫的形态鉴定，也需制作相应的玻片标本。

①成虫外生殖器玻片标本制作：用解剖刀取成虫标本腹部末端，置于 10％氢氧化钠（或 10％氢氧化钾）溶液中，浸泡 12～20 h（或煮沸，约 3 min）后取出，用蒸馏水洗净，在体视显微镜下，用解剖针挑取阳茎或产卵器，再整姿、封片，制成玻片标本。

②幼虫玻片标本制备：用昆虫针在幼虫体壁上刺戳数个小孔，置于 10％氢氧化钠（或 10％氢氧化钾）溶液中浸泡 12～20 h（或煮沸，约 3 min）后取出，用解剖针将幼虫体中的残留物挤压出并用蒸馏水洗净；在体视显微镜下挑取口钩、前气门和后气门等部位，再整姿、封片，制成玻片标本。

（2）介壳虫标本。由于蚧虫体微小，欲准确鉴定其种类，除依据其虫体外蜡质分泌物的颜色、形状加以区分外，常需将介壳虫制成玻片标本，在显微镜下观察其形态结构，以便于种类鉴定。介壳虫制片方法大致可分为以下 6 个步骤。

①杀死固定：绵蚧科、粉蚧科、蚧科采集后的活虫立即投入浓度为 70％左右的乙醇中，迅速杀死，并在上述乙醇液中保存 2 h 以上，其虫体结构可得到固定。盾蚧科、胶蚧科可放在阴凉干燥处保存，不必用乙醇杀死固定。

②透明：将虫体置于 10％NaOH 溶液中浸泡 12～24 h 或水浴加热 10～30 min 或直接加热 3～5 min，然后将虫体移入清水中再加热 1～2 min。目的是清除虫体表面的蜡质和体内的内容物，使虫体透明，便于染色观察。

③脱水：利用不同浓度的乙醇逐级脱水。即在 60％乙醇中浸泡 10 min，再移入 90％的乙醇中浸泡 5 min；再在 100％的乙醇中浸泡 3～5 min。

④染色：用乙醇品红溶液染色 6～24 min。

⑤脱色：将已染色的虫体投入脱色液中脱色 1～3 min。目的是清除虫体内外多余的染色液，使虫体着色硬化部与其他无色部分界限分明。脱色液由 1 份石炭酸和 2 份二甲苯混配而成。

⑥封片：在载玻片中央滴入 1 滴二甲苯；将已染色的虫体移到载玻片上的二甲苯中，进一步脱水和透明约 1 min；用滤纸或吸水纸吸干二甲苯；再滴适量的树胶或霍氏封片液；用解剖针整理好虫体姿势，然后盖上盖玻片。如有气泡产生，可在酒精灯上徐徐烤除。

（3）蓟马标本。蓟马体型微小，需制成玻片标本，以便于在显微镜下观察其形态特征和自身的体色。孙丽萍等（1995）探索出了 KOH 和 NaOH 混合液碱浴脱脂技术，既解决了用 NaOH 因碱性偏弱，碱浴时间过长或难以脱脂的问题，又解决了 KOH 碱性偏强，碱浴时易造成其颜色特征消失，从而影响观察的问题。具体方法如下：

①碱浴脱脂：将采集固定的标本从 70％乙醇中捞出，放入 30 mL 的小烧杯中，烧杯中盛适量的 3％氢氧化钾和 5％氢氧化钠混合液，烧杯置于酒精灯上加热至煮沸；加热持续时间视蓟马种类不同而异。其中，体壁较厚的管蓟马类，加热 30 min；体壁较薄的蓟马类，加热 10～20 min。碱浴时，当碱液第一次煮沸后，可将酒精灯火头调低，保持碱液即将沸腾的程度为宜。

②清洗：标本脱脂后从碱液中取出，清洗前，可用 10 目的绢纱做成一个小袋，将标本置于袋内，用蒸馏水或清水漂洗多次，每次漂洗结束时，用卫生纸或吸水纸吸干绢纱上的水再漂洗，最后将袋连同标本置于蒸馏水中浸泡 20 min。

③脱水透明：将装有标本的绢纱袋从蒸馏水中取出，吸干袋上的水分，分别置于 50％、70％、85％、95％、100％的乙醇中脱水（用称量瓶分别装入不同浓度的乙醇），每级乙醇脱水 5～10 min。从低浓度移入较高浓度乙醇前，都必须吸干袋内残存的溶液，否则影响脱水效果。最后将袋置于 1∶1 的二甲苯和 100 ％乙醇混合液中透明。

④整姿封片：在干净的载玻片中央滴入少许较稀的中性树胶（浓度达不到要求时，可加入适量的二甲苯），将虫体置于中性树胶中，在低倍显微镜或双目解剖镜下整姿，用挑针小心挑拨足、翅、触角等附肢，使虫体达到观察鉴定所需的要求；再滴入适量较浓的中性树胶。将盖玻片从一边徐徐落下，避免盖玻片内充有气泡，把载玻片平放置于 40～50℃恒温箱中烘烤 48 h，贴上标签装盒。

此法制作的标本具有永久性保存价值，对种类的鉴定、教学、科研以及标本馆保存都适用。

（4）螨类。螨类体型微小，其许多形态特征，如须肢跗节的构造、爪和爪间突的构造，雄螨外生殖器的构造，以及某些种类雌螨的受精囊的构造和足上的刚毛数，均需在显微镜下观察。为此，制作清晰透明和形态完整的玻片标本十分重要。玻片标本制作步骤如下：

①制作前的准备：储放在保存液中的螨虫标本，在制作前先用吸管将其吸出，置于滤纸上；用小毛笔饱蘸保存液，将标本浴洗一下，冲去杂质，然后进行标本制作。

②水溶透明：将螨体放入透明液中进行水浴，透明时间以螨的大小、骨化程度来定，一般叶螨水浴 20 min 左右即可。

③清洗、封固：用细玻棒蘸取 1 滴封固剂，滴于载玻片中央；将螨挑出在清水中清洗 2 遍，在滤纸上干燥，用毛笔将已透明的螨放在封固剂中央，将螨体放正，只要足不被螨体压到另外一侧，便可不必进行整姿，盖上盖玻片。

④加热：把载玻片移到酒精灯上缓缓加热，灯焰不宜超过 3cm；待盖玻片下的封固剂沸腾，立即把载玻片撤离火焰，此时，封固剂还在继续沸腾，甚至有爆裂声；使封固剂沸腾的作用就是使螨体的足挺展，而不致蜷曲，因为足、爪和爪尖突的构造，是螨类分科、分属的重要特征，如被虫体压住，便难以观察清楚；待温度冷却，移到显微镜下观察，便可见螨类八足挺展，螨体已基本透明，微调显微镜，背面观和腹面观均可在同一玻片中观察清楚。

⑤记录、保存：做好玻片标本记录和干燥保存工作。

针对检疫鉴定的具体情况，可将截获的螨类制成临时玻片标本，以便于鉴定结果核查。其制作方法是：将螨挑出，放入预先滴有 75％乳酸溶液（透明液）的载玻片上，加上盖玻片。手持载玻片，在酒精灯火焰上来回移动，缓缓加热，适当透明后，即可镜检。鉴定后的螨体可取下放入 70％乙醇中保存。

针对有些玻片标本，因制片不理想或因透明液干裂，难以观察虫体形态特征的，可以重新制作。具体方法是：将玻片斜立于盛有热水（约 70～80℃）的烧杯内，浸泡若干小时，直至封固液溶化，盖玻片和虫体自然滑落（切勿强揭），然后重新装片。

（四）标本的保存

保存标本，主要目的是防蛀虫、防鼠、避光、防尘、防潮和防霉等。其中，根据保存期长短可分为暂时保存和永久保存两种。

1. 暂时保存 依据标本的类型，暂时保存可选用三角纸包或放小试管中用保存液保存二种。三角纸要保持干燥，注意防虫。小试管瓶口封盖需严密，以防保存液蒸发。

针对介壳虫标本，为了有利于保存虫体外部蜡质覆盖物的形状，可把标本保存在含有萘或对位二氯萘的棉花中。对于蚧科、粉蚧科和盾蚧科的雌成虫，可连同寄主植物在干燥箱内干燥数小时，至标本干燥，以制作成临时干燥标本。

2. 长期保存

（1）针插标本保存。针插标本，必须尽快烘干，以防霉变。长期保存针插标本，必须用密封的标本盒。标本盒可以是木质的或纸质的，大小规格也有多种，盒底应铺有软木板或泡沫塑料板，以便于针插。

标本在标本盒中要归类排列，少量的也可以按寄主植物排列。经鉴定过的标本要插上学名标签，昆虫针要插牢固。盒内四角还要放樟脑包，樟脑包用大头针固定。

标本盒还必须放到标本橱里，否则灰尘、日晒和虫蛀都会对标本造成很大的威胁。

（2）浸渍标本保存。针对身体柔软的昆虫或昆虫幼体（幼虫、蛹或卵）或微小的昆虫、螨类可以用保存液双重浸渍，达到长期保存的目的。

具体方法是：向发酵管或指形管内注满保存液，挑入待保存的标本，用脱脂棉塞好管口，把发酵管或指形管放入广口瓶中，广口瓶内注满同样的保存液。此法的优点是，发酵管或指形管不易破碎，管内的保存液不易干涸，且便于携带。

使用双重浸渍法保存标本需注意的几个问题是：①保存液选用应具有防腐的作用，并能保持昆虫原有的体形和色泽。②活的幼虫浸泡前应饥饿一至数天，使其将体内食物残渣排净后，用开水烫死（绿色幼虫不宜烫杀，否则迅速失色），皮肤伸展后再行浸泡。③盛装浸渍标本的器皿，盖、塞要严密，以防保存液蒸发。可用石蜡、火棉胶封口，或在浸渍液表面加一层液体石蜡，可起到防止液体挥发的作用。

（3）玻片标本的保存。制成的玻片标本，完全干涸后才能保存。玻片一般保存在木制或者塑料制的玻片盒内。玻片标本需要按分类排序，这样方便以后查找。

（五）标本制作常用试剂与保存液

1. 常用试剂

（1）透明液。

①乳酸：浓度根据虫体体壁角质化程度和气温进行调节，体色深，气温低，浓度需提

高；反之浓度应降低。

②纳氏透明液：水合氯醛 40 g、蒸馏水 25 mL、浓盐酸 2.5 mL。适用于不易透明的虫体和低温下使用，速度快，透明性好，但往往不易控制。

（2）染色液。常用乙醇品红制成染色液，对介壳虫等昆虫标本染色。其配制方法是：1 g 品红溶于 10 mL 96％乙醇中，加入 10 滴冰醋酸或 80％石炭酸溶液，再加入 100 mL 水。

（3）封固剂

①霍氏封固剂：阿拉伯树胶粉 15 g、蒸馏水 25 mL、水合氯醛 100 g、甘油 10 g。可适当加大蒸馏水用量，配制完后，视稠稀而进行水浴蒸发，至合适的黏度为止。过稀是玻片产生气泡的原因，过稠会影响铺展性。

②瘿螨封固剂 1：阿拉伯树胶粉 3 g、山梨糖醇 3 g、碘 1.5 g、40％甲醛 5 mL、水合氯醛 10 g、甘油 1mL、碘化钾 1.5 g。先将前 4 种试剂混合，静置 24 h，使其充分溶解，然后加入后 3 种试剂。

③瘿螨封固剂 2（埃蔡氏封固剂）：用聚乙烯醇 10 g、蒸馏水 40～60 mL、乳酸（82％～95％）35 mL、1.5％石炭酸 25 mL、水合氯醛 20 g 混配而成。

④植绥螨封固剂：用阿拉伯树胶粉 30 g、蒸馏水 50 mL、水合氯醛 200 g、甘油 20 g、碘化钾 1 g、碘 2 g 混配而成。

2. 保存液

（1）乙醇溶液。常用浓度为 75％。小型或软体昆虫应先用低浓度乙醇浸泡，再用 75％乙醇保存，这样虫体就不会立即变硬。若在 75％乙醇中加入 0.5％～1％的甘油，能使体壁保持柔软状态。

乙醇溶液在浸渍大量标本后半个月，应更换一次，以保持浓度，否则随着时间延长标本会变黑或肿胀变形。以后再隔半年更换 1～2 次，就可以长期保存了。

（2）福尔马林昆虫保存液。福尔马林液由 1 份 40％甲醛和 17～19 份水混配而成。该液用来保存昆虫的卵，效果较好。

（3）醋酸、福尔马林、乙醇混合液。用这种保存液保存昆虫标本，效果很好。标本不收缩，不变黑，保存液不发生沉淀，只是对多种绿色幼虫不能保色。有以下 3 种配方：

①冰醋酸 1 份，福尔马林（40％甲醛）6 份，乙醇（95％）15 份，蒸馏水 30 份。

②冰醋酸 40 mL，福尔马林（40％甲醛）60 mL，乙醇（95％）150 mL，蒸馏水 300 mL。

③冰醋酸 5 mL，福尔马林（40％甲醛）2 mL，白糖 5 g，蒸馏水 100 mL。

（4）螨类标本保存液

①奥门氏保存液：按 70％乙醇 87 份，冰醋酸 8 份和甘油 5 份混配而成。

②瘿螨保存液：用 95％乙醇 75 份和蒸馏水 20 份，再加白糖放至饱和混配而成。该保存液也可起固定瘿螨等昆虫标本的作用，浸渍后标本不会变形。

（吴佳教，王瑞，黄蓬英）

◆ 主要参考文献

成新跃，周红章，张广学．2000．分子生物学技术在昆虫系统学研究中的应用［J］．动物分类学报，25（2）：121-133．

洪霓．2006．农业生物技术系列：植物检疫方法与技术［M］．北京：化学工业出版社．

黄冠胜．2010．国际植物检疫措施标准汇编［M］．北京：中国标准出版社．

饶宝，肖松云，李文刚，等．2010．生物芯片技术研究进展［J］．中国畜牧兽医，37（1）：78-80．

姜帆，刘佳琪，李志红，等．2011．基于DNA条形码的广西苦瓜中实蝇幼虫分子鉴定研究［J］．植物保护，37（4）：150-153．

李文芬，余道坚．2008．地中海实蝇及其近缘种基因芯片检测研究［J］．昆虫学报，51（1）：61-67．

刘慎思，张桂芬，武强，等．2012．橘小实蝇幼体及成虫残体DNA条形码识别技术的建立与应用［J］．昆虫学报，55（3）：336-343．

刘玉洪，徐自忠，花群义，等．2006．检验检疫新技术研究进展［J］．农业科学（2）：42-44．

邱一中，吴文哲，翁振宇，等．2004．利用PCR-RFLP技术快速鉴定台湾进口农产品中常见的介壳虫［J］．台湾昆虫，24：159-171．

孙丽萍，吴德龙．1995．蓟马玻片标本的制作方法［J］．江西植保，16（1）：28．

王芙蓉，吴薇，荣德福．2008．分子生物学技术在检疫性昆虫鉴定中的应用前景［J］．安徽农业科学，36（8）：3149-3151．

王明照，王进忠，孙淑玲，等．2006．昆虫学RAPD的应用现状［J］．北京农学院学报，21（2）：70-75．

吴佳教，梁帆，胡学难，等．2004．我国南方常见的6种寡毛实蝇PCR-RFLP快速鉴定研究［J］．江西农业大学学报，26（5）：770-777．

肖金花，肖晖，黄大卫．2004．生物分类学新动向——DNA条形编码［J］．动物学报，50（5）：852-855．

杨兆富，张雅林．2005．AFLP在昆虫系统学研究中的应用［J］．昆虫分类学报，27（4）：315-321．

叶军，周国梁，易建平，等．2007．地中海实蝇幼虫分子鉴定［J］．昆虫知识，44（4）：562-566．

游中华，路虹，张宪省，等．2007．入侵害虫西花蓟马及其他8种常见蓟马的分子鉴定［J］．昆虫学报，50（7）：720-726．

岳巧云，邱德义，黄艺文，等．2011．DNA条形码技术在未知昆虫幼虫种类鉴定中的应用［J］．中国卫生检验杂志，21（3）：615-617．

张桂芬，孟祥钦，万方浩．2011．西花蓟马检测鉴定技术研究进展［J］．生物安全学报，20（1）：81-88．

张丽萍，张友军，张文青，等．2004．B型烟粉虱抗噻虫嗪品系的遗传分化［J］．昆虫学报，47（6）：754-759．

吴兴海，陈长法，张云霞，等．2006．基因芯片技术及其在植物检疫工作中应用前景［J］．植物检疫，20（2）：108-111．

Ball S L，Hebert P D N．2005．Biological identification of mayflies（Ephemeroptera）using DNA barcodes［J］．J N Am Benthol Soc，24（3）：508-524．

Corsini G，Manubens A，Lladser M，et al．1999．AFLP analysis of the fruit fly *Ceratitis capitata*［J］．Agricultural Biotech．，21（3）：72-73．

Hajibabaei M，Janzen D H，Burna J M，et al．2006．DNA barcodes distinguish species of tropical *Lepidoptera*［J］．PNAS，103（4）：968-971．

Hebert P，Cywinska A，Ball S L，et al. 2003. Biological identifications through DNA barcodes [J] . Proc
　　R Soc Lond B，270 (7)：313 - 321.

Hebert P D N，Ratnasingham S，de Waard J R. 2003. Barcoding animal life：cytochrome oxidase subunit 1
　　divergences among closely related species [J] . Proceedings of the Royal Society B：Biological Sciences，
　　270 (Suppl)：96 - 99.

Hiiseyin G，Ztibeyir D. 2002. Determination of genetic variation in populations of *Bemisia tabaci* in antalya
　　[J] . Turk. J. Agric For，26：211 - 216.

第四章
入境台湾果蔬病原检测方法

　　植物病害是植物与病原在外界环境条件影响下相互作用并导致植物生病的过程。植物病害根据病原类型可分为两大类，一类由非生物病原引起的非侵染性病害，即不适宜的物理和化学因子所引起的病害。另一类由生物因素引起的侵染性病害，即病原物所引起的植物病害。植物病害的病原物主要有真菌、细菌、病毒、线虫等。植物病原检测是病害发生原因和性质的鉴定。检测技术因有害生物的种类和植物、植物产品的不同而异。

第一节　传统检测方法

一、生物学方法

（一）症状观察

　　1. 病原真菌引起的病害　不同种类的病原真菌引起的病害症状可能不同，也就是说不同种类的病原真菌侵染同一种植物往往表现出不同的症状。因此，可以根据病原真菌引起的典型症状，对病原菌作出初步判断。在观察植物病害的症状时，应先注意病害对整株植物的影响，例如可引起植株的凋萎、萎缩、畸形等，然后检查发病部位。如果是斑点性的病害，观察斑点的分布、形状、数目、大小、色泽、排列和有无轮纹等；如果是腐烂性病害，要注意腐烂组织的颜色、气味，是软腐还是干腐以及有无虫伤等。在观察症状的同时，如果能够了解病害在田间的发生情况，如病害的发生时期、受害部位、田间的空间分布等，对于病害的鉴定具有很重要的参考意义。另外，由于商品化的水果蔬菜已经通过分拣、洗涤、保鲜等过程，具有明显发病的果蔬已经被去除。因此，很可能在口岸检疫中很难观察到具有典型症状的发病果蔬，就需要通过控温、保湿等培养措施，以观察是否产生典型性真菌病害的症状。可以利用放大镜和解剖显微镜观察病斑，以检查是否有真菌产生的孢子和子实体等。有些真菌病害经过症状的观察和显微镜检查，可以作出初步鉴定，有些则还必须经过分离、培养、接种等一系列的工作。

　　2. 病原细菌引起的病害　植物病原细菌引起的植物病害具有一定的症状特征，症状类型对病原细菌的鉴定具有一定的参考价值。通常，不同属的植物病原细菌引起的主要症状类型不同。因此，症状特征可作为植物病原细菌鉴定属的一种辅助方法。症状类型和病原属之间有一定的相关性，如棒杆菌属细菌主要引起萎蔫症状；假单胞杆菌属细菌主要引起叶斑、腐烂和萎蔫症状；黄单胞杆菌属细菌主要引起叶斑和叶枯症状；野杆菌属细菌引起瘤肿等增生性症状；欧文氏菌属细菌一般引起软腐，有时也引起萎蔫。此外，多数细菌病害在发病初期，特别在潮湿的自然条件下常呈水渍状或油渍状；在饱和湿度下病斑上常有菌脓形成，干后成为菌痂，掌握症状类型及其形成的生态条件，对细菌病害的正确诊断是十分重要的。症状特征主要是用于常见病害的鉴定，而对于不常见的病害或某种病原细菌的新寄主，尤其是新病原细菌，则需症状观察和病原鉴定相结合，才会作出准确判断。

3. 病原病毒引起的病害 在一定条件下，感病的寄主植物受到病毒侵染后，在植株上表现出各种类型的症状，如明脉、斑驳、花叶、条纹、褪绿斑、环斑、蕨叶、卷叶、疱斑、皱缩、耳突、小叶、丛枝、丛簇、坏死等各种症状。通过植株上表现的症状，可以初步辨别是否受到病毒的侵染，有时还可以辨别大致为哪一类病毒的侵染。由于在田间，同一植株上不仅可以受到多种病毒的复合侵染，而且极端气候、药害等因素也可能引起疑似病毒症状。所以，通过症状判断病害由哪一类或哪一种病毒引起，则需要接种不同的寄主植物，通过寄主植物症状、范围来判断。常用的指示/诊断寄主植物有心叶烟（*Nicotiana glutinosa*）、千日红（*Gomphrena globosa*）、菜豆（*Phaeolus vulgaris*）、豇豆（*Vigna unguiculata*）、曼陀罗（*Datura metel*）、多刺曼陀罗（*D. ferox*）、扁豆（*Lablab niger*）和苋色藜（*Chenopodium amaranticolor*）（Narayanasamy and Doraiswamy，2003）。此外，在潜伏侵染情况下，则没有任何可识别的外部症状出现。症状的严重程度可能会由于植物不同品种对病毒的抗性水平不同而不同。在寄主植物上接种病毒除了可以在植物上产生系统性症状，也有可能只是在接种的叶片上出现褪绿或坏死的局部症状。只有通过人工接种才能辨别植株上的系统症状和局部症状，这是生物鉴定病毒类型的重要依据之一。

4. 病原线虫引起的病害 因线虫种类、为害部位及寄主植物的不同，植物病原线虫引起的症状不同。根部症状可表现为：①结瘤。线虫入侵处周围的植物细胞由于受到线虫分泌物的刺激而膨大、增生，形成结瘤。通常由根结线虫、鞘线虫和剑线虫引起。②坏死。植物被害部分酚类化合物增加，细胞坏死并变成棕色，可由短体线虫引起。③根短粗。线虫在根尖取食，根的生长点遭到破坏，致使根不能延长生长而变短粗。常由毛刺线虫、根结线虫和剑线虫引起。④丛生。由于线虫分泌物的刺激，根过度生长，须根呈乱发丛状丛生。根结线虫、短体线虫、胞囊线虫、长针线虫及毛刺线虫均可引起这种症状。此外，还有一些线虫侵袭植物的茎、叶、花和果实等地上部分，表现的症状有萎蔫、枯死、茎叶扭曲、叶尖捻曲干缩、叶斑、虫瘿和花冠肿胀等。

（二）分离培养

对于可培养的病原菌，可用分离培养法对病原菌进行分离纯化，是确定病原菌的一个重要环节。当症状不明显或多种病原物复合侵染时，常需要在适当的环境条件下进行人工培养，通过从组织中分离、获得纯培养，然后进一步鉴定。分离培养主要应用于潜伏于种子、苗木或其他植物产品内部的病菌检验，包括各种真菌、细菌。而对于植物病毒来说，则是通过接种枯斑寄主进行纯化。

病原真菌在合适的标准化琼脂培养基上分离、研究培养特性，如菌落形态、颜色以及产生的无性组织（孢子囊、分生孢子、厚垣孢子、菌核等）。分离应在无菌操作室、超净工作台或生物安全柜上进行。所在房间应避免打开门窗、频繁人员走动，以减少空气流动，减少污染的机会。选用的分离材料应尽量新鲜，从发病组织边缘靠近健康组织的部位分离，以减少其他腐生菌污染；同时，病健交界部位组织中的病原菌往往处于活跃生长阶段，生长快，易分离成功。常用的分离方法有组织分离法和稀释分离法两种。其中，稀释分离法主要适用于在病组织上可以产生大量孢子的病原真菌。

病原细菌分离也可在培养基上分离。病害的不同发展阶段可能产生一系列的症状，而使用普通的非选择性培养基在不同的阶段进行分离培养，是十分可取的。细菌的菌落特征有助于把目标病原细菌与腐生菌区分开来。使用普通的非选择性培养基而不用含有四唑氯的鉴别培养基，主要是为了从腐生菌中分离出潜在的病原菌。当四唑氯的浓度高于 0.001 ％时，有可能抑制一些细菌的生长，如黄单胞菌属（*Xanthomonas*）。如果病原菌群体数量足够大，该病原菌能够在非选择性培养基上生长。一般来说，从土壤样品中分离病原细菌需要半选择性或选择性培养基，但非选择性培养基足以用于从表面消毒的植物组织中分离病原细菌。

合适的选择性培养基可用于已确定目标的病原细菌的分离。含 5％蔗糖的营养琼脂（NASA），NASA＋Bf 琼脂适合用于分离和检测菜豆中的 *Pseudomonas syringae* pv. *phaseolicola*。结合低温孵育，半选择性培养基（T-5）可以用于分离引起洋葱细菌性条纹和鳞球茎腐烂的 *P. viridiflora*。利用少数的关键诊断特征，可以把可疑病原菌快速鉴定到属的水平。鉴别培养基和半选择性培养基均可以用于可疑菌株第二阶段鉴定。

病原线虫的分离有许多方法，植物寄生线虫的个体很小，除极少数可从植物组织中直接挑出外，绝大多数需要借助特定的工具和方法才能完成。线虫的分离主要是利用它的趋水性、大小、比重以及其他杂质的差异，采用过筛、离心、漂浮等措施，将线虫从植物组织、土壤中分离出来。主要有漏斗分离法、浅盘分离法、培育分离法、漂浮器分离法等。

（三）噬菌体检验

噬菌体是一类感染细菌的病毒，能在活的细菌中寄生繁殖，并且破坏和裂解寄主细胞。被噬菌体感染后，在液体培养中，可把原本已混浊的细菌悬浮液变得澄清；而在固体培养基培养时会产生噬菌斑，即出现边缘整齐、透明光亮的圆形无菌空斑，可肉眼辨别。该方法自 20 世纪 50 年代起就被用于植物病原细菌的检测。在培养物中加入已知的噬菌体，经过一段时间的培养与增殖，通过是否产生噬菌斑就可判断有无相应的病原细菌存在。

二、形态特征检测法

（一）染色检验法

某些植物病原菌用特殊的化学药品处理后，可染上特有的颜色，可以帮助检出和区分病原物种类，这种方法即为染色检验法。在植物病原细菌检验中，常用的有革兰氏染色和鞭毛染色法。革兰氏阳性菌和革兰氏阴性菌在化学组成和生理性质上有很多差别，染色反应不一样。现在一般认为革兰氏阳性菌体内含有特殊的核蛋白质镁盐与多糖的复合物，它与碘和结晶紫的复合物结合很牢，不易脱色，革兰氏阴性菌复合物结合程度低，吸附染料差，易脱色，这是染色反应的主要依据。另外，阳性菌菌体等电点较阴性菌为低，在相同 pH 条件下进行染色，阳性菌吸附碱性染料很多，因此不易脱去，阴性菌则相反。所以染色时的条件要严格控制。例如，在强碱的条件下进行染色，两类菌吸附碱性染料都多，都可呈正反应；pH 很低时，则可都呈负反应。此外，两类菌的细胞壁等对结晶紫—碘复合物的通透性也不一致，阳性菌透性小，故不易被脱色，阴性菌透性大，易脱色。所以脱色时间、脱色方法也应严格控制。

植物病原细菌的鞭毛很细（通常 $0.02\sim0.03$mm），不做特殊处理，一般光学显微镜下是不可见的，只有鞭毛上沉积了染剂或银盐后才能看到，这是所有鞭毛染色的根据。但是染剂也可以在载玻片上沉积，如果载玻上沉积染剂太多，就会影响鞭毛染色效果。为此，所用载玻片一定要用特殊方法严格洗涤。此外，一定要严格掌握染剂处理时间，处理时间太短，鞭毛上没有足够的沉积物看不清楚；处理时间太长，玻片上沉积物太多也看不清楚。第三，菌龄十分重要，培养时间不足，或培养时间太长都不易染色成功，不同种类的细菌培养时间差异较大，大白菜软腐病菌以在 $26\sim28$℃恒温箱中培养 $16\sim18$h 为宜，总之，鞭毛染色比较困难，必须严格掌握每个操作环节。

此外，染色法也常用于检验植物组织中的内寄生线虫。即在烧杯中加入酸性品红乳酸酐溶液，加热至沸腾，加入洗净的植物材料，透明染色 $1\sim3$ min 后取出用冷水冲洗，然后转移到培养皿中，加入乳酸酐溶液褪色，用解剖镜检查植物组织中有无染成红色的线虫。

（二）显微观察

在植物病原菌中，病原真菌的形态特征变异比较慢，可用于属水平上的鉴定，有时甚至种的水平。由于植物病毒的大小低于光学显微镜的分辨率，因此病毒粒体形态只能用电子显微镜来观察。在观察病毒粒体前，需要用磷钨酸钠或钾溶液对病毒粒体进行染色。在染色前用戊二醛固定，可以减少染色剂对病毒粒体的破坏。电子显微镜除了可以通过负染的方法来研究纯化后的病毒粒体形态，还可以通过植物组织的超薄切片来观察病毒粒体形态及细胞内的病毒内含体。另外，利用浸渍法浸渍后用电子显微镜观察可以快速检测样品（如植物叶片）中是否有病毒粒体的存在。

三、物理和生物化学技术

蛋白质和核酸是构成病毒粒体的主要成分。在植物提取物或悬浮液纯化病毒过程中，通过几次的离心及超速离心，病毒粒体的浓度逐步提高。在适当的缓冲液中，植物病毒悬浮液在蔗糖密度梯度溶液中分层。根据电泳的原理方法，利用 pH 梯度也被用于南方菜豆花叶病毒纯化和烟草花叶病病毒株的分离。对于分离不稳定的病毒粒子中，电泳技术特别有用。病毒本身没有任何的生理功能，但病毒侵染诱导寄主植物的生理活动发生了一些变化。因此，通过研究健康植物和病毒侵染植物的生理功能变化，可以检测病毒的侵染。利用 SDS - PAGE 方法，可以检测病毒侵染后叶片的同工酶图谱差异。SDS - PAGE 技术还可以用来测定纯化病毒的物理性质，该物理性质可以用来确定病毒的种类及其株系。如应用 SDS - PAGE 方法测定花生褪绿斑病毒的外壳蛋白（CP）的分子量为 51ku 和 58ku。

四、生理生化测定

生理生化反应是指用化学反应的方法来测定微生物的代谢产物，是微生物分类鉴定中的重要依据。通过细菌培养物在特定的培养基或检测管中的产酸、产气、颜色变化等反应，检测细菌的好氧或厌氧性、耐盐性、对氮素化合物的利用和分解能力、对碳素化合物的利用和分解能力、对大分子化合物的分解能力。传统的生理生化测定方法，往往只对被认为是关键的几个项目进行测定，且较费时、费力，难以进行大批量样品的测定。在传统方法的基础上，目前已发展出多个快速测定细菌多项生理生化指标的方法，并借助于计算机快速鉴定。如，生化测定试剂盒、Biolog 鉴定、甲基脂肪酸气相色谱法等。

（一）生化测定试剂盒

目前，已有多个细菌快速鉴定的商品化生化测定试剂盒，并已在植物病原细菌的鉴定中应用。这类试剂盒主要包含鉴定某一类细菌的关键碳源、氮源、特殊酶及有机酸等，并附有比较和检索用的计算数据库，如法国生物梅里埃的 API 系统，可进行微生物的自动化鉴定。

（二）Biolog 鉴定

该方法是 BIOLOG 公司研制的一种专门用于微生物鉴定的方法。该方法是利用微生物对不同碳源进行呼吸代谢的差异，针对每一类微生物筛选 95 种不同碳源或其他化学物质，配合四唑类显色物质（如 TTC、TV），固定于 96 孔板上（A1 孔为阴性对照），接种菌悬液后培养一定时间，通过检测微生物细胞利用不同碳源进行呼吸代谢过程中产生的氧化还原物质与显色物质发生反应而导致的颜色变化（吸光度）以及由于微生物生长造成的浊度差来鉴别微生物的。它将大量的微生物生理生化测定参数与先进的计算机技术有机地结合起来。目前，可鉴定包括细菌、酵母和丝状真菌，超过 2 650 种微生物，涵盖了常见的人类、动物、植物病原菌，以及食品和环境微生物。GEN Ⅲ 数据库中的细菌种类增加到 1 327 种，包含 568 种 GN 细菌、759 种 GP 细菌。GEN Ⅲ 还具有操作更加简单，不需要革兰氏染色，无需做氧化酶、三糖铁和过氧化物酶试验，并且需要的细菌量更少等特点。

（三）甲基脂肪酸气相色谱分析法（FAME）

细菌细胞膜的类脂和脂多糖，都是由脂肪酸组成的。不同种类的细菌，在脂肪酸的类型及比例上是不同的。FAME 分析方法的原理是基于脂类几乎是所有生物细胞膜的重要组成部分，不同微生物体内往往具有不同的磷脂脂肪酸组成和含量水平，其含量和结构具有种属特征或与其分类位置密切相关，能够标志某一类或某种特定微生物的存在。该方法，目前已形成很完整的自动化鉴定系统，从脂肪酸提取到获得鉴定结果一般在 3h 内完成，而且此法有准确性高、药品成本低的优点。

五、免疫学技术

免疫学技术，又称血清学技术，就是利用抗原与抗体的特异性反应而发展起来的一种方法。血清学反应具有很高的特异性，通过各种方法检测这种反应，从而证明病原菌的存在和特点。基于免疫学发展起来的方法很多，常见包括免疫吸附测定（Enzyme-linked immunosorbent assay，ELISA）、斑点免疫结合试验（Dot immunobinding assay）、组织印迹免疫测定（Tissue blot immunoassay）、免疫印迹技术（Immunoblot assay）、免疫层析法（Immunochromatographic assay）、基于显微镜的免疫技术（Microscopy-based immunoassays）等。

在各种免疫学方法中，由于 ELISA 方法具有众多优点，而被应用的尤为广泛。

ELISA 方法的优点包括：灵敏度高，可检测微量病原菌；所需的反应物量少，每毫升抗血清可用于检测上千个样品；操作简便，可流程化操作，适合仪器自动化操作，适合大样品量测定；结果稳定，可重复性高；结果判定简便、多样，即可肉眼，也可仪器测定。ELISA 方法需要特异性的抗体，因而需要制备专化性的抗血清，包括多克隆抗体和单克隆抗体。多克隆抗体制备相对简单，但有时特异性比较差；而单克隆抗体的专化性更强，但制备相对复杂。根据原理及操作的不同，ELISA 方法可分为：直接 ELISA、间接 ELISA、夹心 ELISA 和竞争 ELISA，以及根据以上方法延伸出来的各种方法。其中，在植物病原物的检测中以双抗体夹心 ELISA 法（DAS - ELISA）应用的最为广泛。

血清学方法在植物病毒研究中的应用最为广泛，其次为植物病原细菌，以及少数植物病原真菌。目前，常见的病毒、细菌种类，已经有商品化的抗体或试剂盒出售，可直接用于病原菌的检测。

六、致病性测定

致病性测定是一种辅助的鉴定方法，多用于验证分离菌的致病性，适合于所有病原物，以排除非致病的腐生菌。在细菌鉴定中，病原细菌和腐生菌很难从其菌体、菌落形态和细菌学性状上加以区别，致病性测定是植物病原细菌鉴定的一个重要步骤。通常将从植物发病组织或分离纯化的细菌纯培养物制成一定浓度的菌悬液，用摩擦、针刺或剪叶等方法，使细菌从伤口入侵寄主植物，数天后观察，以是否引起典型症状来鉴定其致病性。

七、过敏性反应测定

过敏性反应也是一种区分致病菌和腐生菌的方法，与接种检测致病性的方法相比，往往需要花费的时间更短，只需 1~2 d 就可以得到结果。烟草是最常用的用来测定过敏性反应的植物。取待测细菌的新鲜培养物，制成细菌悬浮液，用注射器接种烟草叶片背面主脉附近表皮。若为致病细菌，1~2 d 后注射部位就会产生褐色过敏性坏死斑块。

第二节　分子生物学检测方法

从传统的症状观察、形态特征到生理生化测定以及血清学检测，都是从所表现的性状来进行判断。所有生命类型和不同物种差异的根源都是由遗传物质（DNA 或 RNA）决定的，而遗传信息又是核苷酸序列所决定的。近年来，随着分子生物技术的快速发展，极大提高了植物病原菌的检测水平。以核酸为基础的分子诊断技术是基于每一种病原体含有特异性的 DNA 或 RNA 序列，不仅可以用于检测纯培养，而且也可以直接用于发病的植物组织、土壤等，而且能大大地提高检测的灵敏度。根据研究范围和目的，分子生物学技术能把病原微生物鉴定到亚种、株。分子诊断技术主要包括聚合酶链式反应（PCR）、探针杂交、限制性酶切和核苷酸测序等，PCR 法是植物病原菌检测中最常用的方法。

一、核酸杂交技术

核酸杂交是分子生物学的最基本方法，该技术是基于具有一定同源性的两条核酸单链在一定的条件下按碱基互补配对原则退火形成双链的过程。杂交的双方是待测核酸序列和已知核酸序列,已知核酸序列称为探针。杂交有固液相杂交和液相杂交。根据核酸探针的来源及性质可分为基因组 DNA 探针、cDNA 探针、RNA 探针及人工合成的寡聚核苷酸探针。探针标记物分为放射性标记物或一些非放射性标记物。放射性同位素标记物是目前应用最多的一类核酸探针标记物,其灵敏度和特异性极高,但周期长、不稳定、不安全,如有 ^{32}P、H 和 ^{35}S。随着技术改进,非放射性标记探针因其稳定、特异性强、简便、快速和安全等特点逐步代替了放射性标记,如生物素、地高辛等。核酸分子杂交方法有膜上印迹杂交(如 Southern 杂交、Northern 杂交)、细胞原位杂交和芯片杂交(属于固—液相杂交)等。

二、聚合酶链式反应技术

(一) 聚合酶链式反应 (PCR)

聚合酶链式反应(PCR)技术是一种体外扩增 DNA 的方法,自问世以来,以其快速、特异、灵敏等优点,在生物学领域得到广泛应用。PCR 方法用于扩增一小段已知的 DNA 片断,可能是单个基因,或者仅仅是某个基因的一部分。与活体生物不同的是,PCR 只能复制很短的 DNA 片断,通常不超过 10 kb。其基本原理类似于 DNA 的天然复制过程,其特异性依赖于与靶序列两端互补的寡核苷酸引物,由变性—退火—延伸三个基本反应步骤构成,通过反复循环,使目的 DNA 得以迅速扩增。①模板 DNA 的变性:模板 DNA 经加热至 93℃ 左右一定时间后,使模板 DNA 双链或经 PCR 扩增形成的双链 DNA 解离,使之成为单链,以便它与引物结合,为下一步反应作准备;②模板 DNA 与引物的退火(复性):模板 DNA 经加热变性成单链后,温度降至 55℃ 左右,引物与模板 DNA 单链的互补序列配对结合;③引物的延伸:DNA 模板—引物结合物在 72℃、DNA 聚合酶(如 Taq DNA 聚合酶)的作用下,以 dNTP 为反应原料,靶序列为模板,按碱基互补配对与半保留复制原理,合成一条新的与模板 DNA 链互补的半保留复制链,重复循环变性—退火—延伸三过程就可获得更多的"半保留复制链",而且这种新链又可成为下次循环的模板。在 PCR 技术基础上,发展起来许多方法,如免疫捕获 PCR、多重 PCR、实时荧光 PCR 等。

(二) 反转录 PCR (RT-PCR)

当扩增模板为 RNA 时,需先通过反转录酶将其反转录为 cDNA,然后进行 PCR 扩增。在植物病原菌的检测中,RT-PCR 方法广泛用于植物 RNA 病毒的检测。

(三) 免疫捕获 PCR 技术

免疫捕获 PCR 法是一种把抗原抗体反应的高特异性和聚合酶链式反应的高灵敏性有机结合起来的方法,其根据特异性抗体与病原菌菌体特异性结合的免疫学原理,将特异性抗体包被于磁珠或 PCR 管壁上,富集或捕获菌悬液和标本中的病原菌,再进行 PCR 反应检测目的病原菌。

(四) 实时荧光 PCR 技术

实时荧光 PCR 技术又称荧光定量 PCR 技术是在 PCR 反应体系中加入荧光基团,利用荧光信号随着 PCR 反应的积累来实时监控 PCR 反应的进程，并通过分析软件对 PCR 的反应进行检测分析的技术。与一般 PCR 技术相比，实时荧光 PCR 检测技术不仅大大提高了样品的分析速度和灵敏度，简化了操作步骤，而且可消除扩增产物引起的交叉污染、降低假阳性率。实时荧光 PCR 包括探针类和染料类两种。探针类是利用与靶序列特异杂交的探针来指示扩增产物的增加，如 Taqman 探针；染料类则是利用与双链 DNA 小沟结合发光的理化特征指示扩增产物的增加，如 SYBR Green I。前者由于增加了探针的识别步骤，特异性更高；但后者则简便易行，成本较低。

（五）多重 PCR 技术

多重 PCR（multiplex PCR）是在普通 PCR 的基础上，在一个 PCR 反应体系中加入多对特异性引物，针对多个 DNA 模板或同一模板的不同区域进行多个目的片段的扩增技术。该方法具有节省时间、降低成本、提高效率等优点。一个理想的多重 PCR 反应体系，并非单一 PCR 的简单混合，需要针对目标产物进行全面分析、反复试验，建立适宜的反应体系和反应条件。

（六）巢式 PCR（Nested PCR）

巢式 PCR 技术是先后利用两对引物和两轮 PCR 对目标 DNA 进行扩增，即：先用第一对引物（外引物）进行 PCR 扩增，然后以第一次扩增产物为模板，用第二对引物（外引物）再进行 PCR 扩增。其中，第二对引物是位于第一对引物之内。若第二次 PCR 时，只有一条内引物而另外一条则使用外引物，则称为半巢式 PCR。通过两轮 PCR，一方面提高了检测灵敏度，另一方面也提高了特异性。该方法常用于检测症状不明显、含量低、用常规检测方法难以检测的植物病原。杨万凤等（2015）建立了菜豆晕疫病菌（*Pseudomonas savastanoi* pv. *phaseolicola*）巢式 PCR 检测方法，其灵敏度比常规 PCR 灵敏度提高 1 000 倍，并成功用于进口大豆中该病原细菌的快速检测。徐静静等（2009）利用巢式 PCR 建立了大豆疫霉菌（*Phytophthora sojae*）的快速检测方法，其灵敏度比常规 PCR 提高 1 000 倍，能够特异地从大豆病株和土壤中检测到该病原真菌。该方法也广泛用于植物病毒的检测中，如闻伟刚等（2006）建立菜豆荚斑驳病毒（*Bean pod mottle virus*，BPMV）的半巢式 RT - PCR 检测方法，而张巧萍等（2009）建立凤仙花坏死斑病毒（*Impatiens necrotic spot tospovirus*，INSV）的巢式 RT - PCR 检测方法。

三、环介导等温扩增技术（LAMP）

环介导等温扩增（Loop-mediated isothermal amplification，LAMP）是众多核苷酸扩增技术中的一种，已逐步应用于植物病原菌的检测中。LAMP 技术针对靶基因的 6 个区域设计 4 条特异引物，在恒温条件下短时间（30～60min）内即完成目标 DNA 的大量扩增，最终形成大小不一的茎环结构和多环花椰菜结构的 DNA 片段混合物，使得产物在琼脂糖凝胶电泳上呈现梯形条带，在核酸大量合成过程中，dNTP 析出的焦磷酸根离子与反应溶液中的 Mg^{2+} 结合，产生副产物焦磷酸镁的白色沉淀，这一现象用肉眼即可观察到。张裕君等建立的苜蓿疫霉根腐病菌（*Phytophthora medicaginis*）LAMP 检测体系，40min 就可以检出 0.1ng 靶标 DNA，适合在口岸推广应用。闻伟刚研发的在菜豆荚斑驳病毒 RT－LAMP 检测体系内加入环引物，检测灵敏度比 RT－PCR 高 1 000 倍，整个周期仅约 2～2.5h，极大地提高了检测效率。孔德英等根据柑橘黄龙病菌的外膜蛋白基因建立的 LAMP 检测法灵敏度可达 25pg/μL，其灵敏度与实时荧光 PCR 方法相同，但仅需一个可控温的水浴锅 60 min 内即可完成。

（廖富荣，李本金，刘国坤）

◆ 主要参考文献

冯小慧，张星耀，严东辉 .2012. 杨树溃疡病病原的多重 PCR 检测技术 [J]. 林业科学，48（5）：72－77.

贾静，蒲金基，吕延超，等 .2012. 芒果畸形病的巢式 PCR 检测 [J]. 广东农业科学，22：162－165.

林木兰，张春立，杨继红，等 .1994. 用核酸杂交技术检测泡桐丛枝病类菌原体 [J]. 科学通报，36（4）：278－282.

刘凌凤，王柯敏，谭蔚溺，等 .2003. 一种基于分子信标荧光探针快速检测烟草花叶病毒的新方法 [J]. 分析化学研究报告，31（9）：1030－1035.

龙海，李一农，李芳荣 .2011. 四种黄单胞菌的基因芯片检测方法的建立 [J]. 生物技术通报，1（1）：186－190.

罗焕亮，张丽君，胡小华，等 .2011. 植原体检测基因芯片制备及其初步应用 [J]. 植物检疫，25（1）：9－13.

马新颖，汪琳，任鲁风，等 .2007.10 种植物病毒的基因芯片检测技术研究 [J]. 植物病理学报，37（6）：561－565.

孙德英，孙涛，李应国，等 .2013. 柑橘黄龙病快速检测方法的建立 [J]. 中国南方果树，42（1）：8－11.

闻伟刚，杨翠云，崔俊霞，等 .2010.RT－LAMP 技术检测菜豆荚斑驳病毒的研究 [J]. 植物保护，36（6）：139－141.

熊伟 .2010. 基因芯片技术在生命科学研究中的应用进展及前景分析 [J]. 生命科学仪器，8（1）：32－36.

张贺，鼓军，喻群芳，等 .2013. 芒果炭疽病菌多重巢式 PCR 检测体系建立及田间快速检测 [J]. 热带作物学报，34（5）：952－957.

张裕君，刘跃庭，廖芳 .2011. 基于 LAMP 方法的苜蓿疫霉根腐病菌的分子检测研究 [J]. 中国植物导刊，31（10）：7－9.

赵丽涵，王笑，谢关林，等 .2006. 免疫捕捉 PCR 法检测西瓜细菌性果斑病 [J]. 农业生物技术学报，14（6）：946－951.

赵文军，朱水芳，夏明星，等 .2005. 利用 Real-Time PCR 从无症种薯上快速检测马铃薯环腐病菌 [J]. 西北农林科技大学学报：自然科学版（33）：2.

Lee G P，Min B E，Kim C S，et al. 2003. Plant virus cDNA chip hybridization for detection and differentiation of four cucubit infecting Tobamoviruses [J]. Journal of Virological Methods，110：19－24.

第五章
检疫除害处理技术

　　植物检疫处理是植物检疫工作的重要组成部分。植物检疫处理的方法主要有禁止进出境、退回或销毁、检疫除害处理三种方式。我国进出境动植物检疫法规定，有下列情况之一的，作禁止出口或调运处理：一是输出的植物、植物产品经检验发现入境国检疫要求中规定不能带有的有害生物，并无有效除害处理方法的；二是输出植物、植物产品经检验发现病虫害，危害严重并已失去价值的。有下列情况之一的，作退回或销毁处理：输入《中华人民共和国进境植物检疫禁止进境物名录》中的植物、植物产品，并未事先办理特许审批手续的；输入植物、植物产品及应检物中经检验发现有《中华人民共和国进境植物检疫性有害生物名录》中规定的有害生物，且无有效除害处理方法的；经检验发现植物种子、种苗等繁殖材料感染限定的有害生物，且无有效除害处理方法的；输入植物、植物产品经检疫发现有害生物，危害严重并已失去使用价值的。

　　检疫除害处理是植物检疫处理的主体。联合国粮农组织（FAO）国际植物检疫措施标准（ISPM）将植物检疫除害处理定义为：旨在杀灭、去除有害生物或者使其丧失繁殖能力的官方许可的做法。其目的是为了防止有害生物的传入传出、定殖和/或扩散，或对这些有害生物实施官方控制。因此，检疫除害处理有别于一般的防虫灭菌处理，检疫除害处理是官方行为或官方授权的行为，是受法律、法规制约的行为，必须按一定的规程实施，并且达到一定的标准。为了保证检疫除害处理顺利进行，达到预期目的，实施检疫除害处理应遵循一些基本原则。这些原则包括：处理必须符合检疫法规的有关规定，有充分的法律依据；处理措施应当是必须采取的，应设法使处理所造成的损失降到最低；处理方法必须完全有效、能彻底消灭有害生物，完全杜绝有害生物的传播和扩散；处理方法应当安全可靠，保证在货物中无残毒，又不污染环境；处理方法还应该保证植物和植物繁殖材料的存活能力和繁殖能力，不降低植物产品的品质、风味、营养价值，不污染其外观。凡涉及环境保护、食品卫生、农药管理、商品检验以及其他行政管理部门的措施，应征得有关部门的认可并符合各项管理办法、规定和标准。植物检疫除害处理与常规植物保护措施有许多不同，植物检疫除害处理是依照法律法规的要求，检验检疫部门规定、检验检疫机构监督并强制执行的，要求彻底铲除目标有害生物，而常规植保措施则把有害生物控制在经济危害水平以下。检疫除害处理常采用最有效的单一方法，而植保措施需要协调使用多种防治手段。

　　检疫除害处理方法主要包括物理处理、化学处理和生物学方法处理等。其中，物理处理包括水浸处理、冷处理、速冻处理、蒸热处理、热水处理、干热处理、微波加热处理和辐照处理等。化学处理包括药剂熏蒸处理、喷药处理、药剂拌种处理等。生物学方法处理包括苗木的脱毒处理，允许货物运往生态条件不适宜特定有害生物发生的地区等。例如，对带有某些单食性、寡食性害虫或活寄主范围单一的病原物的植物产品，可选用运往无该类病虫的寄主植物分布的地区加工、销售达到生物学方法处理的目的。

目前，在植物检疫除害处理中应用最为广泛的是冷处理、热处理、熏蒸处理和辐照处理等。今后，随着人们对环保、农药残留等问题关注程度的加大，以溴甲烷熏蒸为主导的化学处理将面临淘汰或更多的限制，检疫除害处理会更多地向无污染、无残留的物理除害处理方法发展。本章介绍目前在水果、蔬菜检疫除害处理中应用最为广泛的冷处理、热处理、辐照处理和熏蒸处理等 4 种处理方法。

第一节　冷　处　理

一、冷处理概述

水果和蔬菜大多适合于低温下储藏。其储藏温度和贮存时间则视储藏的目的而异。一般以保鲜为目标的低温储藏不能杀死害虫。为了杀灭害虫的低温储藏则要有特定的条件，即进行低温处理。

水果和蔬菜低温处理中，冷处理和速冻处理是两种常用的措施。针对鲜食水果的低温处理以冷处理为常用，其对防范实蝇等有害生物的传播效果较好。其中，温带水果如苹果、杏、猕猴桃、樱桃、葡萄和柑橘类水果等冷处理更具有适用性，因其比热带水果及部分亚热带水果对低温的忍耐性更强，较不易受冻害。针对某些非鲜食水果和蔬菜以速冻处理更为适用。速冻对杀灭许多害虫有效。其采用的方法主要是在－17℃或更低的温度下预冻，接着按要求在更低的温度下保持一定时间，然后在不高于－6℃温度下保藏。由于多数水果、蔬菜运输流通过程中需要冷藏保鲜，因此，利用冷藏集装箱等在水果、蔬菜运输途中进行冷处理，成为规避水果和蔬菜贸易中传带实蝇等有害生物风险常用的有效途径。

（一）冷处理主要类型及其概念

按照官方认可的技术规范，对货物降温直到该货物达到且维持规定温度并满足规定时间的过程称之冷处理。

水果和蔬菜的冷处理主要类型，依据使用的主要设施不同可分为冷藏库冷处理和冷藏集装箱冷处理两类，依据处理方式不同可分为出口前冷处理和运输途中冷处理两类。其中，出口前冷处理是指借助冷藏库在货物出口运输前进行的冷处理；运输途中冷处理是指借助冷藏集装箱或船舱冷藏库在货物运输途中进行的冷处理。

（二）冷处理致死机理

在低温条件下，当气温处于昆虫的发育起点以下，随着温度的降低，昆虫的生长发育停滞，进入冷昏迷状态，酶活性受到抑制，正常的生理活动不能进行。当温度进一步下降，昆虫体液结冰、原生质脱水使得昆虫受到机械损伤，生理机能遭到严重的破坏，最终导致昆虫的死亡。冷处理导致昆虫死亡的具体原因有以下三方面。

1. 酶活性受到抑制　酶是生物体内各种生理活动的催化剂，缺少了酶的活性，生物的正常生理活动将不能进行。一般来说，每种酶都在一定的温度条件下活性最高，催化效果也最好。随着温度的降低，昆虫体内酶的活性也会降低，昆虫的生理生化活动受到抑制。当温度降到一定程度时，酶的活性也进一步降低，昆虫的生理生化活动彻底停止。此时，昆虫因生理机能的丧失而死亡。

2. 代谢和生理失调　在低温环境下，昆虫体内代谢水平虽然很弱，但并未停止。体内各种代谢下降的速度也不一样，这就造成了昆虫的生理失调。另外，低温使昆虫呈冷昏迷状态，此时昆虫无法进食。如果温度不能升高，昆虫将无法恢复正常，体内的养分会逐渐耗光。同时，体内结合水的数量减少，代谢水增多，抗寒能力随之下降，最终导致昆虫死亡。

3. 细胞损伤　当周围温度低于昆虫体液冰点温度时，体液结冰。液体结冰后，体积比原来增大，造成细胞膜受损。同时，原生质失水，不断扩大的冰晶在原生质内形成分割的空隙，引起原生质和原生质膜的质壁分离，破坏组织和细胞膜的生理结构，特别是细胞膜的渗透性会受到严重的损害。有些昆虫它们体内的水分可能并未被冻住，但仍会因为低温而致死。

二、冷处理设施及其相关要求

冷处理需在特定的冷处理设施内进行。冷处理设施需安装制冷、保温和恒温控制设备、空气循环系统以及温度记录系统，并需满足以下基本要求：①制冷设备应能符合处理所需的温度要求；②温度自动记录仪应精密准确；③配备的温度探针数量需足够。

（一）冷藏集装箱

冷藏集装箱（俗称冷柜）应是自制冷的，并具有隔热和温度调节控制的功能，在整个处理过程中能将水果温度控制在设定的温度值或以下。每个集装箱需装有 2 个空气探针不少于 3 个的果温探针，以分别测定箱体温度和果实内的温度。探针应具有直径在 6.4mm 或以下的外套，探头必须安装在探针的近端部。探针读数在 −3～3℃ 的范围内必须精确到 ±0.3℃，分辨率为 0.1℃。温度记录仪在通常的倾斜、震动等与海运服务有关的环境条件下应能良好运作，并需满足以下条件：①能容纳所需的探针数；②能够记录并储存处理过程的数据，每小时至少记录 1 次所有探针的温度值；③能打印输出并下载每个探针的温度、时间、记录仪和集装箱识别号等信息；④应能直观显示数据，以便在处理期间可以用手工复查温度，并便于校准；⑤若记录仪是在集装箱内携带，则在不开箱门的条件下应可获取相关数据。

（二）冷处理库

冷处理库需安装制冷、保温和恒温控制设备以及空气循环系统，配备温度记录仪及足够数量的温度记录探针。其中，制冷、保温和恒温控制设备需能满足处理所需的温度要求。空气循环系统要确保循环气流能够良好分布，使库内各部位温度一致。此外，设施中以下信息需进行备案，包括处理设施的尺寸及容量，墙壁、天花板和地板的隔热类型，制冷压缩机及蒸发机/空气循环系统的品牌、样式、类型和容量，循环除霜系统和温度记录系统的规格等。

温度探针电缆必须有足够长度，以便达到所有装载的区域。探针应具有直径在 6.4mm 或以下的外套，探头必须安装在探针的近端部。探针读数在 −3～3℃ 的范围内必须精确到 ±0.3℃，分辨率为 0.1℃。每批次处理要求的温度探针数量取决于待处理水果的数量。最少要求有 5 个探针，2 个用于测量空气温度，另 3 个用于测定果肉温度。每增加 283m³ 的待处理水果，需增加 1 个果肉探针。这一数量要求也适用于根据冷藏库存储区域的体积配备所需的探针数。除按最少需求数量安装探针外，最好安装有一定数量的额外探针。

温度记录仪需满足：①能容纳所需的探针数；②能够记录并储存处理过程的数据，每小时至少记录 1 次所有探针温度值；③能打印输出并下载每个探针的温度、时间、记录仪识别号等信息。

（三）船舱冷藏库

船舱冷藏库需安装制冷、保温和恒温控制设备以及空气循环系统，配备温度记录仪及足够数量的温度记录探针。其中，制冷、保温和恒温控制设备需能满足处理所需的温度要求。空气循环系统，要确保循环气流能够良好分布。远洋运输的冷藏船体常分隔 4～5 个冷藏舱，每个冷藏舱再分隔成 4～5 个隔层，每个隔层可独立封盖、独立制冷和保温。

温度探针电缆必须有足够长度，以便达到所有装载的区域。探针应具有直径在 6.4mm 或以下的外套，探头必须安装在探针的近端部。探针读数在 −3～3℃ 的范围内必须精确到 ±0.3℃，分辨率为 0.1℃。温度探针的数量由冷藏舱隔层的体积决定。原则上，处理空间每增加 283m³ 或待处理水果每增加 283m³，需增加 1 个果肉探针。所有冷藏舱要求用字母标识，所有探针需经校正和识别，并给出编号。依据冷藏舱的舱位做出相应图表，以说明每个探针安装的位置和具体的标记。图表需张贴于记录设备的附近。

温度记录仪在通常的倾斜、震动等与海运服务有关的环境条件下应能良好运作。且需满足以下要求：①能容纳所需的探针数；②能够记录并储存处理过程的数据，每小时至少记录 1 次所有探针温度值；③能打印输出并下载每个探针的温度、时间、记录仪识别号等信息；④条带式图表记录仪的图表刻度偏转每摄氏度不多于 5mm，刻度盘上划分的刻度每一大格为 1℃，每一小格为 0.2℃。图表记录纸需足够长，以便能显示出完整的处理记录值。

三、冷处理操作技术规程

（一）出口前冷处理

1. 处理设施审核　出口前冷处理常在冷处理库中进行，其中的冷处理设施需经出口国的检验检疫机构注册，并实施年度审核制度。审核时，需查核以下信息：

（1）所有设施的位置以及所有者/操作者的详细联系方式；

（2）设施的尺寸及容量；

（3）墙壁、天花板和地板的隔热类型；

（4）制冷压缩机及蒸发机/空气循环系统的品牌、样式、类型和容量等；

（5）设施的温度范围、循环除霜系统和温度记录系统的规格等详细信息。

2. 温度探针的校正　在开始处理前，应对温度探针进行校正。具体校正方法如下：

（1）将碎冰块放入干净的容器或保温器皿内，然后加入洁净的水，直至水面与冰面平齐（冰和水的体积比约为 1:1），制成冰水混合物。在校正过程中，需要适时补加碎冰，以弥补溶解成水的冰。

（2）将经核准的标准温度计与待校正的探针同时插入冰水混合物中，持续轻轻搅动冰水混合物，但应避免温度计或探针触及容器边缘或底部。

（3）当标准温度计显示的温度达到0℃时，记录各探针显示的温度。

（4）将温度计和探针从冰水混合物中取出。

（5）按上述方法，重复校正3次，每次测试间隔在1min以上，但不能超过5min。

（6）探针读数的精确度需达到0.1℃；同一探针至少2次连续的重复校正读数应一致，并以该读数作为校正值。

（7）任何读数超出（0±0.3）℃的探针都应更换。

（8）校正后，必须填写"果温探针校正记录"，并经授权的人员签字确认。

在处理结束后，应用同样的方法对探针进行再校正，做好校正记录以备审核。

3. 货物入库　货物应按相关要求包装好，预冷至温度达4.5℃或以下，再移入处理室。移入处理室的货物应松散堆叠，确保托盘底部与托盘间有充足的气流空隙。

4. 探针的安插

（1）果温探针安插方法。果温探针需安插在每批处理中的最大果实内；插入果肉的方位尽可能与果核方位平行；探针感温部分插入果肉近中心部位但不能触到果核。当处理果实个体较小时，探针需同时穿插几个果，且需满足探针感温部分插入末端果实的果肉近中心部位但不能触到果核的要求。

（2）果温探针安置位置。至少要安置2个库温探针和4个果温探针，果温探针要尽可能均匀分布在所处理货物的各个部分。其中，4个果温探针具体安置位置如下：

①一个位于冷处理室中部所装货物的中心；

②一个位于冷处理室中部所装货物顶层的角落；

③一个位于所装货物中部近回风口处；

④一个位于所装货物顶层近回风口处。

（3）库温探针分别安置在入风口和回风口附近处。

（4）所有探针的安置应在获得授权的检疫员监督或指导下进行。

5. 处理启动与终止要求

（1）可随时启动记录，但只有当所有果温探针都达到指定的温度时，处理时间才能正式开始计算。

（2）当只用最小数量的探针时，如果有任何探针失效超出连续4h，则该处理无效，应重新开始计算处理时间。如果使用了额外探针，则需对探针失效情况评估之后，再确定处理是否有效。

（3）如果处理记录表明各处理参数符合处理技术指标的要求，负责冷处理监管的人员可以授权结束处理。

6. 冷处理记录的填写与提供　处理结束后，要下载、打印有适当的数据统计的温度记录。授权的检疫人员要在确认某处理成功之后，在上述记录和相应的统计值单据上签字，随同温度探针校正记录和再校正记录，形成冷处理报告。按要求将报告提供给对方检验检疫机构。

7. 结果判定　经核查，符合相应的处理技术指标和操作要求，对货物现场检疫和对样品抽样检测的结果也符合要求的，判定为冷处理有效。上述要求有不符合的，判定为冷处理无效。

针对无效的处理，在停止与重新开始之间的时间间隔少于24h且温度记录显示还满足继续处理的条件时，可以将制冷设备重新连接至温度记录仪并继续进行后续处理。

8. 查验出证　出口方检疫部门，应按协议的要求，对拟出口货物进行检验检疫。对检验检疫合格的货物，应按要求出具植物检疫证书。将出口前冷处理的温度和持续时间、包装厂和冷处理设施的名称和识别号等信息记录在植物检疫证书中。

9. 冷处理完成后的装箱

(1) 装货前集装箱必须经检疫官员查验，以确保不带有害生物；

(2) 处理后的货物在装入集装箱过程中，应有足够的防止有害生物再侵染的措施。如可在有防虫网的建筑物内装箱或对箱体接口处进行遮挡。

10. 集装箱的封识

(1) 检疫官员用具编码的封条对装好货物的集装箱进行封识，编码需在植物检疫证书上注明；

(2) 封条只能在中国入境口岸由当地检验检疫官员开启。

11. 处理过的果实的存贮　处理过的果实未立即装入集装箱的，可以存贮，但需经检验检疫官员核实以确保货物处于卫生安全状况，其中：

(1) 如果果实存贮在处理室内，则处理室的门必须封闭；

(2) 如果果实转移到另一贮存室内存贮，则必须用经检验检疫官员批准的可靠的方式转移且另一贮存室内不得有其他水果；

(3) 随后的装箱必须按照第九款的规定，在检验检疫官员监管下进行。

12. 入境时的核查　果实入境时，需向当地检验检疫部门提供植物检疫证书、冷处理报告（含经签字的温度记录和温度统计数据以及果温探针校正记录等）。检验检疫人员将对上述信息进行核查，并对货物进行查验、检疫。

(二) 运输途中冷处理

运输途中冷处理，分为集装箱运输途中冷处理和船舱运输途中冷处理两种。其中，集装箱运输途中冷处理是果蔬实际贸易中较常用的冷处理方式。为了节约成本，增加货运量，一些国家采用船舱冷藏库进行运输途中冷处理。两种方式冷处理的操作规程相似。本节重点介绍集装箱运输途中冷处理的操作规程。

1. 处理设施审核　运输途中冷处理的集装箱应是自制冷的，具有能达到并保持所需温度的制冷设备。冷藏集装箱必需干净，不带有害生物和泥土等杂物。

2. 温度探针的校正　在处理开始前，应对温度探针进行校正。具体校正方法见出口前冷处理温度探针的校正。输入方检验检疫人员核实处理效果前，将用同样方法对探针进行再校正。

3. 预冷　装入冷藏集装箱之前的水果要在冷藏室中进行预冷，预冷至果肉温度达4.5℃或以下。

4. 装柜　装柜时，承载包装箱的托盘应以松散方式堆叠，以确保托盘底部与托盘间有足够的气流空隙，整个集装箱内货物堆放高度要尽可能保持同一水平状态，且其高度不能超出集装箱内标志的红色警戒线。

5. 探针的安插　所有探针的安插应在获得授权的检验检疫人员的监督或指导下进行。

（1）果温探针安插方法。果温探针需安插在每批处理中的最大果实内；插入果肉的方位尽可能与果核方位平行；探针感温部分插入果肉近中心部位但不能触到果核。当处理果实个体较小时，探针需同时穿插几个果，且需满足探针感温部分插入末端果实的果肉近中心部位但不能触到果核的要求。

（2）果温探针安置位置。每个冷藏集装箱至少应安置 3 个果温探针，这 3 个探针安装位置如下：

①1 号果温探针安置在集装箱内货物首排顶层中央；

②2 号果温探针安置在距冷藏集装箱门 1.5m（40 英尺集装箱）或 1m（20 英尺集装箱）的中央，并在所装货物高度一半的位置；

③3 号果温探针安置在距集装箱门 1.5m（40 英尺集装箱）或 1m（20 英尺集装箱）的左侧，并在货物高度一半的位置。

（3）每个冷藏集装箱至少应安置 2 个箱体温度探针，分别安置在集装箱的入风口和回风口处。

6. 集装箱的封识与出证　装好待处理货物后，由检验检疫人员对冷藏集装箱进行封识，并将封识号记录于检验检疫证书中。封识只能由入境口岸检验检疫官员开启。此外，冷处理的温度和持续时间、集装箱的封识号等信息将按照相关议定书规定记录在植物检疫证书中。

7. 处理的启动与终止要求　可以在任何时间启动记录，但只有当所有果温探针都达到指定的温度时，才能正式开始计算处理时间。冷处理温度记录由船运公司负责下载，提交入境港口的检验检疫机构。如果在运输途中处理未能完成，处理可以在抵达后完成。

一些海上航行可能使得冷处理在船到达相应口岸之前就已完成，可允许在途中下载处理温度记录并传送到对方国家或地区检验检疫部门，以备审核；但在对方检验检疫部门完成温度探针再校正，并对处理效果进行核实之前，不能认为该处理有效。因此，是否在到达对方国家或地区相应口岸之前中止冷处理是一个商业决定。

8. 入境时的核查与结果判定　货物入境时，需向当地检验检疫部门提供植物检疫证书、冷处理报告及下载的温度记录和温度统计数据、含温度探针校正记录及预冷信息在内的冷处理报告等文件资料，以供核实。

经核查，符合相应的处理技术指标和操作要求，判定为冷处理有效。对货物现场检疫和对样品抽样检测的结果也符合要求的，检疫通过、放行。上述要求有不符合的，判定为冷处理无效。

针对无效的处理，在停止与重新开始之间的时间间隔少于 24h 且温度记录显示还满足继续处理的条件时，可以将制冷设备重新连接至温度记录仪并继续进行后续处理。

四、冷处理技术指标

冷处理技术指标是依据待处理的水果种类及其特定的有害生物而确立，一般由贸易双方检验检疫部门在双边议定书中明确。针对同一处理对象，处理温度越高要求的时间越长。美国农业部植物检疫法案规定的不同水果中各类有害生物的冷处理指标见表 5-1。这些指标列于美国农业部植物检疫处理（USDA-PPQ）手册中，且多被中国等其他国家参照使用。

表5-1 不同水果中相关有害生物冷处理指标*

序号	目标水果	目标害虫	处理指标组合（果肉温度及特定时间）	PPQ手册中的编号
1	苹果、杏及其与李杂交品种、鳄梨、蓝莓、樱桃、葡萄、柑橘、橙、柠檬、葡萄柚、柚子、猕猴桃、荔枝、油桃、桃、梨、柿、李、石榴、砂梨等	针对地中海实蝇（Ceratitis capitata）和纳塔尔实蝇（C. rosa）	1.11℃或以下，处理14d；1.67℃或以下，处理16d；2.22℃或以下，处理18d	T107-a
2	苹果、杏及其与李杂交品种、蓝莓、樱桃、葡萄、猕猴桃、油桃、桃、梨、柿、李、石榴、柑橘、橙、葡萄柚等	地中海实蝇及按实蝇属（Anastrepha sp.）实蝇〔墨西哥实蝇（A. ludens）除外〕	1.11℃或以下，处理15d；1.67℃或以下，处理17d	T107-a-1
3	澳大利亚橙（Citrus sinensis）和柑（C. nobilis）	地中海实蝇	3℃或以下，处理20d	T107-a-2
4	澳大利亚柠檬（C. limon）	地中海实蝇	2℃或以下，处理16d；3℃或以下，处理18d	T107-a-3
5	苹果、杏及其与李杂交品种、樱桃、荔枝、龙眼、桃、柿、李、石榴、柑橘、橙、葡萄柚等	墨西哥实蝇	0.56℃或以下，处理18d；1.11℃或以下，处理20d；1.67℃或以下，处理22d	T107-b
6	苹果、杏及其与李杂交品种、杨桃、樱桃、葡萄、石榴、柑橘、葡萄柚、橙等	按实蝇属实蝇（墨西哥实蝇除外）	0℃或以下，处理11d；0.56℃或以下，处理13d；1.11℃或以下，处理15d；1.67℃或以下，处理17d	T107-c
7	苹果、猕猴桃、橙、梨、柑橘、葡萄柚等	昆士兰实蝇（Bactrocera tryoni）	0℃或以下，处理13d；0.56℃或以下，处理14d；1.11℃或以下，处理18d；1.67℃或以下，处理20d；2.22℃或以下，处理22d	T107-d
8	澳大利亚樱桃	昆士兰实蝇	1℃或以下，处理14d；3℃或以下，处理15d	T107-d-1
9	澳大利亚橙和柑橘	昆士兰实蝇	0℃或以下，处理13d；0.56℃或以下，处理14d；3℃或以下，处理16 d	T107-d-2
10	澳大利亚柠檬	昆士兰实蝇	3℃或以下，处理14 d	T107-d-3
11	杏及其与李杂交品种、葡萄、仙桃、桃和李	苹果异形小卷蛾（Thaumatotibia leucotreta）和纳塔尔实蝇	-0.55℃或以下，处理22 d	T107-e
12	柑橘	苹果异形小卷蛾和纳塔尔实蝇	-0.55℃或以下，处理24 d	T107-K

（续）

序号	目标水果	目标害虫	处理指标组合（果肉温度及特定时间）	PPQ 手册中的编号
13	杨桃、荔枝、龙眼、砂梨	橘小实蝇、瓜实蝇和荔枝蒂蛀虫（*Conopomorpha inensis*）	0.99℃或以下，处理 17 d；1.38℃或以下，处理 20 d	T107 - h
14	杨桃、荔枝、龙眼、砂梨	橘小实蝇	0.99℃或以下，处理 15d；1.38℃或以下，处理 18 d	T107 - j

＊：表中指标供参考，处理指标在每个产品中的选用要经双边检疫部门磋商后确定。
资料来源：美国农业部植物检疫处理（USDA - PPQ）手册（2012 年）。

五、冷处理技术的应用

1907 年，Hooper 和 Lounsbury 分别发现冷处理可以抑制实蝇的繁殖和生长，这是冷处理技术被首次报道用来防治害虫。1916 年，Back 和 Pemberton 进一步开发了冷处理法，他们用冷处理来杀灭苹果上的地中海实蝇。1928—1929 年，在佛罗里达，冷处理法被用来杀灭多种水果上的地中海实蝇。1934 年，Mason 和 McBride 利用冷处理法杀灭柑橘、番石榴、鳄梨和芒果上的地中海实蝇。同时，他们也首次得出了低温对地中海实蝇各虫态影响的数据。1976 年，Sproul 利用先进的试验方法和试验设备印证了 Mason 和 McBride 数据的准确性，两个试验中实蝇致死的温度和处理时间一致。1936 年，Nel 分析了冷处理油桃、桃、李和葡萄上的地中海实蝇的数据后总结出了一条结论，实蝇的致死条件与寄主植物无关，只与温度和处理时间有关。但近年来，De Lima 等（2007）试验研究表明，在澳大利亚针对地中海实蝇或昆士兰实蝇，处理柠檬所需的冷处理天数比在同等温度条件下处理其他柑橘类水果所需的天数少 2d。冷处理应用于苹果蠹蛾始于 1930 年，Necomer 用冷处理方法杀灭苹果蠹蛾的卵和幼虫。

为了防止地中海实蝇等实蝇类害虫随寄主果实的贸易而传播扩散，近几十年来，国家或区域间的水果贸易常采用 1℃连续处理 16d 的指标进行除害处理。然而，这一处理指标在实际应用中常存在局限性。因为冷藏使用的集装箱的控温精度常在±0.6℃，因此要想达到检疫所需的 1℃低温就必须将集装箱的自动控温器调节到 0.4℃或以下，这样做也极有可能使果温降到 0℃以下，使柑橘等水果遭受冻害。为了弥补以上的缺陷，1℃以上的处理温度指标备受关注。阿根廷学者 Willink 等（2007）和 Gastaminza 等（2007）的研究结果表明，3℃处理 23d 和 2℃处理 19d，可作为葡萄柚（*Citrus paradise*）中的地中海实蝇的除害处理指标；2℃处理 23d 可作为其他柑橘类（*Citrus reticulate*）中地中海实蝇的除害处理指标。阿根廷将这一指标向 IPPC（植物保护国际公约组织）推荐，拟将其上升为国际植物检疫措施标准。此外，为了推动澳大利亚水果的对外出口，澳大利亚组织了专家针对柑橘、樱桃、葡萄、桃等水果中地中海实蝇和昆士兰实蝇开展了大量的试验研究工作，并得出了一系列结果（De Lima et al.，2007）。这些结果中，针对地中海实蝇的处理指标有：2℃处理 16d（柠檬）或 2℃处理 18d（橙和柑橘）；3℃处理 18d（柠檬）或 3℃处理 20d（甜橙和橘）；针对昆士兰实蝇的有：2℃或 3℃处理 14d（柠檬、樱桃）或 2℃或 3℃下处理 16d（橙和柑橘）。其中针对澳大利亚昆士兰实蝇采取的 3℃处理 15d（樱桃）、3℃处理 14d（柠檬）和 3℃处理 16d（橙、柑橘）以及针对澳大利亚地中海实蝇采取的 2℃处理 16d（柠檬）和 3℃处理 18d（柠檬）以及 3℃处理 20d（橙和柑橘）等指标已得到美国认可，并纳入美国农业部植物检疫处理手册（USDA‐PPQ 处理手册）中。与此同时，澳大利亚也在积极将这些处理指标向 IPPC 推荐，力争将其上升为国际植物检疫措施标准，以期得到更多贸易伙伴方的采纳。

针对水果中的橘小实蝇和瓜实蝇冷处理，早在 1985 年美国夏威夷学者 Budditt 和 Balock 试验研究认为，2.7℃或以下连续处理 12d 可杀灭木瓜和番石榴中的橘小实蝇，同时 2.7℃或以下处理 10d 可杀黄瓜和番茄中的瓜实蝇。在我国，20 世纪末以来针对水果中橘小实蝇冷处理开展了大量的试验研究，并取得了一系列结果。这些结果包括：在大规模储藏条件下，当橙果实内部的温度达到（2±0.1）℃时，连续储藏 14d 后，供试的橘小实蝇卵和各龄幼虫全部死亡（梁广勤等，1998）。在（1.6±0.25）℃的条件下，连续处理 14d 后，接入沙田柚（*Citrus grandis*）中的橘小实蝇完全被杀死，且果实表面不受损害，果肉色泽、食味与对照果实无异，可溶性固形物与对照果实也无差异（梁广勤等，2002；2005）。在 1.7～1.9℃条件下连续处理 12d，既能杀灭芦柑中橘小实蝇的各龄幼虫和卵，又不影响芦柑的品质（陈华忠等，2002）。

（吴佳教，赵健，李新芳）

第二节　热　处　理

一、热处理概述

热处理是指根据有害生物对持续高温有限的耐受能力而实施的一种检疫除害处理方法。其基本要素包括温度强度、持续时间和热传导率。温度和持续时间的选择由处理对象的种类及其体积或重量、目标有害生物的种类及其虫态等因素决定。热处理技术在检疫处理上的应用已有近百年的历史，从 20 世纪 30 年代开始，热处理方法就被应用于杀灭各种水果中的检疫性有害生物，如地中海实蝇和墨西哥实蝇。热处理技术发展一共经历了 3 个阶段，20 世纪 30～50 年代是热处理技术的起始阶段。随后阶段被称为热处理技术的停滞期。进入 20 世纪 80 年代，随着大众健康、环保意识的提高，热处理技术因具有杀虫杀菌效果好、无化学残留、安全性高以及更加环保等优势又重新引起人们的关注，于是热处理技术进入了复兴期。

（一）热处理分类及其概念

热处理是指按照官方认可的技术规范对货物加热直到该货物达到并维持规定温度和时间组合要求的过程。热处理根据热源的不同可分为热空气处理和热水处理两种。其中，依据处理室中的湿度大小，热空气处理又可分为蒸热处理湿度（湿度 100%或接近 100%）和干热处理（湿度在 30%以下）。

1. 蒸热处理　蒸热处理是指按照官方认可的技术规范利用热饱和水蒸气使货物的温度达到并维持规定温度和时间组合要求的过程。

蒸热处理也被称作热蒸气处理，是将饱和水蒸气喷向货物，利用水蒸气在货物表面冷凝释放的潜热，使货物温度缓慢升高，达到所需温度后并保持一定时间，以杀死有害生物。蒸热处理方法适用于对高温产生耐性的热带水果及鲜食果实，可作为实蝇等有害生物的检疫除害处理方法。该方法还可用于种子和苗木的消毒，也适用于大批量的粮食（小麦）的处理。蒸热处理作为水果检疫除害处理时，因湿度大，果实水分不易蒸发，升温速度快而均匀，水果不会出现萎缩，对提高某些果实品质也有一定效果。但该方法有时会对某些种类水果造成变色、变形、腐烂、着色、后熟异常和产生异味等热损害。

2. 热水处理　热水处理是指按照官方认可的技术规范利用水导热使货物的温度达到并维持规定温度和时间组合要求的过程。

热水处理是利用所处理货物与有害生物耐热性的差异，选择适宜的水温和处理时间以杀死害虫而不损害处理货物的处理方法。热水处理方法原先仅用于对真菌等植物病原生物的检疫除害处理，现在已经应用到对实蝇、豆象和小蜂等害虫、线虫和螨类等有害生物的检疫除害处理。处理对象主要是鲜活货物如种子、水果、苗木等。

3. 干热处理　干热处理是指，按照官方认可的技术规范利用热空气或加湿的热空气使货物的温度达到并维持规定温度和时间组合要求的过程。

干热处理一般在有强迫风循环系统或有风扇循环的干热室内进行。其风速需被精确地控制。这种处理方法可以杀死病原生物、害虫和线虫，但要求处理货物能承受较高温度。粮食、种子、药材、饲料和粉碎性加工产品可采用干热处理。但是，对于含水分较多的新鲜水果等鲜活植物材料则不宜使用干热处理。原因是，在干热处理过程中，由于湿度低、水分损耗大，果实升温缓慢且不均匀，易导致水果萎缩，失去商品价值。

干热处理主要用于蔬菜种子的处理，对多种种传病毒、细菌和真菌都有除害效果。不同作物的种子耐热性有明显差异，处理时需严格控制温度，处理不当就可能降低种子萌发率。一般而言，豆科作物种子不宜采用干热处理；含水量高的种子受干热处理影响大，应先经过预热干燥再行处理。干热处理后的种子应在 1 年内使用。供试种子在 70℃条件下干热处理4d 后，其萌发率测定结果表明，耐热性强的种子有番茄、辣椒、茄子、黄瓜、甜瓜、甘蓝、西瓜、白菜、菠菜等；耐热性中等的种子有萝卜、胡萝卜、葱、芹、牛蒡等。

（二）热处理致死机理

热处理的原则是既能有效杀灭有害生物又不能影响所处理货物品质，由于有害生物的致死温度和处理货物所能忍受的温度间隔范围较小，因此，只有了解高温对有害生物的致死和抑制原理才能正确地选择处理指标，达到既能杀灭有害生物又不损害被处理货物品质的目的。热处理杀灭有害生物的机理主要有以下几个方面。

1. 引起蛋白质凝固或变性，催化酶失活　蛋白质是虫体的重要组成部分，一切生化反应必须在酶的催化下才能进行。在一定的高温条件下，虫体内的蛋白质会发生凝固，所有的催化酶会变性失活，使细胞代谢降低甚至停止，从而导致害虫迅速死亡。如60℃以上的温度会使大部分蛋白质凝固变性，这是高温条件下害虫短时间内死亡的主要原因。蛋白质的凝固温度因其含水量的不同而异，含水量高的蛋白质易凝固，凝固温度较低；含水量低的凝固温度就高。因此，虫体含水量高的昆虫种类和虫期，高温杀灭效果也比较好。

2. 导致多项生理功能紊乱　适度的高温可引起害虫生理代谢速率的增高、呼吸加强、气门开放时间延长等，从而加速了虫体内水分的散失，水分蒸发得过多，会影响酶的活性和蛋白质的稳定性。高温使呼吸器官不能保证氧气的供应，或排泄机能受阻，不能排除更多的代谢废物而引起中毒，也可能引起神经系统的麻痹。同时，高温也会加速昆虫体内营养物质的氧化，引起能量过分消耗，最终生理功能紊乱直至死亡。

3. 使昆虫体壁保水结构遭到破坏，加速了体内水分的大量失散　昆虫的体壁表层是蜡层和保护层，其主要化学成分是蜡质，它们在阻止虫体内水分失散方面起着重要的作用。一定的高温条件会打乱这些蜡质分子的定向排列，从而破坏了体壁表面的保水结构，使水分透过体壁大量蒸腾，造成虫体严重失水。水是新陈代谢的基础，生物体一切生物化学反应必须在水溶液的状态下进行，失水过多将会导致体内盐浓度的增高，造成生理性盐中毒，新陈代谢紊乱，最终导致死亡。

4. 昆虫体内类脂物质的液化导致害虫死亡　昆虫的神经系统和细胞原生质含有程度不同的类脂化合物，如磷脂、固醇、脂蛋白等，虫体内还含有大量的脂肪体。这些物质在高温条件下容易熔化而游离，从而引起组织破坏导致虫体死亡。

二、热处理主要设施与相关要求

热处理主要设施是提供热源的设备以及温度监控系统。其中，温度监控系统需满足以下要求：①能够连接所需的探针数。②能够记录并储存处理过程的数据，直到该数据信息得到查验和确认。③能按一定的时间间隔（如 2min）记录所设探针的温度；温度显示精确度为 0.1℃。④能打印输出每个探针在各设定时间中的温度，同时打印出相应记录仪的识别号。

（一）蒸热处理

蒸热处理主要设备包括饱和蒸汽发生装置、蒸汽分配管、气体循环风扇和温度监控系统。其中，饱和蒸汽发生装置应能按规定要求自动控制输出的蒸汽温度，蒸汽的输出量应能使室内的所处理的水果在规定时间内达到规定的温度；蒸汽分配管把蒸汽均匀地分配到室内各个部位；气体循环风扇使室内蒸汽处于均一状态，使蒸汽热量均匀地被处理货物吸收。

温度监测系统包括温度记录仪和相应的温度探针。温度探针尽可能均匀分布于处理室所在的空间，果温探针的探头将按相关要求插入货物内部。温度显示仪便于显示处理过程中各部位货物温度动态。

（二）热水处理

热水处理设施包括安装有热水加热系统、绝热系统和水循环系统的大容量水槽以及温度调节装置和温度监测系统。其中，每个水槽必须能够浸渍一个或者多个装满处理水果的承装筐；加热系统需能满足在 5min 内使水槽中的水温达到处理所需的温度；温度调节装置必须将每个槽的水温控制在处理所需的温度范围内。

（三）干热处理

干热处理一般在有强迫风循环系统或有风扇循环的干热室内进行。目前已有种子干热处理专用设备和特定的烤炉、烘炉或烤箱可用于干热处理。

三、热处理操作技术规程

（一）蒸热处理

1. 处理设施审核　蒸热处理设施应位于相应的包装厂内，并经当地检验检疫机构注册。具体注册要求如下：

（1）处理场所应包括果实接收区、称量分级区、处理区、包装区、储存区和检验检疫区等。在出口前的整个处理、包装和存储等过程，能将经处理的果实与未经处理的其他果实隔离或分开。

（2）处理场所应具有防止实蝇等有害生物再感染的措施。

（3）热处理设施每年至少需审核 1 次，以确保其处于有效的工作状态。

（4）所有量度仪器需定期校正且保留记录以备审核。

（5）处理场所应保持良好卫生状况。

（6）设立台账，记录处理果实在蒸热处理场所内的移动情况。

2. 探针要求

（1）每一处理设施所需的探针数将依处理设施的品牌和样式而定。但至少需安装 3 个果温探针和 2 个气体探针。

（2）果温探针需安插在每批处理中的最大果实内；插入果肉的方位尽可能与果核方位平行；探针感温部分插入果肉近中心部位但不能触到果核。当处理果实个体较小时，探针需同时穿插几个果实，且需满足探针感温部分插入末端果实的果肉近中心部位但不能触到果核的要求。

3. 温度探针校正　用于热水处理的温度探针，需逐个进行校正。其校正方法如下：

（1）将经核准的标准温度计与待校正的探针一起置于水浴箱内的热水中，并不停搅动。热水的温度需保持在处理温度±0.2℃范围内。同时记录标准温度计显示的温度和探针显示的温度。

（2）按上述方法，重复校正 3 次，取平均值。

（3）探针读数的精确度需达到 0.1℃，误差达±0.4℃或以上的探针不能使用。

4. 处理的启动与终止　按双边协议明确的特定的处理指标进行处理。当所有果温探针达到所需处理温度时，处理才算开始。在满足规定的处理温度或以上并维持到所需的时间时，处理便可终止。

5. 结果判定　经核查，符合相应的处理技术指标要求和操作要求，且处理后现场检疫和样品检测结果也符合要求的，判定为蒸热处理有效。上述要求有不符合的，判定为蒸热处理无效。

（二）热水处理

热水处理在检疫上常用于以杀灭水果中的实蝇等害虫为目的的水果热水处理，也用于以消除种子内部病原菌为目的的种子处理，后者也称温汤浸种处理。温汤浸种处理主要操作程序有以下 5 个步骤：第一是选种。为了保障种子的发芽率，选择籽粒饱满、熟度高、无破损的种子进行处理。第二是预浸。先用冷水浸种子 4～12h，排除种胚和种皮间的空气以利热传导，达到热量的均一、快速地传递；同时刺激种内休眠菌丝体恢复生长，降低其耐热性，提高灭菌效果。第三是预热。把种子浸在比处理温度低 9～10℃的热水中预热 1～2min。第四是浸种。根据寄主和病原菌组合选定适当的水温和浸种时间。由于杀菌温度与引起种子发芽率下降的温度很接近，必须严格控制处理条件，注意不同成熟度，不同储藏时间和不同品种种子间耐热性的差异。第五是冷却干燥。处理完毕将浸过的种子摊开晾晒或通气处理，使之迅速冷却、干燥以防发芽。本节重点介绍以杀灭实蝇等害虫为目的的水果热水处理操作规程。

1. 处理设施审核 热水处理设施的审核要求参见蒸热处理设施的审核要求，但对处理设施的审核频次应增加，尤其是商业化流水作业时，以确保处理设施处于良好的工作状态。

2. 探针要求

（1）每一处理设施的探针数将依处理设施的品牌和样式而定。用筐浸处理的每个热水处理池至少安装 2 个水温探针和不少于 3 个果温探针，连续处理的果温探针数需达 10 个或以上。

（2）果温探针安置时，需同时考虑上层、中层和下层处理果中的果肉温度。

（3）果温探针需安插在每批处理中的最大果实内；插入果肉的方位尽可能与果核方位平行；探针感温部分插入果肉近中心部位但不能触到果核。当处理果实个体较小时，探针需同时穿插几个果，且需满足探针感温部分插入末端果实的果肉近中心部位但不能触到果核的要求。

3. 探针校正 探针的校正方法同蒸热处理中的探针校正。

4. 处理的启动与终止

（1）处理水果应根据要求按重量或大小分级，分别进行处理。

（2）处理水果应浸在低于水面 10cm 以下。

（3）当温度探针和果温探针都达到所需处理温度时，开始计时。

（4）在满足规定的处理温度或以上并维持到所需的时间时，处理便可终止。

5. 结果判定 经核查，符合相应的处理技术指标和操作要求，对水果现场检疫和对样品抽样检测的结果也符合要求的，判定为热水处理有效。上述要求有不符合的，判定为处理无效。

（三）干热处理

干热处理一般在现成的处理设备，如种子干热处理设备和特定的烤炉、烘炉或烤箱内进行。处理时，将被处理的货物置于特定的温度下保持既定的处理时间便可。

干热处理的关键是确保受处理的货物内部总体达到特定的温度，在要求的处理时间内保持此温度。当被处理货物内部总体温度达到处理温度时，开始记录处理时间。

四、热处理技术指标

不同果蔬中针对特定有害生物的蒸热处理、热水处理和干热处理的处理指标参见表 5-2 至表 5-6。贸易过程中，处理指标选用时需考虑目标水果的耐热力等因素，并依据相关的协议要求确定。

（一）蒸热处理

蒸热处理主要应用于热带水果等鲜食果实的检疫除害处理，不同果蔬中针对特定有害生物的蒸热处理指标参见表5-2。

表5-2　蒸热处理技术指标[①]

序号	果蔬种类与产地	目标有害生物	处理指标	文献来源[②]	备注
1	产自墨西哥的葡萄柚、芒果等水果	包括墨西哥实蝇在内的按实蝇属实蝇	果温至少达43.3℃，处理6h	T106a	达处理温度前的升温时间为8h
2	产自墨西哥的柑或橙	包括墨西哥实蝇在内的按实蝇属实蝇	果温至少达43.3℃，处理4h	T106a-1-1	达处理温度前的升温时间为6h
3	产自夏威夷的荔枝	包括地中海实蝇和橘小实蝇	果温至少达47.2℃，处理20min	T106f	达处理温度前的升温时间为1h，用喷冷水冷却
4	产自菲律宾Guimaras岛的芒果	芒果实蝇、瓜实蝇和菲律宾实蝇	果温至少达46.0℃，处理10min	T106d-1	达处理温度前的升温时间为4h，处理后可选用水冷却
5	产自台湾的芒果	橘小实蝇和瓜实蝇	果温至少达47.5℃，处理30min	T106d	处理后需要采取冷却措施
6	木瓜	地中海实蝇、橘小实蝇和瓜实蝇	果温至少达47.2℃，处理20min	T106c	达处理温度前的升温时间为4h
7	产自哥伦比亚的火龙果	地中海实蝇和南美按实蝇	果温至少达46.0℃，处理20min	T106e	达处理温度前的升温时间为4h。处理30min之后可选用水冷却
8	产自墨西哥及美国按实蝇分布区内的柑橘[③]	按实蝇属实蝇	果温到44℃或以上处理100min	T103a-1	达处理温度前的升温时间为90min。处理果实大小需符合要求。处理后可选用水冷却
9	产自夏威夷的红毛丹	地中海实蝇、橘小实蝇和瓜实蝇	果温到47.2℃或以上处理20min	T103e	达处理温度前的升温时间为1h
10	产自夏威夷的红毛丹	地中海实蝇和橘小实蝇	果温至少达47.2℃，处理20min	T106g	达处理温度前的升温时间为1h
11	辣椒、茄子、木瓜、菠萝、番茄、南瓜	地中海实蝇、橘小实蝇、瓜实蝇	果温达44.4℃或以上，处理8.75h	T106b	商业运作前，需对产品热耐力进行测试
12	荔枝、龙眼等	橘小实蝇	46.5℃处理10min	双边协议	要求在处理后6h内将温度降到2℃，并在2℃下维持40h
13	荔枝、龙眼等	橘小实蝇	46℃处理20min；47℃处理15min	双边协议	从升温到冷却至常温整个处理过程不少于2h

注：①加热过程中的前2h要求迅速升温，后4h温度要求渐进式上升。
②引自于USDA-PPQ手册，其中的代码为原代码。
③脐橙最大单果重为450g；脐橙之外的其他橙最大单果重为468g；橘最大单果重为245g；柚最大单果重为536g。

（二）热水处理

水果热水处理的处理指标由水温和处理时间组合而成，同时需考虑水循环情况、果实大小和物理特性等因素，经美国农业部批准使用（USDA‐PPQ 手册中明确）的部分热水处理指标见表 5‐3。此外，USDA‐PPQ 手册中规定的针对不同来源和不同类型的芒果中地中海实蝇和按实蝇类实蝇的热水处理指标见表 5‐4。

表 5‐3　美国农业部批准使用的部分热水处理指标

序号	果蔬名称与产区	目标有害生物	处理指标	USDA‐PPQ 手册中的代码	处理指标中的附加条件
1	输入美国的酸橙	粉蚧和其他果面昆虫	49℃或以上处理 20min	T102e	温度超过 52℃或处理时间远超出 20min 的，可能导致热害
2	来自夏威夷龙眼、荔枝输入美国大陆	地中海实蝇和橘小实蝇	49℃或以上处理 20min	T102‐d‐1	温度超过 49.5℃，可能导致热害。处理结束后推荐用 21℃水冷却措施

表 5‐4　芒果中针对实蝇类害虫的热水处理指标

芒果产地	果形、果实大小及处理时间			
	扁形或长形		圆形	
	质量（g/个）	处理时间（min）	质量（g/个）	处理时间（min）
波多黎各、美国岛屿或西印度洋除阿鲁巴、博内尔、库拉索、玛丽塔、托尔图加、特立尼达和多巴哥等岛之外的地区	≤400	65	≤500	75
	401～570	75	501～700	90
			701～900	110
墨西哥或哥斯达黎加及其以北的中美洲地区	≤375	65	≤500	75
	376～570	75	501～700	90
			701～900	110
巴拿马、南美洲或西印度洋的阿鲁巴、博内尔、库拉索、玛丽塔、托尔图加、特立尼达和多巴哥等岛	≤375	65	≤425	75
	376～570	75	426～650	90

注：芒果在热水处理前，需按果型和果重进行分类，不允许不同类型的芒果同时处理；处理前芒果果心温度需在 21.1℃或以上；处理前 5min 水温可允许低于 45.4℃，但整个处理过程温度低达 45.4℃的时间不能超过 10min（针对 65～75min 的处理）或 15min（针对 90～110min 的处理）。处理结束后的 30min 内，不得采取水冷却措施，否则，各处理时间要相应延长 10min。

用热水处理种子，可有效铲除种子内部携带的病菌。目前这一方法在水稻、小麦和蔬菜等作物种子处理中应用广泛。其中，部分蔬菜种子中特定有害生物的热水处理指标见表 5‐5。

表 5-5 部分蔬菜种子热水处理指标*

序号	种子名称	目标有害生物	处理指标
1	十字花科蔬菜	黑腐病菌（*Xanthomonas campestris* pv. *campestris*）	50℃，30min
2	花椰菜	黑胫病菌（*Phoma lingam*）	50℃，20~30min
3	番茄	溃疡病菌（*Clavibacter michiganense* subsp. *michiganensis*）	50℃，60min 55℃，25~30min 57℃，20min 59℃，10min

* 摘自《植物病害检疫学》（洪霓和高必达，2005）。

（三）干热处理

一些蔬菜种子的干热处理指标如表 5-6。

表 5-6 有害病原生物干热处理温度和时间*

序号	种子名称	目标有害生物	处理指标
1	黄瓜种子	绿斑花叶病毒（CGMMV）	70℃，2~3d
2	莴苣种子	莴苣花叶病毒（LMV）	50~52℃，3d；78~80℃，1d
3	辣椒种子	烟草花叶病毒（TMV）	80℃，3d；70℃，5d
4	番茄种子	溃疡病菌（*clavibacter michiganense* subsp. *michiganensis*）	68℃，1d；70℃，4~6d；85℃，1~1.5d
5	番茄种子	枯萎病菌（*Fusarium oxysporium* f. sp. *lycopersici*）	40℃，1d；75℃，7d
6	黄瓜种子	黑星病菌（*Cladosporium cucumerinum*）	70℃，2d
7	番茄种子	黄萎病菌（*Verticillium tricorpus*）	75℃，6d；80℃，5d

* 摘自《检疫除害处理》（姚艳平、张光明，2010）。

五、热处理技术的应用

（一）蒸汽热处理的应用情况

1929 年，蒸汽热处理在美国被用来处理柑橘中的地中海实蝇，这也是热处理首次应用于植物检疫。从 1929 年到 20 世纪 50 年代中期，蒸热处理法经过一段快速发展期。研究对象从柑橘扩展到李、芒果、番石榴、苹果、鳄梨、灯笼椒、砂梨、黄瓜、枣椰、茄子、无花果、葡萄、豌豆、利马豆荚、荔枝、甜瓜、油桃、木瓜、桃、梨、柿子、石榴和番茄等。1969 年，日本政府批准从夏威夷进口经过蒸热检疫处理过的木瓜。但是早期蒸汽热处理设备和技术的缺陷，经常损害水果品质，再加上高效廉价的二溴乙烯和溴甲烷的广泛应用，蒸汽热处理方法于 1971 年被弃用。

随着二溴乙烯的禁用和溴甲烷的逐步淘汰，蒸汽热处理法又重新得到了人们的重视。新技术的发展、新方法的应用也使蒸热处理法焕发了青春。目前，已有多个国家建立了现代化、商业化的处理设施。这些设施主要用来处理亚热带水果，特别是芒果和木瓜（Paul，1994）。一种叫做"快速助跑（quick run-up）"的处理方法大大缩短了处理时间。

该方法分为 3 个阶段：首先是预热阶段，根据处理对象对热的敏感程度，在短时间内将货物加热到较高的温度；其次是恒温阶段，降低加热的速度，使货物缓慢达到所需温度，并保持足够的时间以杀死有害生物；最后是降温阶段，利用风冷（air cooling，慢）或水冷（hydrcooling，快）使货物降温，减少加热对货物造成的伤害。利用该方法处理木瓜，处理时间由原来的 16h 降到 6h。改进的方法已应用于杀灭苦瓜、杨桃、茄子、青椒和芒果中的实蝇。改进的热蒸汽处理法结合空气强制（forced air）循环系统，电脑控制系统等先进的技术，极大地缩短了处理时间，提高了处理效果，减少了高温对果蔬品质的损害。

目前蒸汽热处理在实蝇等有害生物的检疫除害处理中得到较广泛的应用。如我国输日荔枝即采用蒸汽热处理与低温处理结合的处理技术，采用蒸汽热处理设施来杀灭其中的实蝇。具体处理方法是，先将荔枝果肉温度升至 30℃，再在 50min 内，使荔枝果肉温度从 30℃上升到 41℃，然后使果肉温度继续上升到 46.5℃（此时库内饱和水蒸气温度在 46.5℃或以上）并维持 10min。蒸汽热处理完毕，立即将荔枝过冰水槽降温，进入冷库并整齐堆放，按要求安插温度探针，关闭冷库门，且必须在 6h 之内，使其果肉温度下降到 2℃，并在 2℃或 2℃以下冷藏 40h。对来自夏威夷的甜椒、茄子、木瓜、菠萝、番茄和南瓜进行蒸汽热处理杀灭地中海实蝇和瓜实蝇时，采用的方法是，以饱和水蒸气升温，使果心温度达到 44.4℃，并保持该温度 8.75 h，然后迅速冷却。

（二）热水处理的应用情况

与潮湿的空气相比，水是更有效的热导体，因此热水处理比蒸汽热处理的效率更高。在适当的循环条件下，可以使所处理的货物迅速达到均衡的温度。

借助热水杀灭植物害虫已有 100 多年的历史，该方法用于检疫除害处理始于杀灭香蕉中的地中海实蝇、瓜实蝇和橘小实蝇。如今，热水处理已被用来杀灭多种热带和亚热带果蔬中的害虫，尤其适合杀灭水果中的实蝇。如处理芒果中的芒果果肉象甲 [*Sternochetus frigidus*（F.）]，采用 46.5℃处理 40min；在处理葡萄中的葡萄根瘤蚜时，采用 51.7℃处理 5min，都取得了理想效果。

（三）干热处理的应用情况

干热处理在种子灭菌和消毒过程中得到广泛运用。目前在国际上广泛应用于高附加值的种子上，特别是售价很高的蔬菜种子。据报道，应用干热处理方法能安全有效地处理以下作物种子：葫芦属（西瓜、甜瓜、黄瓜、南瓜、葫芦等）、茄果类（黄瓜、甜椒、茄子、马铃薯种块）、十字花科（甘蓝、大白菜、油菜）及生菜、菠菜、胡萝卜等其他蔬菜种子（丁建军等，2004；宋顺华和郑晓鹰，2008；赵秋菊等，2008；张智博和徐永梅，2009）。

李明等（1996，1997）的研究结果表明，对带有植物病原真菌和细菌的黄瓜种子、胡萝卜种子，76℃干热处理 72h 可以一次性除去黄瓜种子内外携带的病原，并不影响种子的发芽和生活力。

（武目涛，吴佳教，方志鹏）

第三节 熏蒸处理技术

一、熏蒸处理概述

熏蒸处理是目前检疫除害处理中应用最为广泛的一种化学处理措施，是在可控制的场所，如船舱、车辆、仓库、加工厂、帐幕以及其他密闭的场所或容器内，利用熏蒸剂产生的有毒气体在密闭设施或容器内杀死有害生物的一种方法。目前检疫常用的熏蒸剂有溴甲烷、磷化氢、硫酰氟等 3 种以及杀菌用的环氧乙烷等。其中，溴甲烷使用最为广泛。

自 1932 年，Le Goiupil 发现溴甲烷对昆虫的杀灭活性后，熏蒸技术得到极大的发展，逐渐成为 20 世纪最普遍使用的化学处理方法之一。熏蒸处理具有很多突出的优点，如可以迅速集中消毒大批量物品，节省人工和费用；杀虫灭菌彻底，操作简单，处理费用较低；不需要很多特殊的设备，能在大多数场所实施；基本上不会对熏蒸物品造成损伤；熏蒸剂气体能够穿透到货物内部或建筑物等的缝隙中将有害生物杀灭。此外，熏蒸后毒气易于逸出发散，残毒问题相对较轻。因熏蒸处理具有操作简单、适用面广、快速、经济、高效、残毒问题相对较轻等特点，被广泛应用于植物检疫除害处理中。如在船舱、车辆、仓库、加工厂、帐幕、运输工具、储藏所以及其他密闭的场所或容器内，熏蒸木材、粮食、种子、水果、蔬菜、苗木、花卉、植株、植物无性繁殖材料、药材、土壤、工业品、文物、资料、标本和其他动植物产品等。熏蒸处理主要目的是杀灭各类害虫、真菌、线虫、螨类和软体动物，也常用于防治仓储害虫、原木上的蛀干害虫以及文史档案、工艺美术品中的病虫，甚至也用于防治白蚁等。

熏蒸处理必须在密闭的场所或容器内进行，熏蒸效果易受环境条件（包括密闭状况、环境温度、湿度、压力等）、熏蒸剂本身的理化性能、有害生物种类以及货物种类、所熏蒸货物的类别和堆放情况等多因素的综合影响，且常规熏蒸处理存在耗时长、易污染环境、危及操作人员安全等方面的缺陷。

由于溴甲烷的使用已被明确对臭氧具有严重耗损作用，联合国环境规划署（UNEP）对溴甲烷的生产做出限制性规定，被《蒙特利尔议定书》确定为需要逐步淘汰的熏蒸剂。虽然溴甲烷应用于植物检疫除害处理目前还属于豁免范围，但是保护人类赖以生存的大气臭氧层是每个人的责任，因此在每次熏蒸中，均应规范操作，尽量提高气密性，避免熏蒸失败或重复熏蒸，而且在可能的情况下最大限度地采用新的熏蒸技术，以减少溴甲烷的排放。目前，各国学者也在不断探求溴甲烷的替代技术，尝试各种其他无残留、无污染，且对植物产品低或无损害、对害虫灭杀效果好的各种技术。

（一）熏蒸处理及其相关概念

1. 熏蒸 熏蒸是指借助熏蒸剂，在一定的时间和可以密闭的空间内将有害生物杀灭的技术或方法。熏蒸除害处理采用的是一种以完全或主要呈气态的化学药剂对检疫物进行处理，进而将其中所传带的有害生物杀灭的技术或方法。熏蒸强调的是熏蒸剂的气体浓度和密闭熏蒸时间，熏蒸效果（K）与熏蒸剂的气体浓度（C）和密闭熏蒸时间（T）成正相关，即 K＝CT。

2. 熏蒸剂 熏蒸剂是指在一定温度和压力下能够保持气态且能维持将有害生物杀灭

所需的足够高的气体浓度。

3. 熏蒸剂的气化　熏蒸剂的气化是指液态熏蒸剂从液态变为气态的过程。大多数常用熏蒸剂都是以液态形式储存于钢瓶中。当这些液态熏蒸剂从钢瓶中释放出来以后，就会吸收周围环境的热量，迅速变成气体。熏蒸剂气化速度与相应熏蒸剂的沸点及其气化潜热有关。

4. 熏蒸剂的沸点　熏蒸剂的沸点是指液态熏蒸剂迅速转变成气态时的温度。有机化合物的沸点与它的分子量有密切的关系，分子量越大，沸点常越高。但溴甲烷和硫酰氟例外，溴甲烷相对分子质量为 94.95，沸点为 3.6℃；而硫酰氟相对分子质量为 102.6，其沸点却为 −55.2℃。

5. 熏蒸剂的气化潜热　有机化合物在气化（蒸发）时，如果没有外部能源的补偿，就会因为液体中具有较高能量的分子逃逸而导致液体总能量损耗，即液体温度降低。因此气化将消耗液体总能量。气化潜热是以每气化 1 g 液体所损耗的热量（单位：J）来表示。如环氧乙烷和溴甲烷的气化潜热分别是 581.85J/g 和 255.35J/g。

6. 熏蒸剂气体的扩散　在一个温度和压强都处处均匀的混合气体体系中，如果有某种气体成分的密度不均匀，则这种气体将由密度大的地方向密度小的地方迁移，直到这种气体成分在各处的密度达到均匀一致为止。气体由密度大的地方向密度小的地方的迁移称为扩散。

扩散速度与气体密度梯度及扩散系数成正比。扩散系数则与气体本身的性质有关，相对分子质量大的气体，密度也大，但扩散系数小。一般来说，气体的扩散速度与它的密度的平方根成反比，也就是说，相对分子质量越大的气体，其扩散速度也越缓慢。例如，溴甲烷气体，当被引入一个密闭空间后，其下沉速度要比水平扩散速度大得多；当其下沉后，气体向上迁移的速度就变得非常缓慢。因此，在一定时间内，如果没有外力的推动，溴甲烷气体在密闭空间内是很难达到均匀分布的。这就是所谓的溴甲烷气体在密闭空间内的分层现象。扩散速度与温度成正比。温度越高，扩散速度越快。如果在引入密度较大的熏蒸剂气体进入密闭空间的同时就使其与空气充分混匀，那么熏蒸剂气体分子下沉的速度会变得非常缓慢，其原因是熏蒸剂气体与空气混匀后，不再存在熏蒸剂气体分子的迁移扩散，而只有因熏蒸剂气体比重比空气重而引起的下沉运动。所以在投药过程中，利用空气循环等方法使熏蒸剂气体在被引入密闭空间的同时就与空气混匀是非常重要的环节。

7. 熏蒸剂气体的穿透　熏蒸剂气体由被熏蒸货物的外部空间向内部空间扩散（迁移）的过程称为熏蒸剂气体的穿透。熏蒸剂的穿透能力和速度受很多因素影响。熏蒸剂气体浓度越高，穿透能力越强，穿透速度也越快；熏蒸剂的相对分子质量越大，自上而下的沉降速度越快，但在货物内部的水平扩散性较差；熏蒸剂的沸点越高，穿透性越差，吸附性增加。

货物本身的性质也与穿透性有密切的关系。货物的比表面积、含水量、含油量以及紧密结合程度等，都将通过影响熏蒸剂气体分子的运动速度和对熏蒸剂的吸附，造成熏蒸剂气体浓度不同程度的下降，从而影响熏蒸剂气体的穿透性及穿透速度。货物内部温度的均匀程度也能影响熏蒸剂气体的穿透性。货物内部温度在一般情况下会受到环境条件影响。一天中货物内部温度随时间的变化而不断地发生变化，而且这种变化呈现出一定的规律性，并将导致微气流在货物内部的循环流动方向也随之变化。根据微气流流动的方向确定投药点和投药方式，将有利于熏蒸气体的穿透和均匀分布。

8. 吸附　吸附是指在整个熏蒸体系中固体物质对熏蒸剂气体分子吸收总量。吸附使熏蒸体系中部分熏蒸剂气体分子不能自由扩散或穿透进入货物内部，表现为熏蒸空间熏蒸剂气体分子的减少。因此，在熏蒸中，熏蒸剂气体的损失，除了泄漏以外，最主要的原因就是由于被处理货物的吸附所造成的。吸附引起的熏蒸剂气体浓度的降低与熏蒸体系的气密性无关，而只与货物的种类、装载系数和温湿度有关。在气密性很好的熏蒸体系中，吸附是引起熏蒸剂气体浓度降低的主要原因。如在密闭性非常好的熏蒸室内用 $32g/m^3$ 溴甲烷熏蒸水果，由于装载量的不同，即放入熏蒸室内的水果箱数的不同，熏蒸空间熏蒸气体浓度也随之发生变化。

吸附不仅直接影响密闭空间内熏蒸剂气体的实际浓度的高低，而且还影响解吸时间的长短。吸附包括表面吸附、物理吸收和化学吸收。表面吸附是指熏蒸剂气体分子和固体物质表面接触时，固体物质表面分子和熏蒸剂分子之间的相互吸引而引起的熏蒸剂气体分子的滞留现象。在固体表面滞留的气体分子也可以重新返回到自由空间，当这种滞留与返回的气体数量达到平衡时，就是该种固体物质表面对某一熏蒸剂的饱和吸附量。物理吸收是指熏蒸剂气体分子进入到物体内部后，被存在于物体内部毛细管中的水或脂肪所溶解吸收。物理吸收的量直接与被熏蒸物品的种类和熏蒸剂在水及脂肪中的溶解度相关。化学吸收是指熏蒸剂气体分子与被熏蒸物品的构成物质之间通过化学反应而生成新的化学物质。这种化学反应是不可逆转的，因而新生成的化合物就成了永久性的残留物。这也是引起被熏蒸物质变质，或产生毒害的重要原因。

9. 解吸　解吸是一个与吸附相反的过程，即被货物吸附的熏蒸剂气体分子解脱货物表面分子的束缚或从毛细管中扩散出来，重新回到自由空间中的过程。解吸发生在熏蒸结束后的散气期间。解吸的快慢与环境温度直接相关，温度越高，解吸越快。但存在于毛细管内水或脂肪中的熏蒸剂气体分子，温度越高，越不容易解吸出来。这是因为温度越高，熏蒸剂在水或脂肪中的溶解度越大，而且在这种条件下，熏蒸剂分子越容易与货物的组成物质发生化学反应，生成永久性的残留物。

10. 剂量与浓度　剂量是指熏蒸时单位体积内实际所用的药量。理想的剂量通常是浓度高到足以杀灭有害生物而低到足以避免损害农产品或形成过多的有害残留物。并且两者之间要有一个较小的安全系数。在剂量的表示单位中通常用每立方米克（g/m^3）来表示，如 $32g/m^3$。这是因为在实际熏蒸中熏蒸剂的重量和被熏蒸场所的体积较容易确定。

浓度是指在熏蒸体系中单位体积自由空间内熏蒸剂气体的量。因此浓度和剂量之间虽然有联系但也有本质的区别。也就是说在一般情况下剂量越高熏蒸体系中熏蒸剂气体的浓度也越高，但在有些情况下（如熏蒸体系的密封不太好、货物对熏蒸剂的吸附特别强等）剂量高，浓度不一定高。由此可以看出，熏蒸期间熏蒸剂气体浓度的高低是判断熏蒸效果的重要依据；熏蒸期间如不测定温度，而只凭剂量的高低来推断熏蒸效果是不科学的。常用的浓度表示方法有 3 种，即质量浓度（如 g/m^3）、体积分数（L/m^3）和质量分数（$\mu g/g$）。

11. 浓度和时间的乘积（CT 值）　在熏蒸除害处理中，导致害虫死亡的最重要因素是温度、害虫接触药剂浓度和害虫在这一浓度药剂中的暴露时间。在温度不变的情况下，起决定作用的是害虫接触的药剂浓度和暴露时间的乘积，简称浓度时间积（CT 值）。这里所述的药剂浓度是指害虫接触药剂实际浓度，而非投药量除以熏蒸空间的体积。先进国家在使用溴甲烷进行熏蒸处理时，都以溴甲烷的浓度时间积作为熏蒸处理的标准，采用这样的标准化熏蒸方法进行检验检疫处理才能获得安全稳定的处理效果。

CT 值的计算方法：熏蒸处理时，在特定温度条件下，只有达到或超过了所建议的 CT 值才能保证熏蒸效果。CT 值的计算是用熏蒸剂浓度保持的时间（h）乘以所观察到的该熏蒸剂的浓度（g/m^3），单位为 $h \cdot g/m^3$。如熏蒸环境内气体的浓度保持不变的话，CT 值只要用暴露时间乘以浓度就可以估算出来。然而，在实际的熏蒸中气体浓度总是随时间而变化。连续多次间隔观察的平均浓度，乘以它们之间的间隔时间，将得出的相应 CT 值相加后，便得出总的 CT 值。准确的总 CT 值是在一次处理中进行大量的浓度观察中取得的。实际工作中，由于条件的限制，浓度测量次数常受制约。浓度常在施药后约 2h、4h、12h 和 24h 后进行测量。如果处理时间达 48h，则还应在施药后 36h 和 48h 测量浓度。如果整个处理过程，测定浓度的次数少于 2 次，则 CT 值就无法计算。用气密性帐幕进行熏蒸，气体的损失率较高，在这种情况下 CT 值的计算最好采用几何方法。

（二）影响熏蒸效果的因素

熏蒸效果主要受药剂的物理化学性质、熏蒸条件、熏蒸物体的性质、环境因素、有害生物的种类和生理状态以及密闭程度等多种因素的影响。

1. 药剂的物理化学性质　熏蒸剂的挥发性和渗透性强，能迅速、均匀地扩散，易于进入物品内部，使熏蒸物品各部位都接受足够的药量，熏蒸效果较好，杀虫灭菌效力较高，所需熏蒸时间较短。

与熏蒸剂扩散和穿透能力有关的因子有相对分子质量、气体浓度和熏蒸物体的吸收力。一般而言，熏蒸剂本身相对分子质量的大小，与气体的扩散及渗透到熏蒸物内部有密切的关系。相对分子质量小的气体氢氰酸，沸点较低，药剂渗透性较强，有较高扩散速度；而氯化苦比空气重，在空气的扩散速度较差，易聚集在地表面，难以弥散，渗透速度也慢。有毒气体浓度越高，弥散作用越强，物品透入空隙越大，渗透量也越高。

2. 熏蒸辅助条件　溴甲烷、环氧乙烷和氢氰酸等低沸点的熏蒸剂扩散较快，二溴乙烷等高沸点的熏蒸剂，在常温下为液体，加热蒸发后，需借助风扇或鼓风机的作用，方能迅速扩散。植物检疫中应用的多数熏蒸剂气化后，其气体比重大于空气，向上方扩散慢，多积聚下层，需由货物顶部施入，鼓风协助扩散。

3. 熏蒸物体的性质　货物对熏蒸剂的吸附量的高低直接关系到熏蒸剂气体的穿透。任何一种固体表面都有对气体的吸附性能，物体表面积越大，吸附性能就越强。熏蒸物体所占体积越大，吸附量也越大。物体的密度和孔隙度等物理性质不同，吸附量也有差异。例如：细微的面粉颗粒，因为表面积大，所以是粮食中吸附能力最高的物质，能使大量熏蒸剂气体吸附在面粉表面，阻碍了熏蒸剂气体的渗入，因此熏蒸时间需要较长，同样也需要较长通风散气时间，才能把毒气散尽。杂货或袋装粮，对熏蒸剂穿透的阻力小。而散装粮阻力大，尤其是海运粮船，经远洋航行，粮食紧密，船舱深，需打渗药管，辅助熏蒸剂渗透。

由于物体表面吸附的性能，所以熏蒸的气体必须先被熏蒸的物体和墙壁吸附饱和后，才能扩散到空气中，而达到一定的浓度。为了缩短熏蒸时间，往往采用减压熏蒸，但由于减压使物体表面吸附力增加，则需要消耗较多的药剂。熏蒸物品对气体分子的吸附作用阻碍气体的渗透。物体温度高时吸附作用较弱，温度低时较强。因而温度较低时，需要增加药量，才能保持毒气的有效浓度。吸附性高可能影响被熏蒸物品的质量如降低发芽率，使植物产生药害，使面粉或其他食物中营养成分变质，甚至有时由于熏蒸剂被吸收而引起食用者的间接中毒。

固体对气体的吸附力，除了与固体本身的表面活性有关以外，与熏蒸剂的沸点、熏蒸剂气体浓度及温度、湿度和压力等有关。当其他条件相同时，熏蒸剂的沸点越高，越容易被吸附。有时在熏蒸剂的使用过程中，为了缩短熏蒸时间，往往采用减压熏蒸。

4. 环境因素

（1）温度的影响。温度是影响熏蒸效果最重要的因素。在通常的熏蒸温度范围内（10～35℃），杀灭某一虫种所需的熏蒸剂气体浓度，随着温度的升高而降低。其主要原因：温度升高，昆虫的呼吸速率加快，昆虫从环境中吸入的熏蒸剂有毒气体随之增多；昆虫体内的生理生化反应速度加快，进入昆虫体内的熏蒸剂有毒气体更易于发挥毒杀作用；被熏物品对熏蒸剂气体的吸附率降低，熏蒸体系自由空间中就有更多的熏蒸剂气体参与有害生物的杀灭作用。

当温度低于10℃时，温度对熏蒸效果的影响就变得比较复杂了。温度降低，昆虫的呼吸速率也随之降低，昆虫从环境中吸入的熏蒸剂气体的量也相应地下降，但昆虫虫体对熏蒸剂气体的吸附性增加了，从熏蒸剂气体进入虫体的量来看，后者补充了前者的不足；另一方面，在低温下有些昆虫对熏蒸剂的抗药性减弱了，因此对一些熏蒸剂来说，低于或高于某一温度都可以用较低的浓度来杀灭这些昆虫。总的来说，对于溴甲烷，温度在其沸点以上时，随着温度的降低，杀虫效果以比较缓慢的速度随之降低；当温度低于其沸点以下时，杀虫效果降低的速度加剧；对于硫酰氟，当温度低于10℃时，杀虫效果急剧下降。因此，在检疫熏蒸中，熏蒸前测定大气温度和货物内部温度，并据此确定正确的投药剂量，是保证熏蒸效果的基本要求。

熏蒸前和熏蒸时昆虫所处的环境温度不一样，熏蒸处理效果也不一样。如果某种昆虫在熏蒸前处于较低的环境温度下，然后立即移至一个较高的环境温度下进行熏蒸处理（如水果熏蒸可能会遇到如此情形），并按熏蒸时的环境温度确定用药剂量，那么熏蒸效果就不会太理想。

（2）湿度的影响。湿度对熏蒸效果的影响不如温度对熏蒸效果的影响明显但对于落叶植物或其他生长中的植物及其器官熏蒸时必须保持较高的湿度，对于种子等的熏蒸湿度越低越安全。用磷化铝和磷化钙进行熏蒸，湿度太低将影响磷化氢的气化速度，必须通过延长熏蒸时间进行弥补。

5. 货物装载量及堆放形式的影响　在一定温湿度条件下，特定容量的同种货物对每种熏蒸剂都有一固定的吸附率。熏蒸体系中，相同货物不同填装量将对熏蒸剂的吸附量产生影响，从而影响熏蒸效果。熏蒸室内货物填装量不能超过总容积的2/3，或其堆垛顶部与天花板之间的距离不少于30cm。货物的堆放形式也会对熏蒸剂气体的穿透扩散产生影响。货物应堆放整齐，货物堆垛之间应留有一定空隙，货物与地面之间要用木托盘垫空，货物堆垛每隔一定高度也要用木托盘垫空，以保证熏蒸剂气体能顺畅地环流扩散。

6. 密闭程度的影响　熏蒸需在密闭环境或容器中进行，毒气泄漏，会降低熏蒸剂毒气浓度和渗透能力，降低熏蒸效果，还可能引发中毒事件。熏蒸容器要求越紧闭越好，尤其是在施药期间，熏蒸体系中的压力随着投药的继续而不断升高，熏蒸剂气体浓度不断增大，如果密封不好，即使是比较小的空洞，也会造成熏蒸剂气体的大量损失和有效浓度的降低，严重影响熏蒸效果。

7. 昆虫的种类、虫态和生理状况　一般来说，不同种类的昆虫，因其生理和昆虫本身的结构不同，对熏蒸剂的敏感程度具有差异。即使是同一种昆虫的不同发育阶段，其差异也很明显。昆虫不同发育阶段中呼吸率不同，也就使得其对熏蒸剂的敏感性不同。一般以成虫呼吸率最强，其次是蛹和幼虫；卵的呼吸率最弱，对熏蒸剂的抵抗力强于蛹，蛹强于幼虫，幼虫强于成虫，雄虫强于雌虫。饲养条件不好，活动性较低的个体呼吸速率低，较耐熏蒸。近年发现昆虫对某些熏蒸剂产生了抗药性。据报道，谷斑皮蠹在斐济只有 5 年历史，每年用磷化铝熏蒸，一龄幼虫出现抗磷化氢的能力增加 40 倍的品系，其他龄期也出现了较高抗性。同一种昆虫对磷化铝的抵抗力，在各个发育阶段，以成虫最低，老熟幼虫最强。

8. 病原物的不同结构　病原物的休眠结构耐药性强，病原真菌营养体的抵抗力弱，而一些休眠结构如菌核、厚壁孢子、子座等耐药力强，细菌的芽孢、线虫的卵也都有很强的耐药性。

（三）主要熏蒸剂简介

熏蒸处理中，主要的熏蒸剂为溴甲烷、磷化氢、硫酰氟和环氧乙烷等，其中溴甲烷的应用最为广泛。

1. 溴甲烷

（1）理化特性。溴甲烷的结构式为 CH_3Br。常温下溴甲烷是一种无色的气体，具有类似氯仿的气味。沸点 3.6℃；冰点 -93℃。在空气中不燃不爆，在水中的溶解度较低。溴甲烷的化学性质稳定，不易被酸碱物质所分解，但它能大量溶解于酒精、丙酮、乙醚、二硫化碳等有机溶剂中；在油类、脂肪、染料和醋等物质中的溶解度也较高。液体溴甲烷还是一种很强的有机溶剂，能溶解很多有机化合物，特别是对天然橡胶的溶解能力更强，因此在熏蒸时注意防止将溴甲烷液体直接喷到熏蒸帐幕上。

纯的溴甲烷对金属无腐蚀作用，但在无氧存在的条件下，溴甲烷能与铝发生反应，生成铝溴甲烷。这种物质遇到氧后能自燃，引起爆炸。因此不能用铝罐或含有铝的容器储存溴甲烷；实际熏蒸中，也不能用铝管作连接管。

由于溴甲烷比空气重，它能很快地向外、向下扩散，因此需要借助风力的作用，使其向上扩散，达到均匀分布。使用汽化器加热液态溴甲烷，可加快溴甲烷气化速度。当溴甲烷气体呈均匀分布后，如果没有泄漏，会一直保持均匀分布状态。

（2）毒性。溴甲烷熏蒸对各种虫态的昆虫、螨类、软体动物和线虫有毒杀作用，对某些真菌、细菌和病毒也有一定的杀灭效果；溴甲烷对昆虫属于一种较为缓慢的中等强度的熏蒸杀虫剂，溴甲烷使用的有效温度范围广（4.4℃以上均有效），通常情况下，温度升高会相应地增加溴甲烷的效用。另外，由于它能对含巯基的各种酶的甲基化，使这些酶失去活性，从而广泛地破坏生物体内各种生化反应，所以溴甲烷不只是对昆虫有毒，而是对所有的生物都有毒害作用。人中毒后，主要表现为迟缓的神经性麻醉。中毒症状可在数小时到 2～3 天内表现，有时长达数周甚至数月才表现。中毒症状表现得越迟缓，中毒者的健康损害也越缓慢。高浓度的溴甲烷气体会损伤人的肺部并引起相关的循环衰竭。所以在溴甲烷的实际熏蒸中，应特别注意，谨防误吸溴甲烷气体。

（3）检测方法。热导式气体浓度检测仪、红外线气体浓度检测仪等可用于熏蒸空间的溴甲烷浓度检测。卤素检测器（测溴灯）、瓦斯检定器、微量气体浓度检测仪和溴甲烷低浓度检测管等则可用于检漏及安全浓度检测。

（4）植物及其产品的耐药力。溴甲烷可以应用于水果、蔬菜等的检疫熏蒸处理。但由于不同种类或品种甚至不同成熟度的水果和蔬菜等活体植物对溴甲烷的耐药能力各不相同，因此在进行检疫熏蒸处理时，应特别小心。有条件时，最好在大规模熏蒸前，作一个小型预备试验，以确定所要熏蒸的货物在实际熏蒸条件下的耐药水平。

活体植物实施溴甲烷熏蒸后，可能诱发植物或植物器官正常的生化反应发生改变，从而发展成为各种各样的药害症状。大多数药害症状在熏蒸结束后并不立即表现出来的。其症状表现的速度取决于熏蒸结束后的温度和其他存储条件。药害症状主要表现为：改变颜色或产生坏死斑；改变味道或失去应有的香味；更易于腐烂；改变成熟度等。溴甲烷会损害细胞膜。如用溴甲烷熏蒸葡萄后，发现细胞组织的钾离子渗透速度加大，说明正常的细胞质膜系统受到了损害。致使细胞膜受到损害的原因，可能是由于溴甲烷直接同细胞膜发生反应造成的，也可能是由于细胞中非正常的生化反应所致。

2. 磷化氢

（1）理化特性。磷化氢结构式为 PH_3。纯净的磷化氢是一种无色无味的气体，相对分子质量 34.03，沸点 $-87.4℃$，气体比重 1.214（空气为 1）。在水中的溶解度很低。磷化氢在空气中的最低爆炸浓度为 1.7%。

磷化氢能与某些金属起化学反应，严重腐蚀铜、铜合金、黄铜、金和银。因此，磷化氢能损坏电子设备、房屋设备及某些复写纸和未经冲洗的照相胶片。

由各种磷化物制剂产生的磷化氢具有一种类似于碳化物或大蒜的强烈气味。这种气味可能与磷化物制剂类型有关，这些制剂在产生磷化氢的同时，也产生有异味的杂质。即使磷化氢浓度很低时，靠嗅觉也能嗅出。这些杂质在熏蒸处理中可能更容易被吸收。在某些熏蒸条件下，当熏蒸空间仍然存在对害虫有效的磷化氢浓度时，这种气味也可能已经消失，因此决不能靠气味来指示磷化氢是否存在。

（2）毒性。磷化氢对所有的动物都有很大的毒性，在浓度为 2.8mg/L（2 000ppm）的空气中，在非常短的时间内就能将人致死。阈限浓度值 TWA（每周工作 40h）为 0.3mg/L。

磷化氢对昆虫的毒性也是很大的，即使较低的浓度也能将昆虫杀死（谷象 0.01～0.024g/m³），但磷化氢的毒害作用较慢，因此需要进行较长时间的熏蒸。一般情况下，当磷化氢对昆虫的毒杀性能下降时，就不宜再用磷化氢熏蒸。

昆虫的某些发育阶段对磷化氢的抗药性要比其他阶段强得多，一般是卵和蛹最难被杀死，而幼虫和成虫较容易被杀死。但有的昆虫，如谷斑皮蠹的幼虫能休眠，其休眠幼虫的抗药力最强。

高浓度的磷化氢能使昆虫麻醉，影响昆虫吸入磷化氢的速率；完全麻醉的昆虫甚至能阻止磷化氢气体继续进入其体内，以此保护其在熏蒸期间不至于吸入足够致死剂量而存活下来。因此用磷化氢熏蒸，宜用较低的浓度和较长的时间。另外，恒定浓度的磷化氢气体比变化浓度的毒杀效果好。

磷化氢不仅对昆虫有毒杀作用，而且对齐氏散囊菌、黄曲霉或寄生曲霉等真菌也有一定的抑制作用。

（3）检测方法。电化学式磷化氢气体浓度检测仪、红外气体检测仪、气相色谱仪等可用于熏蒸空间的磷化氢浓度检测。电化学式微量气体浓度检测仪则可用于检漏及安全浓度检测。

（4）植物及其产品的耐药力。新鲜水果和蔬菜对磷化氢气体有一定的耐药力，以杀虫为目的的熏蒸常不会导致果蔬受损伤。Seo 等（1979）用杀灭橘小实蝇、地中海实蝇的卵和幼虫的剂量来熏蒸番木瓜、番茄、甜椒、茄子和香蕉，没有发现任何损伤。多种不同品种的鳄梨虽经熏蒸处理后未受损伤，但比起未经熏蒸的成熟得更快。

3. 硫酰氟

（1）理化特性。硫酰氟结构式为 SO_2F_2，是一种无色无味的压缩气体，不纯和高浓度下略带硫黄气味。沸点 $-55.2℃$。相对分子质量 102.06。气体比重 2.88，液体比重 1.342（对水的比重，水温 4℃）。蒸气压 1 792.11kPa（13 442mmHg）（25℃）。气化潜热 184.917J/g。水中溶解度很低，但在油脂中的溶解度较高。不燃不爆，化学性质稳定。具有很高的蒸气压力，穿透力较强。商品纯度为 98%～99%。

（2）毒性及毒理机制。硫酰氟对人的毒性比较高，大致相当于溴甲烷。硫酰氟一般说来对所有处在胎后发育阶段的害虫毒性都很大。但是很多害虫的卵对它具有较强的耐药性，据分析这种耐药性主要是由于硫酰氟药剂不能穿透卵壳所致。

毒理机制：硫酰氟能抑制氧气的吸收，能破坏生物体内磷酸的平衡，能够抑制大分子脂肪酸的水解。有研究认为，硫酰氟能影响一些新陈代谢过程，硫酰氟主要是以氟离子起毒杀作用。此外，还有研究认为，硫酰氟能够抑制那些需要镁离子才具有活性的酶，包括烯醇酶和能量代谢中腺苷三磷酸酶等，就是通过对这些酶的抑制才使昆虫死亡。

（3）检测方法。热导式气体浓度检测仪、红外线气体浓度检测仪等可用于熏蒸空间内硫酰氟浓度检测。卤素检测器（测溴灯）、瓦斯检定器、微量气体浓度检测仪等可用于检漏及安全浓度检测。

（4）植物及其产品的耐药力。硫酰氟对杂草和作物种子的发芽没有或很少有影响，但对绿色植物包括蔬菜、果实和块茎作物则有害。因此，针对水果和蔬菜的熏蒸处理需慎用硫酰氟。

4. 环氧乙烷

（1）环氧乙烷的理化特性。环氧乙烷结构式为 C_2H_4O，是一种极易挥发的无色液体。沸点 10.7℃。冰点 $-111.3℃$。相对分子质量 44.05。气体比重 1.521（空气为 1 时）。液体比重（水在 4℃时）为 0.887（环氧乙烷液体 7℃时）。气化潜热 581.854J/g。环氧乙烷具有强烈的可燃性和爆炸性，空气中的燃烧极限为 3%～80%（按体积计算）（75～1 440g/m³）。易溶于水，0℃时水中溶解度无限。有高度的化学活性，腐蚀性不强。

环氧乙烷低浓度时具刺激性乙醚味，高浓度时有刺激性芥末味。环氧乙烷是低黏度的无色液体。除溶于水和绝大多数有机溶剂外，高度溶于油脂、奶油、蜡中，尤其可溶于橡胶。

（2）毒性。和其他熏蒸剂比起来，环氧乙烷对人的急性毒性要小得多，但环氧乙烷对人是有毒的，在任何场合下，应避免吸入任何浓度的环氧乙烷气体。环氧乙烷于低浓度时有刺激作用，高浓度则对中枢神经有抑制作用。接触高浓度环氧乙烷气体对眼、呼吸道和肺有强烈的刺激作用。吸收后全身中毒主要为中枢神经损害，同时也可能有不同程度的肺、肾等脏器损害，有后肢迟发性、可逆性无力和麻痹等中毒特点。

虽然经过有限实验表明环氧乙烷没有致癌性，但是环氧乙烷的烷基化和诱发基因突变的特性足以使人关注。因此应当把环氧乙烷作为潜在的致癌物质。在熏蒸过程中，应避免吸入任何浓度的环氧乙烷。

环氧乙烷对昆虫的毒性，同其他常用熏蒸剂相比较，属于中等毒性，特别是大谷盗幼虫、赤拟谷盗、杂拟谷盗和谷斑皮蠹的幼虫对环氧乙烷的耐药性就更强。但是，环氧乙烷对很多真菌、细菌和病毒的毒杀作用都很强。

（3）浓度检测方法。电化学气体浓度检测仪、环氧乙烷浓度检测管、气相色谱仪等可用于熏蒸空间内环氧乙烷浓度检测。电化学微量气体浓度检测仪可用于检漏及安全浓度检测。

（4）植物及其产品的耐药力。环氧乙烷同活体植物的反应很强烈，不是造成死亡就是造成极大的损伤。在通常情况下，不宜用它熏蒸种子、苗木或任何生长中的植物。环氧乙烷一般不能应用于水果、蔬菜等鲜活物品的熏蒸杀虫，但完全可用于干果的熏蒸，如抑制病菌对梅干的侵染。

在常压下，环氧乙烷对袋装或有包装的谷物及其碾磨产品的渗透力不强。用环氧乙烷熏蒸这类物品，主要在减压下进行。

5. 二硫化碳

（1）理化特性。二硫化碳的结构式为 CS_2。纯的二硫化碳是无色无味的液体，不纯的二硫化碳，液体呈黄色，并伴有难闻的类似硫化氢的气味。沸点 46.3℃ 液体比重为 1.262 8（二硫化碳液体温度 20℃，水温 4℃，水=1）；气化潜热 352.043J/g；空气中燃烧极限 1.25%～44%（按体积计）；水中溶解度，22℃时为 2.20g/L；闪点约 20℃，在 100℃左右时能自燃。

（2）毒性。二硫化碳的毒性比较低，但二硫化碳对人体有一定毒性。在浓度较高时，能对人产生麻醉作用。如果连续接触，可能会因呼吸中枢麻痹而失去知觉以致死亡。人可以通过皮肤和呼吸吸入高浓度的二硫化碳气体。人的皮肤长时间接触高浓度的二硫化碳气体或液体，可能导致严重的烧伤起泡或引起神经炎。几周或者更长一段时间反复接触较低浓度的二硫化碳气体，可能会引起各种神经症状，从而难以作出正确的诊断。接触低浓度二硫化碳的人，可能会因为失去鉴别这种化合物气味的能力而无任何感觉地连续工作在有毒气体存在的环境中。

二硫化碳对昆虫的毒性，同其他熏蒸剂比较，属于中等毒性。同一种昆虫各虫态对二硫化碳的敏感程度也有差异。以杂拟谷盗为例，各虫态对二硫化碳的敏感程度从高到低的顺序为：幼虫＞成虫＞蛹＞卵；地中海粉螟各虫态敏感程度从高到低的顺序则依次为：成虫＞幼虫＞蛹。

（3）浓度检测方法。电化学气体浓度检测仪、二硫化碳浓度检测管、气相色谱仪等可用于熏蒸空间内二硫化碳浓度检测。电化学微量气体浓度检测仪可用于检漏及安全浓度检测。

（4）植物及其产品的耐药力。很多水果和蔬菜能够忍受二硫化碳的熏蒸，而不使其品质和味道发生任何明显的改变。如在 27℃下，用 $100g/m^3$ 熏蒸处理 24h，对草莓、悬钩子、黑莓、桃、李、红醋栗和醋栗等水果的香味和外观不会产生不良影响。经大量试验证明，芒果、甜橙、荔枝、梨、葡萄、苹果、西瓜、辣椒、桃、番茄和茄子等在一定程度上能忍受二硫化碳的熏蒸，但是不同水果之间或者同一种水果但不同品种之间，有时甚至在同一种水果不同成熟度上，对二硫化碳的忍耐力都是有差异的。试验还发现，菠萝不宜用二硫化碳进行熏蒸处理。

二硫化碳熏蒸对干燥种子的发芽率影响不大，但会降低潮湿种子的发芽率，Kamel 等（1958）发现，用 $250g/m^3$ 二硫化碳熏蒸处理谷物种子 24h，结果小麦、大麦、谷子和水稻的发芽率没有受到影响；除茄子种子外的 15 种蔬菜种子的发芽率也没有受到影响。二硫化碳熏蒸处理很多牧草种子也是安全的。King 等（1960）用二硫化碳加四氯化碳熏蒸小麦、大麦、谷子、燕麦、棉花、玉米和水稻等的种子，结果证明二硫化碳和别的药剂混合使用，有使种子发芽率降低的倾向，尤其是长期储存之后的种子。

用二硫化碳熏蒸处理正在生长中的植物或苗木时，会使这些活的植物体或植物器官受到严重损伤，甚至死亡。但是用水和二硫化碳配制成乳剂，并经稀释后，灌施于落叶或常青的苗木树根周围的泥土中，能有效地防治一些土壤害虫，如日本金龟子幼虫等，而不使这些苗木受到任何伤害。

二、熏蒸处理设施及相关要求

熏蒸场地应尽量选择在避风、地面平整的场所，且要求能与周边环境有效隔离；熏蒸场所周围应有足够的安全缓冲区，其安全距离应满足相关标准或规定要求。尽量避免在高压线、水渠和雷击多发地区实施检疫熏蒸处理；熏蒸操作时应当设置明显的警示标记，避免无防护人员进入危险区域。

检疫熏蒸库、帐幕、集装箱等检疫熏蒸设施应具有良好的气密性，以保证熏蒸过程中熏蒸气体浓度达到相关技术要求；暴露于熏蒸剂部分均应采用耐腐蚀材料，保证检疫熏蒸设施可多次使用；必要时应对检疫熏蒸设施进行气密性检测。熏蒸处理中，所需的具体设备及其要求如下。

（一）投药设备

使用溴甲烷、硫酰氟等非缓释型熏蒸剂熏蒸应配备投药设备，投药设备应包括适宜的熏蒸剂定量装置并能将熏蒸剂以气态形式投放入熏蒸设施，投药管道应对熏蒸剂具备良好的耐受性。溴甲烷投药设备中应包含气化器，气化器应至少能显示熏蒸剂气化后的气体温度。在投药过程中，熏蒸剂气化器出口气体温度不得低于 20℃。

（二）气体浓度检测设备

进行检疫熏蒸处理需配备熏蒸气体浓度检测设备，每年至少应经有资质单位校准一次。溴甲烷、硫酰氟熏蒸气体浓度检测仪的灵敏度需达到 $0.1g/m^3$、精度优于 3%；熏蒸安全浓度检测仪器灵敏度不低于 0.5×10^{-6}，精度高于 5%。磷化氢熏蒸气体浓度检测仪的灵敏度需达到 10×10^{-6}、精度大于 3%；熏蒸安全浓度检测仪灵敏度高于 0.1×10^{-6}，精度高于 5%。

（三）温度检测设备

检疫熏蒸处理应进行温度检测，温度检测设备灵敏度应达到 0.1℃，精度不低于 0.5℃，必要时应配有温度自动记录装置，温度检测设备应每年校准一次。

（四）安全防护设备

根据熏蒸剂气体种类和特性，配备有效的熏蒸安全防护设备，如滤毒罐式防毒面具或正压式空气呼吸器，用于熏蒸处理安全防护或应急处置。滤毒罐安全防护设备应专人使用，面具需检查气密性，严格记录已使用时长，达到规定使用时长后，应及时更换。

（五）温控设备

使用溴甲烷、硫酰氟等非易燃易爆熏蒸剂，在低于熏蒸技术指标要求温度的环境中进行检疫熏蒸处理，应安装加温装置。与熏蒸剂气体直接接触的加温装置应避免使用明火、不能产生电火花、表面温度不能超过 400℃。

（六）气密性检测设备

检疫熏蒸库应配备 U 形压力计或电子气密性检测设备。电子气密性检测装置中的压力传感器灵敏度不低于 0.1Pa，气密性检测设备应每年校准一次。

（七）排放设备

检疫熏蒸库应配有排放设备以使残余熏蒸气体进行高空排放。在技术可行的条件下，检疫熏蒸处理后的熏蒸气体尾气可经专用回收再利用装置或无害化处理装置处理后排放。

三、熏蒸处理操作技术规程

（一）资质审核

从事检疫熏蒸的单位，需定期接受当地检验检疫机构考核，符合国家质量监督检验检疫总局相关要求，且经考核合格。在实施检疫熏蒸过程中，任何实施单位都必须遵照国家质量监督检验检疫总局颁布的动植物检疫处理方面的规章制度和规范性文件及操作规程。

检疫熏蒸从业人员应身体健康、具有高中以上学历，主要技术人员应具有大学本科以上学历，并定期接受检验检疫机构业务培训与考核，持证上岗。检疫熏蒸监督管理人员，应具有大学本科以上相关专业学历，具有检疫熏蒸相关专业知识和经验，熟悉相关法律法规与检疫熏蒸基本要求、技术标准和检测仪器设备的使用，并定期接受相关专业知识培训。孕期、哺乳期、经期妇女，耳鼓受伤未愈，及不满 18 岁的少年均不能从事检疫熏蒸操作。

（二）熏蒸剂标识审核

熏蒸剂生产厂家应有工商营业执照、生产许可证和农药登记证，符合《中华人民共和国农药管理条例》和《危险化学品安全管理条例》相关要求，检疫熏蒸药剂应有产品检验合格证。

溴甲烷熏蒸剂纯度在98％以上；磷化铝熏蒸剂包括片剂、丸剂和袋装粉剂，有效含量为56％，磷化铝片剂应符合 GB/T 5452—2001 规定的要求；磷化镁有效含量为66％；硫酰氟纯度不低于95％；环氧乙烷、二氧化碳混合熏蒸剂，混合比例为质量比3∶7；二硫化碳纯度在98％以上，符合 GB/T 1615—2008 规定的要求；药剂储存、运输、管理应符合《危险化学品安全管理条例》和《中华人民共和国农药管理条例》等国家相关规定要求。

（三）具体操作规程

检疫熏蒸处理以集装箱熏蒸处理、船舶熏蒸处理和帐幕熏蒸处理最为常用，本节将逐一介绍。所有熏蒸处理所涉及的熏蒸投药剂量、密闭熏蒸时间等技术指标应满足相关检疫处理标准及国家质量监督检验检疫总局相关文件要求。

1. 集装箱熏蒸处理

（1）基本要求。集装箱应有良好的气密性，单层平放在平整场地，熏蒸密闭期间不能挪动。熏蒸的集装箱与生活和工作区的距离不少于50m，集装箱间距50cm以上。熏蒸需在密闭空间内的温度高于5℃的条件下实施。对熏蒸温度有特殊要求的，则按相关要求执行。当熏蒸密闭空间内的温度低于15℃或投药量大于3kg时，溴甲烷熏蒸应采用药剂气化装置投药，气化装置水温不低于65℃，并应保证完全气化。不具备同时检测集装箱中3个不同点的浓度条件的，在熏蒸过程中应采取循环熏蒸及浓度实时监测措施。

（2）熏蒸前的准备工作

①检查箱体与待熏蒸货物：确保集装箱箱体无破损或漏洞，确保货物适合于熏蒸、包装材料透气、装载量不超过集装箱总体积80％等。

②测定温度：利用测温仪器测定熏蒸密闭空间内的温度，确定熏蒸剂量和熏蒸密闭时间。

③密封集装箱：首先用胶黏带密封集装箱的前后通气孔，然后检查集装箱门的密封条是否完好，门的四角及中缝是否压封严实；如不严实，应用胶黏带密封。

④在集装箱上张贴警戒标志。

（3）投药

①溴甲烷或硫酰氟熏蒸的投药：集装箱密封完成后，依据熏蒸方案确定投药量，在箱门缝顶部中央准确投药。投药人员佩戴好防毒面具和手套等防护用具，将钢瓶阀门慢慢打开，投药速度控制在每分钟1～2kg左右。投药结束时间作为熏蒸正式开始时间。

②磷化氢熏蒸的投药：按照剂量先计算好用药量，并将所需的磷化铝制剂平均分装于数个盛药盘或盛药袋中，然后将这些盛药盘或盛药袋均匀布放于货物表面或集装箱内前后壁上；放好药盘（袋）后关闭箱门并密封集装箱；密封完成时间作为熏蒸开始时间。

（4）检测。根据不同熏蒸药剂选择对应的检测仪器，检测仪器每年至少应经有资质单位校准一次。

检测时间：应在以下几个时间段对浓度进行检测。①投药30min后的浓度检测（磷化铝熏蒸时不适用）：应检测集装箱内已提前布好测毒采样管的3个点（箱门内上部、箱中部和箱内底部）的浓度值，这 3 点的浓度值误差不大于±5％，如果误差大于±5％，就需要排空熏蒸剂重新熏蒸。此时箱内的药剂浓度应在投药剂量的78％以上。②投药 24h 后的浓度检测：检测箱门内上部一个点，此时的浓度值应不低于投药剂量的 50％。③超过 24h 熏蒸散气前的浓度检测：检测箱门上部一个点，此时的浓度值应不低于投药剂量的 50％。

（5）熏蒸效果评定。溴甲烷、硫酰氟：符合散气前规定的最低浓度值的，进入散毒程序。散气前规定的最低浓度值减去实际浓度值≤5g/m³，延长熏蒸时间 8～12h。散气前规定的最低浓度值减去实际浓度值＞5g/m³ 的，应按规定补充投药，并延长熏蒸时间 12～24h。补充药量应为每立方米补充相差克数的 1.6 倍。

磷化铝：散气前磷化氢的浓度检测值低于规定的最低浓度值时，应重新熏蒸。

（6）通风散气。熏蒸操作人员戴好防毒面具，将集装箱门打开，并将通风孔的胶条去掉，持续自然通风 12～24h，或采用机械通风 4h 以上。集装箱门打开后应设立警戒标志并由专人值守，严防无关人员进入。磷化铝熏蒸的，通风结束后，应将磷化铝的盛药盘或（袋）及时取出并将残渣深埋。

（7）残留药剂浓度检测。通风结束后，按照有关进口国家或地区的要求进行熏蒸密闭空间内的残留药剂浓度检测，达到要求后方可放行，否则要延长通风时间至符合要求为止。

（8）记录。填写详细记录，出具熏蒸结果报告单。

2. 船舶熏蒸处理

（1）船体考察和前期手续。承担随航熏蒸业务的单位和人员由直属检验检疫局初审考核合格后，报国家质量监督检验检疫总局批准；国家质量监督检验检疫总局组织专家考核合格批准后，方可承担随航检疫熏蒸业务。

熏蒸单位负责人会同检验检疫人员登轮向船长递交熏蒸计划通知书、熏蒸安全注意事项、熏蒸须知等，同时协商熏蒸有关事宜。

在船方陪同下详细考察了解船舶和货物情况。具体包括：①了解舱盖及舱盖橡皮密封垫、入孔、溢水孔、风筒的结构、位置、数量和密封程度；同时必须了解与准备熏蒸舱相通的部位，以便拟定熏蒸密封措施。②了解机舱、生活区（房）、前尖舱、备品库、压水柜、淡水柜、油柜、锚链舱、工具间、二氧化碳管道、地轴道、污水阀门、电缆线孔、电控室等的状况和位置，以拟定安全措施。③了解货舱通风设备和状况以便拟定散气时间和方法。④了解货舱数量、位置、散装舱容、舱深和舱口尺寸，以便计算投药量和确定投药方法。⑤了解货物装载或配载情况（种类、散装或袋装、数量、重量）、病虫感染情况（虫种、虫期、虫态、含量）和货物情况（货物温度、含水量、是否对熏蒸剂敏感等）。

熏蒸单位根据船舶和货物情况，在查阅相关技术要求（进出口贸易合同/信用证要求、国内外植物检疫要求或向当地检验检疫机构咨询）后，并考虑时限和药残要求，拟定船舶熏蒸实施方案（包括熏蒸剂种类、投药量、密闭时间、投药方式方法、散气方案、密封方案、落实安全措施包括船员离船等），报当地检验检疫机构有关部门审定。

熏蒸单位办妥熏蒸相关手续，如边防、港监、消防等部门要求的相关手续。

（2）熏蒸前的准备工作

①货物包装：如果被熏蒸货物使用不透气或透气性差的包装材料，应卸下不透气或透

气性差的包装材料，或者采取其他措施，能够确保熏蒸剂气体比较容易地扩散穿透进入被熏蒸货物的内部。

袋装货物需预留通风道，以保证熏蒸气体的扩散；散装货物按标准打熏蒸管。

②测定货舱温度：用数字测温仪分别测定货物内部和货舱温度。将感温探头插入货物内部并停留 10min 以上，以便准确测定其内部温度。气温低于货物内总温度 5℃ 以内或高于货物内部温度，以货物内部温度作为熏蒸温度。如果气温低于货物内部温度 5℃ 以上，则以货物内部温度和气温的平均值为准。舱内货物温度低于 5℃，相对湿度低于 50%，不宜使用磷化铝熏蒸。

熏蒸体积以空舱容积为准。

③风扇的设置和使用：在对袋装、捆装货物或空舱进行溴甲烷、硫酰氟熏蒸时，应在舱内使用风扇，促进毒气分布均匀。舱容较大的，可以适当增加风扇数量。如果船舱有 2 层或 3 层柜，则每一层甲板上必须安放风扇。

④测毒管设置：袋装或捆装货物分上、中、下 3 层布放测毒管，每层对角线排列 23 根；散装货物测毒管布放因投药方式不同而不同，每层对角线排列 3～4 根，熏蒸死角和舱内空间各布 1 根。测毒管设置完毕要做好标记。

⑤熏蒸密封：对与熏蒸舱相通部位采用高力纸和牛皮纸糊封；入孔、溢水孔、污水井口以及风筒口等可采用聚氯乙烯薄膜捆扎；舱盖或舱门密封性能不好的，采用沥青胶带、沥青胶或易弯曲材料封堵，无法封堵的用聚氯乙烯薄膜覆盖并黏牢。

（3）投药

①开启风扇：风扇一般在投药期间和投药后几分钟内使用，在舱容较大或货物装载较满空间熏蒸时，风扇可继续运转，直至毒气分布均匀。

②投药：袋装、捆装货物或空舱溴甲烷、硫酰氟熏蒸投药必须使用气化器和风扇，投药管直接放在风扇前以促进毒气快速分布均匀，投药管口处的货物表面上安放水桶或平铺覆盖物以免药剂污染货物或由于吸附而造成的药剂损失。每点投药速度为 1.5～2.0kg/min。

③检漏：检漏人员应戴好防毒面具，手拿卤素检漏仪（或熏蒸气体浓度检测仪）检查可能泄漏熏蒸气体的地方，一旦发现泄漏，要立即采取措施封堵。

（4）检测。根据不同熏蒸药剂选择对应的检测仪器，检测仪器每年至少应经有资质的单位校准一次。用热导仪对溴甲烷、硫酰氟熏蒸舱内各检测点的毒气浓度进行检测，并做好记录。当舱内浓度趋于一致后关闭风扇或风机。检测结果应满足：投药结束后 0.5h，达投药剂量的 78% 以上；投药结束后 24h 内，达投药剂量的 50%；投药结束后 72h 内，达投药剂量的 30%。

（5）熏蒸效果评定。溴甲烷、硫酰氟：符合散气前规定的最低浓度值的，进入散毒程序。散气前规定的最低浓度值减去实际浓度值 ≤5g/m³，延长熏蒸时间 8～12h。散气前规定的最低浓度值减去实际浓度值 >5g/m³ 的，应按规定补充投药，并延长熏蒸时间 12～24h。补充药量应为每立方米补充相差克数的 1.6 倍。

（6）通风散气。经浓度检测达到熏蒸效果要求的，通知船长关闭生活区的门窗及空调，打开货舱风筒、通风口、机械通风 2～3h 或自然通风 6h，然后开起舱盖散气，直到舱内磷化氢浓度低于 0.3mg/L 或溴甲烷浓度低于 5mg/L。磷化铝锚地熏蒸的，在散气结束后回收全部药袋和药物残渣，带回岸上深埋处理。

（7）残留药剂浓度检测。通风结束后，按照有关进口国家或地区的要求进行熏蒸密闭空间内的残留药剂浓度检测，达到要求后方可放行，否则要延长通风时间至符合要求为止。

方法一：检测人员戴好防毒面具，使用微量气体浓度检测仪或检测管直接进行检测，并记录读数。

方法二：检测人员戴好防毒面具，利用气袋在现场取样，并带回室内用气相色谱仪进行检测。

（8）安全监测。投药完毕，在熏蒸区域醒目处张贴警戒标志，通知船方悬挂信号旗或开信号灯。投药和密闭期间，熏蒸队员佩戴防毒面具用卤素仪或低浓度检测管对甲板、生活区、机舱等部位进行昼夜安全监测，发现漏毒部位及时进行糊封堵漏。

（9）记录。填写详细记录，出具熏蒸结果报告单。

3. 幕帐熏蒸处理

（1）基本要求。从事帐幕熏蒸的单位、人员应经检验检疫机构考核并获合格。使用的帐幕材料需具备良好的气密性，并经检验检疫机构认可。聚乙烯帐幕，厚度需在 0.15mm 以上，最多可以重复使用 6 次。聚氯乙烯帐幕，厚度需在 0.19mm 以上，最多可以重复使用 6 次。双面挂胶帐幕，如外观无破损可多次重复使用。采用不易被相应熏蒸剂腐蚀的高压氧气管为溴甲烷施药管或硫酰氟施药管。

熏蒸场所不能有明火，水泥地面，距离办公、居住场所 50m 以外，货物堆垛下、罩膜内无下水道或其他泄漏通道。室内帐幕熏蒸应选择易于散毒、便于操作、空间较大的场所进行。室外帐幕熏蒸应选择无雨、风力小于 5 级的天气。地面无积水，采用防风网、防风固定绳等防风设施。种苗、水果和蔬菜等鲜活货物，其熏蒸场所应避免 30℃ 以上的高温和阳光直射。

熏蒸应在密闭空间内温度高于 5℃ 的情况下实施。熏蒸密闭空间内的温度低于 15℃ 应采用药剂气化装置投药，气化装置水温不低于 65℃ 并保证药剂完全气化。被熏蒸货物的堆垛不宜过大，要求堆放整齐便于操作，货物堆垛间隔、周围通道宽应大于 1m。将被熏蒸的货物堆放在架空的托盘上，货物不宜堆得过密过实。密封包装的货物，必须先拆除密封包装，再实施熏蒸。

（2）熏蒸前的准备工作。鲜活植物的帐幕熏蒸，帐幕内须使用风扇促使熏蒸气体均匀分布。

施药管设置在堆垛顶部并加以固定，根据施药量设置投药点，投药点间距不应超过 5m，每点投药一般不应超过 5kg。为防止液态药物直接与货物接触，在施药管的出口处可用毛巾、棉布或麻袋包扎。

①测定温度：用数字测温仪分别测定货物内部和大气温度。将感温头插入货物内部或水果、蔬菜的内部中央，并停留 10min 以上，以便准确测定其内部温度。气温低于货物内温度 5℃ 以内或高于货物内部温度，以货物内部温度作为熏蒸温度。如果气温低于货物内部温度 5℃ 以上，则以货物内部温度和气温的平均值为准。

②布放气体取样管：根据采气泵采气口径选择内径 3～5mm 的气体取样管。100m³ 以下的堆垛，在垛前面中部固定 1 根采样管；100m³ 以上的堆垛，在垛前面上下对角线上均

匀固定 3 根采样管，其中上下 2 根采样管分别距顶端或地面 0.5m。测毒采样管应准确标记。

③覆盖帐幕：把制作成一定规格的帐幕覆盖在货堆上，帐幕在货堆四周留出不少于 40cm 的裙边，用长条状沙袋压在帐幕周边，压实，沙袋与沙袋应有 1/3 重叠。沙袋要求宽 15cm、长 70~80cm 左右，内灌体积不超过 2/3 的细沙。室内熏蒸时，如地面为平坦无裂缝的水泥或沥青地面，也可用 20cm 宽的牛皮纸三层以上将帐幕与地面糊封。如果一块帐幕不能覆盖整个货堆，就要采用帐幕拼接。帐幕拼接采用卷接法，重叠后卷接，中间加固定绳。卷接长度要在 50cm 以上，用熏蒸夹夹紧，固定绳固定在两边堆垛的桩上。覆盖前要对帐幕进行查漏，发现孔洞及时修补。室外熏蒸时，帐幕覆盖完毕后，必须在帐幕上加盖防风网罩或防风固定绳。

④确定投药量：用卷尺精确测量苫盖帐幕后堆垛的长、宽、高；屋脊形尖顶堆垛，还应测量起脊处距地面的高度。分别计算屋脊形部分的体积和下部长方体的体积，两者相加则为整个堆垛的体积。用熏蒸方案中的剂量乘以堆垛的总体积再除以 1 000，就是所需投药的总千克数。

设置警戒标志：在货堆周围设置警戒标志和警戒线。

（3）投药。施药人员着防护服、防护手套，戴防毒面具，并准备必要急救药品和急救设备。

溴甲烷或硫酰氟：根据温度情况，控制投药速度，防止液态药物进入帐幕，必要时使用低温熏蒸气化器。对敏感植物或货物的熏蒸，投药前应先启动电风扇，施药结束后电风扇继续运行 15~20min。实施二步投药，先投约 1/4~1/3 药量，随后查漏。发现泄漏及时采取措施，确认无泄漏时，再将余下的溴甲烷或硫酰氟投完。

种苗、水果及蔬菜等鲜活货物的熏蒸，要保证全部气化投药。

（4）检测。根据不同熏蒸药剂选择对应的检测仪器，检测仪器每年至少应经有资质单位校准一次。

检测时间：施药完毕后，重点检查堆垛四角、帐幕接缝处、测毒采样管处等是否存在泄漏。发现泄漏时马上用胶黏带修补或增压条形沙袋。投药后 30 min 进行第一次浓度检测，投药后 24 h 浓度检测值不低于投药量的 50%。超过 24 h，散气前的浓度检测值不低于投药剂量的 30%，低于规定的浓度，则应查明泄漏原因，采取相应的补救措施，并做好记录。

（5）熏蒸效果评定。溴甲烷、硫酰氟：符合散气前规定的最低浓度值的，进入散毒程序。散气前规定的最低浓度值减去实际浓度值≤5g/m³，延长熏蒸时间 8~12h。散气前规定的最低浓度值减去实际浓度值>5g/m³ 的，应按规定补充投药，并延长熏蒸时间 12~24h。补充药量应为每立方米补充相差克数的 1.6 倍。

种苗、水果或蔬菜等鲜活货物的溴甲烷熏蒸，不能采用上述熏蒸补救措施，更不能随意增加投药量或延长熏蒸时间。要严格按照有关技术要求或经 CT 值计算后采用相应的补救措施。

（6）通风散气。熏蒸人员戴好防毒面具。

室外熏蒸，可先揭起帐幕一边，0.5h 后揭起另两边，1h 后卸下帐幕。

室内熏蒸，则应首先打开所有门窗，然后按上述办法进行散毒。用熏蒸气体检测仪测得熏蒸剂残余气体浓度低于 20mg/L 时，结束熏蒸过程。

设立警戒标志并由专人值守，严防无关人员进入。

（7）残留药剂浓度检测。通风结束后，按照有关进口国家或地区的要求进行熏蒸密闭空间内的残留药剂浓度检测，达到要求后方可放行，否则要延长通风时间至符合要求为止。

检测时，检测人员戴好防毒面具使用微量气体浓度检测仪或检测管直接进行检测，并记录读数；或用气袋在现场取样，然后带回室内用气相色谱仪进行检测。

（8）记录。填写详细记录，出具熏蒸结果报告单。

四、熏蒸处理技术指标

水果和蔬菜属于鲜活货物，且主要为食用，在检疫熏蒸处理过程中应严格按照相关标准的技术指标进行熏蒸，不能随意改变投药量或熏蒸时间。在熏蒸过程中，一旦发生泄漏等情况，要严格按照有关技术要求或经 CT 值计算后采用相应的补救措施。美国在 USDA-PPQ 手册中规定了相关植物产品的熏蒸处理技术指标，以下摘录与鲜食果菜有关的部分指标，供参考。在贸易过程中，针对不同果蔬或其品种及特定的有害生物的熏蒸处理指标要依据双边协议确定。

（一）水果熏蒸处理指标

1. 果面害虫 针对苹果、梨、杏、桃、李、油桃、香蕉、黑莓、樱桃、葡萄、猕猴桃、柑橘和菠萝等水果的果面害虫（如蓟马、螨类和蚧类等）的溴甲烷熏蒸处理指标参见表 5-7。

表 5-7 水果果面害虫熏蒸处理指标

温度		浓度（g/m³）	熏蒸一定时间后最低浓度读数（g/m³）	
℉	℃		0.5 h	2 h
≥80	≥26.7	24	19	14
70～79	21.1～26.6	32	26	19
60～69	15.6～21.0	40	32	24
50～59	10.0～15.5	48	38	29
40～49	4.4～9.9	54	48	38

针对葡萄柚及其他柑橘类水果中柑橘黑粉虱（*Aleurocanthus woglumi*）等果面害虫的溴甲烷熏蒸处理指标参见表 5-8。

表 5-8 柑橘中柑橘黑粉虱的熏蒸处理指标

温度		浓度（g/m³）	熏蒸一定时间后的最低浓度读数（g/m³）	
℉	℃		0.5 h	2 h
≥80	≥26.7	24	16	12
70～79	21.1～26.6	24	19	15
65～69	18.3～21.0	28	23	17

2. 蛀果害虫 针对水果中的地中海实蝇等蛀果类害虫的溴甲烷熏蒸处理指标参见表 5 - 9。

表 5 - 9　水果中地中海实蝇熏蒸处理指标

温度		浓度（g/m³）	熏蒸一定时间后最低浓度读数（g/m³）					
℉	℃		0.5 h	2 h	2.5 h	3 h	3.5 h	4 h
≥70	≥21.1	32	26	22	22	—	21	—
65～69	18.3～21.0	32	26	22	22	—		19

针对菠萝中蛀果害虫的溴甲烷熏蒸处理指标参见表 5 - 10。

表 5 - 10　菠萝中蛀果害虫熏蒸处理指标

温度		浓度（g/m³）	熏蒸一定时间后最低浓度读数（g/m³）		
℉	℃		0.5 h	2 h	6 h
≥70	≥21.1	32	26	22	16

（二）蔬菜熏蒸处理指标

1. 瓜类和叶菜类蔬菜外食性害虫 瓜类和叶菜类蔬菜外食性害虫的溴甲烷熏蒸处理指标参见表 5 - 11。其中，包括哈密瓜、佛手瓜、黄瓜、南瓜和其他瓜类的外食性害虫，以及白菜、菠菜、油麦菜和芥菜（叶）等叶菜蔬菜的叶面害虫及潜叶性害虫等。

表 5 - 11　瓜类和叶菜类蔬菜外食性害虫的熏蒸处理指标

温度		浓度（g/m³）	熏蒸一定时间后最低浓度读数（g/m³）	
℉	℃		0.5 h	2 h
≥70	≥21.1	32	26	14
60～69	15.6～21.0	40	32	24
50～59	10.0～15.5	48	38	29
45～49	7.2～9.9	56	43	34
40～44	4.4～7.1	64	48	38

2. 块茎类蔬菜外食性害虫 针对胡萝卜等块茎类蔬菜外食性害虫的溴甲烷熏蒸处理指标参见表 5 - 12。

表 5 - 12　胡萝卜等块茎类蔬菜外部害虫的熏蒸处理指标

温度		浓度（g/m³）	熏蒸一定时间后最低浓度读数（g/m³）					
℉	℃		0.5 h	2 h	2.5 h	3 h	3.5 h	4 h
≥90	≥32.2	32	26	19	19	—	—	26
80～89	26.7～32.1	40	32	24	24	—		32
70～79	21.1～26.6	48	38	29	24	—		38
60～69	15.6～21.0	48	38	29	—	24		38
50～59	10.0～15.5	48	38	29	—		24	38

3. 块茎类蔬菜内蛀性害虫 针对胡萝卜、萝卜、芜菁等块茎类蔬菜内蛀性害虫的溴甲烷熏蒸处理指标可参见表 5-13。

表 5-13 胡萝卜等块茎类蔬菜内蛀性害虫熏蒸处理指标

温度		浓度（g/m³）	熏蒸时间（h）
℉	℃		
≥90	≥32.2	32	2
80~89	26.7~32.1	40	2
70~79	21.1~26.6	48	2
60~69	15.6~21.0	48	2
50~59	10.0~15.5	48	2
40~49	4.4~9.9	48	2

4. 其他蔬菜非内蛀性害虫 针对其他蔬菜可能携带的蓟马属害虫、蚜虫、蚧虫、潜叶虫、红蜘蛛、长蝽、蚂蚁、蠼螋及取食表面的毛虫等非内蛀性害虫的溴甲烷熏蒸处理指标可参见表 5-14。

表 5-14 其他蔬菜非内蛀性害虫熏蒸处理指标

温度	最大剂量（g/m³）	适用的蔬菜种类
4.4℃ 或以上	64	芦笋、芥蓝、甘蓝、花椰菜、大头菜、旱芹、芹菜、菊苣、辣椒、干蚕豆、雪豆、甘薯、芋、车前草、山药等
10.0℃ 或以上	48	菜豆、豌豆、甜菜、甜玉米、茄子、番茄、大蒜、姜、山葵、洋葱、黄秋葵、马铃薯等
15.6℃ 或以上	40	甜椒等
21.1℃ 或以上	32	可可豆等

五、熏蒸处理技术的应用

溴甲烷作为目前检疫处理上使用最为广泛的熏蒸剂之一，在水果上有很多应用实例。早在 20 世纪 30 年代，美国就已开始用溴甲烷熏蒸处理来自日本金龟子［*Popillia japonica*（Newman）］疫区的苹果。1975 年，Antho 等开展了樱桃中苹果蠹蛾溴甲烷熏蒸研究，结果表明，在 24℃ 条件下，用 32g/m³ 的溴甲烷熏蒸 2h，其杀虫效果达 99.99%，经熏蒸处理的樱桃品质与风味没产生任何变化。1977 年，Windeguth 等以足能杀死实蝇的浓度熏蒸葡萄，葡萄未受到损伤；1979 年 Seo 等用杀灭橘小实蝇、地中海实蝇的卵和幼虫的剂量来熏蒸番木瓜、香蕉，没有发现任何损伤；1989 年，Harvey 等用溴甲烷（21℃，48g/m³，2h）对携带苹果蠹蛾的无花果进行处理，苹果蠹蛾的死亡率近 100%，而对无花果未产生任何毒副作用。

随着水果熏蒸处理的研究和应用不断深入，熏蒸剂对水果负面损害也引起关注。经有效熏蒸浓度处理的某些水果，常会造成果面出现麻点、果皮变色、果质变软及果实营养成分发生变化等，对水果的储藏期也有负面影响。例如，1988 年，Drake 等用溴甲烷熏蒸 3 个不同品种苹果中所携带的苹果蠹蛾时发现，溴甲烷对 3 个品种苹果的蜡质影响不大，但对果肉伤害较严重；1989 年 Anthon 等用溴甲烷对葡萄柚所携带的加勒比实蝇进行除害处理，并经储藏 4 周后发现，处理过的葡萄柚表皮出现大量的坏死斑。

虽然因溴甲烷对臭氧层有影响而被列入受控使用物质名单中，但目前溴甲烷在检疫中的应用还属于豁免范围，每年溴甲烷在检疫中的使用量占其使用总量的 70% 以上，鲜食水果的熏蒸处理，如美国从南非进口的葡萄等，目前主要仍采用溴甲烷熏蒸处理。

六、熏蒸处理安全防护和急救措施

熏蒸剂不只是对昆虫等有害生物有毒杀作用，对人也同样有毒害。无论是熏蒸前、熏蒸中或者熏蒸后接触熏蒸剂有毒气体，都会对人体造成伤害。所以，从事熏蒸工作的人员，要严格按照熏蒸操作规程操作；在施药、检测毒气浓度、检查漏气和散气过程中，都应有完备的预防措施，严防吸入熏蒸剂有毒气体，发生中毒事故。发生检疫熏蒸药剂泄漏、沾染皮肤或吸入时，应及时就医，并按相关检疫处理标准和国家质量监督检验检疫总局相关文件要求执行。

（一）熏蒸安全预防措施

为防止熏蒸中毒事件的发生，应采用如下的安全预防措施：

（1）熏蒸前，熏蒸单位要制定科学的熏蒸方案，明确分工，由责任人或责任人指定的熟练的技术人员担任现场指挥。在任何情况下，不能一个人单独进行熏蒸操作。同时杜绝疲劳作业。

（2）熏蒸人员要熟识熏蒸剂的性能、操作方法及防毒面具的使用方法和急救措施，并具备有关急救方面的知识。发现轻度中毒时，应立刻离开熏蒸现场，在有新鲜空气的环境中休息或去医院接受治疗。

（3）孕期、哺乳期、经期妇女，耳鼓受伤未愈和不满十八岁的少年均不能参加熏蒸工作。熏蒸人员应定期参加血液检测和身体检查。

（4）熏蒸前备好急救药箱和有关的急救药品，能够准确判断中毒的症状并及时进行处理，熟练掌握人工呼吸技术。

（5）熏蒸人员在投药前要多吃富有营养的食物，进行溴甲烷和氢氰酸熏蒸前每人要吃 100g 糖，以增强抗药力。

（6）熏蒸期间应在合适的地方挂有明显的熏蒸标志，说明用什么药剂进行熏蒸以及熏蒸开始的时间等，以免有人误入熏蒸场所及其附近，发生不必要的中毒事件。如需留在现场工作，应注意监测空气中的毒气浓度。

（7）在定点熏蒸室作业的，熏蒸期间，应打开红色烁灯，并设置紧急脱险道路。

（8）在投药、测浓度、检漏及散毒过程中，要穿戴好防毒工作服、胶鞋、手套（应不可渗透），并佩戴好合适有效的防毒面具或氧气袋、自动呼吸装置等。还必须特别小心防止液态熏蒸剂溅到皮肤上。如果液态熏蒸剂溅到皮肤上，要及时用肥皂水冲洗干净。

（9）在风向上方投药，操作现场禁止饮食和吸烟。投药过程中如药液沾染皮肤，应立即用肥皂水或清水清洗。投药完毕后及时洗手洗脸，并换上干净的衣服。

（10）测毒装置放在熏蒸处理区的上风头，并及时检测和记录。

（11）熏蒸结束并经过妥当的通风散气后，应用测毒设备检测熏蒸场所是否还有熏蒸剂有毒气体存在。由于熏蒸剂气体解吸的速率因熏蒸剂和货物种类及环境条件不同而异，因此在进入熏蒸场所前，必须测定核实熏蒸场所已没有会对人体健康构成威胁的熏蒸剂气体。

（二）不同熏蒸方法的安全预防要点

集装箱熏蒸，箱体一定要结实，四周不得有洞及开口，地板、顶篷上下不能有裂缝，门关上时门边的胶片必须紧密，集装箱有气孔的，必须采取密封措施；货物占箱体的体积不能超过80％；严格掌握处理时间，禁止熏蒸期间移动箱体及提前开箱放毒。

帐幕熏蒸，选择合适安全的场所，帐幕用绳子或网袋拴紧，防止大风刮开；严禁超标大剂量投药熏蒸；两人值班，及时查漏；深埋熏蒸结束后的磷化铝残余物，清洁被药剂污染的衣物器具。

船舶熏蒸，召集有关单位研究熏蒸安排及主要技术措施和安全防护措施；全面了解船体结构和货物情况、害虫种类，准备熏蒸和安全防护车辆、器具等；熏蒸单位及有关人员登轮和船长参与具体研究有关事宜，做好船员和工作人员的安置，宣布熏蒸期间的规定和注意事项。了解舱盖和舱盖橡皮密封垫、入孔、溢水孔、风筒的结构、位置、数量和密封程度及与熏蒸舱相通的部位；机舱、生活区、前尖舱、备品库、压水柜、油柜、锚链舱、工具间、二氧化碳管道、地轴道、污水阀门、电缆线孔、电控室等的状况和位置。用糨糊、纸条仔细糊封一切可能漏气的场所部位，特别注意货仓和机房相通的电路、管道以及驾驶台通往各仓的二氧化碳管路的糊封，如轴道门及货仓的入孔、通风口、无气密的仓盖，均应仔细糊封，无气密的仓盖糊封后，应做好防雨工作；对高低风筒的封糊一定要严实，先用双层牛皮纸封糊，然后外扎塑料袋或塑料布；实施磷化铝随航熏蒸的，开箱拆药时人应站在上风口，防止吸入毒气，对于一些磷化铝包装袋要小心轻放，一旦起火，尽快将药剂与包装袋分离即可；同时，在拆药和投药时应戴好防毒面具并根据风向选择上风口的船舷部位，投药顺序也要根据风向来选择，逆风按舱依次投药。锚地熏蒸，施药前将拖轮停泊在轮船的上风头，处于应急状态，以便急救中毒人员，船上除熏蒸操作人员、医生及值班人员外，其他人员集中在拖轮上；施药在白天进行，溴甲烷熏蒸放药速度应掌握在每分钟1～2kg为宜；施药后2h开始全面检查机房、住处、伙房、储藏室等场所，发现漏毒立即堵漏，情况良好时，由熏蒸队轮流昼夜值班，定时查漏、测毒；安全处理残留药剂及器具。

（三）急救措施

在实施熏蒸时一定要严格按照操作规程进行，一旦发生意外，产生中毒现象，应积极采取有效急救措施，防止发生生命危险。

1. 自身中毒

（1）如果已经接触到熏蒸剂，应立即撤离现场，并提醒身居危险之中的其他人员。如果自己感觉有轻微中毒症状，应尽快撤离到空气清新处休息；如果中毒症状明显，应立即就医。要注意观察，有的熏蒸剂中毒症状可能延迟表现。为防止事态的进一步扩大，要告知其他人自己已经中毒。同时，要迅速向主管人报告所有的详细情况。

（2）如果液体熏蒸剂溅到皮肤或衣服上，要马上脱下沾有熏蒸剂的衣服，用大量的水和肥皂冲洗皮肤，不要使用粗糙的布或刷子，直到手指甲和脚趾甲都洗净为止。沾有熏蒸剂的皮肤也可用酒精棉球轻轻的擦洗。

（3）熏蒸剂污染过的工作服未经彻底通风、洗刷和干燥不得重新穿用。

2. 他人中毒

（1）采取紧急措施，禁止无关人员进入污染区。

（2）应佩戴好防毒面具，立即将中毒者转移到空气新鲜的地方。

（3）如果中毒者的呼吸已经明显减弱，则应采取人工呼吸，给中毒者适时地输氧，输氧是有好处的。在所有急救措施当中，人工呼吸是首先要考虑的主要措施之一。

（4）根据中毒者症状的变化决定是否需送医院或请医生直接护理或照料。中毒症状明显，应立即送医院救治。

（5）应尽可能地使病人保持温暖、舒适和安静。

（6）如果中毒者出现痉挛症状，可服用轻微的镇静剂。

（江威，陈萍，陈青）

第四节　辐照处理技术

一、辐照处理概述

随着辐照处理技术的发展，越来越多的国家和国际组织开始重视检疫辐照处理技术的应用。经过多年的研究开发和组织协调，国际食品辐照咨询小组（ICGFI）制定了检疫辐照处理的推荐标准，国际植物保护公约（IPPC）植物检疫措施临时委员会（ICPM）在2003年第五次会议上正式通过了第一个检疫辐照处理技术标准——《辐照用作植物检疫处理措施准则》（ISPM No. 18，the guideline for irradiation used as phytosanitary measure）。一些区域性植物保护组织认可了检疫辐照处理方法，美国、澳大利亚、新西兰、泰国、印度、越南等国家先后批准了辐照处理在检疫中的应用。

（一）辐照处理及其相关的概念

1. 辐射和辐照处理　　辐射（radiation）是一种能量传输的过程，主要辐射源包括无线电波、微波、红外线、可见光、紫外线、X射线、γ射线等。根据辐射对物质产生的不同效应，辐射可分为电离辐射和非电离辐射。电离辐射又称为辐照，是指由初级辐射或次级辐射与物质发生作用产生粒子或电磁波，常用的电离辐射有γ射线、电子束和X射线，其中γ射线和X射线属于电磁辐射是波动形式的能量；而电子束辐射是粒子辐射，是由高速度的物质粒子（如电子）组成，在运动中传递能量。食品辐照中允许使用的电离辐照源包括^{60}Co或^{137}Cs发出的γ射线；电子加速器产生的能量低于10 MeV的电子束；机械能（电子加速器）产生的能量低于5 MeV的X射线。

辐照技术在食品卫生安全及保证质量方面的应用被称为食品辐照处理或食品辐照（food irradiation）；在检疫处理中应用则称为检疫辐照处理（phytosanitary irradiation treatment），简称为辐照处理。食品辐照是指利用射线对食品的辐射生物学和辐射化学效应，杀灭食品中的寄生害虫和病原微生物，抑制新鲜水果蔬菜的生理代谢活动，实现杀虫灭菌、抑制发芽、延缓生理过程，达到食品安全保藏和保证食品卫生安全的目的。

检疫辐照处理就是利用粒子化辐照射线（γ 射线、电子束、X 射线等）对货物进行处理，使其携带的有害生物死亡、失去繁殖能力或不能成功发育，达到防止有害生物传播、蔓延和扩散的目的。

2. 剂量和吸收剂量　吸收剂量（absorbed dose）是指单位质量受照射物质中所吸收的平均辐射能量，其单位是戈瑞（Gray，简写为 Gy），1Gy 即指 1 千克（kg）物质吸收 1 焦耳（J）的平均能量，过去常用单位是拉德（rad），其换算关系是：1Gy = 100 rad。目前大家普遍将吸收剂量简称为剂量（dose）。最低有效吸收剂量（minimum effective dose）是指达到辐照目的所需的剂量，对检疫处理来说就是达到控制有害生物的目的所需的剂量；最高耐受剂量（maximum endurance dose）即货物品质不发生有害改变的最大剂量。

3. 剂量分布图　剂量分布图（dose mapping）是指在辐照处理过程中，利用剂量计对不同位置货物所吸收的剂量进行测定绘图，从而确定辐照产品中的剂量分布。从剂量分布图中可以知道辐照产品中的最大吸收剂量（maximum absorbed dose）与最小吸收剂量（minimum absorbed dose）。最小吸收剂量要高于最低有效吸收剂量，以达到辐照检验处理控制有害生物的目的；最大吸收剂量要小于所处理货物的最高耐受剂量，以避免辐照损伤货物的品质。

4. 辐照剂量不均匀度　辐照过程中，最大吸收剂量与最小吸收剂量的比值称为辐照剂量不均匀度（dose uniformity）。在食品辐照处理时一般规定其不超过 2.0。在满足所需的最小吸收剂量的同时，要最大限度地减少辐照对货物的损伤，因此需要尽量降低辐照剂量不均匀度。

（二）辐照处理致死机理

有害生物的辐照生物学效应是一个复杂的过程，需要经历一系列性质不同而又相互关联的物理、化学和生物学变化，最终导致生物分子损伤。涉及分子、细胞功能和代谢的变化，以及生物体各个组成部分之间相互关联的变化等。

1. 生物分子损伤　生物分子损伤是一切辐照生物效应的物质基础。生物分子自由基与生物分子损伤有着密不可分的关系。自由基是指一些化学性质不稳定，寿命短，独立存在的，带有一个或多个不成对电子的原子、分子、基团或离子。生物分子自由基产生后迅速起化学反应，两个自由基不配对电子相互配对，或是不配对电子转移给另一个分子，造成分子化学键的变化，引起生物分子损伤。自由基反应能不断地生成新自由基，继续与原反应物起反应，形成连锁反应，使生物分子损伤的数量不断扩大，直到出现歧化反应，生成两个稳定分子。

自由基由以下两种方式产生：

（1）直接作用（direct effect）。辐照直接作用于生物大分子（如，DNA 分子、酶和蛋白质），引起电离和激发，对生物大分子产生一定的损伤，并产生生物分子自由基。

（2）间接作用（indirect effect）。辐照作用于生物分子周围的水分子形成水解自由基。水解自由基再与生物分子发生物理化学反应生成生物分子自由基。由于生物细胞含水量很高，因此生物分子损伤主要由间接作用引起。

生物分子具有一定的修复能力。当损伤大于修复能力时，生物分子受到损伤。生物分子损伤可造成分子结构和性质的变化，从而引起功能和代谢的障碍。例如，辐照可引起DNA链断裂、DNA交联、碱基变化、DNA合成受到抑制、分解加强。这些变化可影响DNA的复制、转录和转译。在辐照作用下蛋白质和酶分子的肽键电离、肽键断裂、疏基氧化、二硫键还原、旁侧羟基被氧化等发生分子结构的破坏，从而导致蛋白质发生功能上的改变。辐照使蛋白质生物合成被激活、被抑制，或者呈双相转化，即先抑制而后增强。辐照后蛋白质分解代谢显著，蛋白质水解酶活力增加。同时，辐照后机体摄取食物减少，加剧了蛋白质分解代谢。杨荣新等对中国野蚕的辐照不育机理的研究发现，电离辐照后生殖细胞染色体的结构变异（缺失、倒位、易位），并且其后代均表现出不育。究其原因主要是由于染色体结构变异的遗传效应造成的，缺失对生物体的生长发育有很大的影响，其影响的程度视缺失的大小、缺失的基因以及物种染色体倍数性而定。大的缺失相当于显性致死，小的缺失在纯合状态下可能是致死或半致死。缺失在杂合状态下一般对当代生活力没有影响，但由其产生的生殖细胞多是不育的。

生物分子功能和代谢的障碍最终可导致昆虫死亡、寿命缩短、羽化延迟、不育、孵化减少、发育迟缓、取食减少和呼吸障碍。

2. 辐射处理对昆虫生理的影响

（1）对消化系统的影响

①对食道上神经节的影响：一定剂量的γ射线对昆虫的食道上神经节有一定影响，一般表现为食道上神经节缩小，且缩小量与剂量有关。昆士兰实蝇老熟幼虫和地中海实蝇三龄幼虫经γ射线处理后，食道上神经节明显缩小。

②对中肠的影响：γ射线对昆虫的中肠组织一般影响很大。一定剂量辐射后可引起中肠组织离解，破坏再生细胞从而破坏上皮组织，引起柱状上皮细胞及其核肿大，产生排列无序的泡状物，基膜和鞘肌松散，最终导致试虫死亡。但某些昆虫如地中海实蝇的肠道系统对γ射线辐射有明显的耐受性，其再生细胞有较高的耐辐射性。Faria 等研究表明，50～200 Gy γ射线对小卷蛾（*Ecdytolopha aurantisns* Lima）中肠组织有很大的影响，导致其丧失中肠上皮，基膜和肌肉松散和微绒毛挤在一起，再生细胞尤为敏感。对棉铃象（*Anthonomus grandis* Boheman）的组织学研究表明，比绝育剂量低很多的剂量能杀死活虫绝大多数再生细胞，导致分泌上皮的再生细胞大多数甚至全部损失。遮盖试验表明，绝育剂量处理的该虫的高死亡率主要是由于中肠的破坏而引起的。53Gy γ射线处理杂拟谷盗（*Tribolium confusum*）有再生细胞增多现象，其增加量随剂量的升高而逐渐下降，500Gy 和 700Gy 分别处理 5d 和 12d，柱状上皮细胞及其核肿大并产生排列无序的泡状物，这些泡状物剥落入中肠腔中，基膜和鞘肌松散。受细菌污染的棉铃象在辐射时中肠上皮细胞迅速恶化解体，组织在几天内就被破坏。

（2）对虫体内酶类、蛋白质和氨基酸等化合物的影响。有关辐射对昆虫体内酶影响的研究主要集中在酚氧化酶和酯酶同工酶方面。一般情况下，一定剂量辐射可引起虫体内酚氧化酶活性的降低，影响黑化率。≥20Gy ^{137}Cs γ射线处理加勒比按实蝇（*Anastrepha suspense* Low）的幼虫无典型黑化现象。但苹果小卷蛾（*Cydia pomonella* Linnaeus）处理后，其酚氧化酶活性无特别明显的改变，经辐射的幼虫黑化率降低，时间越长黑化越明显。黑化率还与从寄主中取出昆虫时受到的损害程度或受颗粒体症病毒或微粒子病等病原物感染情况有关。辐射对酯酶同工酶也有影响，但目前研究还不多。^{60}Co γ 射线对亚洲玉米螟（*Ostrinia furnacalis*）的同工酶有影响，处理后不同发育期试虫酶谱不同，昆虫不同部位酶谱又不同，性别不同酶谱也不同，这种效应随辐照剂量升高而升高。辐射可对昆虫体内蛋白质产生影响，导致某种或几种氨基酸的减少甚至失去。如处理亚洲玉米螟 3d后，在未处理的蛹电泳带上出现 1 条新带；γ 射线 150Gy 和 200Gy 处理橘小实蝇时，各发育期的氨基酸减少，且检测不到苯丙氨酸和脯氨酸。200Gy 能减少氨基酸含量，导致成虫处理 10d 后天冬氨酸、胱氨酸和缬氨酸全部失去。此外，γ 射线辐射不影响地中海实蝇分泌信息素的总量，但影响各组分的比率。

（3）辐照对昆虫发育和繁殖的影响。昆虫经辐射处理后，一般表现为绝育、死亡、畸形、体重减轻、胚胎不正常，以及产生不育、无生活力的卵和影响后代的性比等。此外，辐射对某些昆虫还具有诱导孤雌生殖、影响取食、消化和产卵量等影响，还能对某些昆虫的寄生蝇、寄生蚜等产生一定的影响。辐射对害虫的这些影响是由于干扰了其正常的生理活动，对其消化系统、生殖系统和循环系统等产生了影响。造成这些结果的直接原因是对生殖细胞的破坏，从而导致染色体发生突变，影响生殖细胞的正常发育，导致绝育或畸形。辐射处理后的不育与射线对生殖细胞的影响密切相关。处理后生殖细胞活力下降，出现发育不正常，甚至彻底抑制生殖细胞的产生等，最终导致发育延迟、不育或死亡等现象。γ 射线辐射导致粗脚粉螨（*Acarus siro* Linnaeus）性原细胞发生严重变化，包括内质网的膨胀和线粒体脊的瓦解，后者有时还在线粒体基质中产生圆的髓磷脂结构，发育细胞的破坏能导致精子发生的中断，减少精细胞的产生。用 γ 射线处理嗜人锥蝇（*Cochliomyia hominivorax* Coquerel）蛹，1Gy 使几乎所有的初级精母细胞死亡，大部分次级精原细胞在 5Gy 时死亡；20Gy γ 射线处理五龄棉红蝽（*Dysdercus koenigii* Fabricius）若虫，体细胞和生殖细胞均受到影响，卵巢中的双核营养体细胞最先受到损害，细胞全部溶解，余下的核形成多核聚集，然后，原卵发生早熟，接着卵黄腺中的卵母细胞发生融合，这可能是由于滤泡间组织和卵泡上皮的屏障的消失或移位。250 Gy 或 400Gy γ 射线使谷实夜蛾（*Helicoverpa zae* Boddie）精子活力降低。

辐射通过引起染色体的畸变而导致试虫畸变，同时由于染色体的可遗传性，也引起其后代畸变和绝育现象。^{60}Co γ 辐照引起谷实夜蛾母代高频率的染色体畸变，这种畸变能遗传给 F_1 代，F_2 代幼虫的染色体畸变频率比 F_1 代幼虫的小。若用乙醇处理果蝇（*Drosophila melanogaster* Meigen）后再辐射，因乙醇清除羟基很有效，在很大程度上间接影响辐射效果，因为乙醇或乙醇羟基损伤断裂的染色体端段的修复，进而影响卵中染色体的重排。由射线诱发的染色体缺失的频率能被两性霉素 B 和 4 - methyluracyl 的 N -甲基 α - 谷氨酸盐改变，前者增加了膜的通透性，增加了染色体缺失频率，后者减少了膜的通透性，减少了缺失频率。细胞学研究发现，生殖细胞减数分裂核有很多移位现象。

昆虫的体细胞耐辐照能力强于生殖细胞，特别是昆虫发育到蛹后期或成虫期，此时体细胞分化基本完成，耐辐照能力大大增强，而同期的生殖细胞仍处在分化过程中，抗辐照能力相对较差。因此，在昆虫蛹后期或成虫期以适当的剂量照射，有可能达到人们所期望获得的目标，即一方面使辐照虫体的体细胞损伤小，成虫的羽化率、寿命和飞翔能力等少受影响，保持较强的寻找配偶和交配能力；另一方面又能导致生殖细胞显性致死，失去繁衍后代的能力。

（4）其他影响。辐射可对昆虫的循环系统产生影响。例如：造成加勒比按实蝇血细胞明显减少。对昆虫的翅和鳞片的形成以及飞翔能力也会产生一定的影响，γ射线能影响家蚕（*Bombyx mori* Linnaeus）翅和鳞片的形成，对幼虫化蛹后24～36h进行处理，可抑制成虫羽化后的翅展和鳞片的形成。

3. 其他因素对辐照效果的影响　在限定条件下，某些种类成虫对辐射更敏感，处理后在亚致死剂量及致死剂量射线下其生存期减少至少1周。在有N_2气的条件下，白腹皮蠹（*Dermestes maculates* DeGeer）较敏感。地中海实蝇在N_2中死亡率增高，且在N_2中处理的蛹羽化后比在空气中处理的更活跃。另外，辐射结合低温处理也是在口岸检疫处理中常运用的一种行之有效的方法。

某些害虫对辐射也会产生抗性。如橘小实蝇成虫羽化后在100Gy射线下处理2d，经20代筛选，存活率可高达90％，而未经筛选的母代存活率为35％。值得注意的是，几乎所有的选择反应都发生在前12代，当达到这一水平后，耐性即使在无辐射选择压下也会一直存在。

二、辐照装置与辐照剂量检测

（一）辐照装置

辐照装置是辐照处理中传输能量的必不可少的装备。由辐射源和辐照设施组成。

1. 辐射源及其性能比较　通常把能够产生电离辐射的物质或装置统称为辐射源。可以把辐射源分为两类，一类是通过核转变产生电离辐射的装置或物质，如放射性核素、核反应堆；另一类是用电磁场把带电粒子加速至高能量的电器装置，如电子加速器。

目前，在辐照加工领域常用的辐射源有3种，即γ射线、电子束及X射线。[60]Co辐射源产生的γ射线本质上与光、红外线、X射线等一样均属于不带电的电磁辐射，因其穿透能力强，可以直接穿透加工包装好的食品。但钴源较昂贵，需要定期补充，加工成本较高，且需要专门的产品传输系统，以便获得好的照射效果。[137]Cs是一种重要的裂变产物，也可以用做辐照装置的γ辐射源，而且其半衰期长达30年，能长期稳定放射γ射线，无需经常补充。但由于其γ射线能量较低，能量利用率较低，而且裂变产物分离成本高，且铯源一般为易溶于水的有载体铯盐，即使不锈钢双包壳焊封也不能水井下储存，故目前很少使用。γ辐照装置技术成熟、操作简便、稳定可靠。目前，[60]Co辐射源是食品辐照中应用最广的辐射源。电子加速器产生的电子束，其本质上是电子，质量为氢原子的1/1863，带1单位的负电荷。电子加速器射束集中，剂量率高，能量利用率高，辐照时间短，便于进行大规模连续生产，电子束能量和束流强度可以调节，质量容易控制，加工成本低，停机后不存在辐射，但需要适用的产品传输系统，运行技术要求高。γ辐照装置与电子束辐照装置的性能比较见表5-15。

近年来，随着辐照加工业的迅速发展，国际上[60]Co辐射源日渐供不应求，价格有所上升，加上放射性废源的回收困难及回收费用昂贵，人们把目光转向了电子加速器，促使电子束辐照向医疗用品灭菌和食品辐照的快速转移。由于电子束本身的特点，穿透被照射物质的能力较差，特别是对密度较大的食品材料，电子束辐照效果受限，从而影响了电子加速器的广泛应用。利用加速器的可控性和无放射源的特点，同时又具有了 X 射线的较强的穿透能力。具有一定动能的电子束打击在重金属靶上会产生穿透力很强的 X 射线。3MeV 电子产生的 X 射线与 ^{60}Co γ 射线具有很相似的穿透特性。75kW、3MeV 的电子在金靶上产生的 X 射线，其转换系数约为 10%，功率相当于 7.5kW，即 1.9×10^4 TBq 的 ^{60}Co。X 射线的空间分布不像 ^{60}Co γ 射线那样均匀地呈 4π 立体角发射，而略倾向前方。因此，产品传输系统的设计较简单，辐照效率也较高。

表 5-15　^{60}Co γ 辐照装置与电子束辐照装置的性能比较

^{60}Co γ 辐照装置	电子束辐照装置
①γ 射线穿透能力强，适用于大包装、不规则物体的辐照	①电子束穿透能力弱，适用于细薄、不太厚的线缆、片材或物品的辐照
②设备操作难度小，操作维修方便	②设备操作难度较高，操作维修要求较高
③连续发射 γ 射线，防护条件要求较高	③电子束可开关控制，防护较容易
④辐照强度随时间衰减	④电子束强度可保持不变
⑤需要不断补充新源	⑤不需要定期更换
⑥低剂量率，辐照时间长	⑥高剂量率，辐照时间短
⑦功率成本与运行成本较高	⑦功率成本与运行成本较低
	⑧可以兼作 X 射线源

X 射线辐照加工应用是对电子束辐照加工的补充和对 ^{60}Co 产生 γ 射线的一种替代方法。适合于厚物品及大包装物的辐照处理，特别是当电子加速器上装有 X 射线转换靶时，可以根据辐照产品的要求，既可以使用电子束，又可以使用 X 射线处理。目前，由于技术和经济上的原因，X 射线辐照加工应用仍处于开发试验阶段，但应该是将来的一个发展方向。

2. 辐照设施　辐照设施一般采用钢筋混凝土结构，保护墙厚度要根据辐照源强度计算而定。以 ^{60}Co 辐照实施为例，其辐照室建在存放 γ 源上面，它由操纵室、迷道和辐照室等部分组成。

操纵室一般有控制台和钴源提升机械，机械提升装置可以是电动的，也可以是手动操作。此外，设有可视系统（工业电视或防护玻璃窗，也可以采用透明化学溶液窗如 $ZnCl_2$ 等）。另外还设有剂量监护仪表和安全报警系统。

迷道的功能是减弱射线，它可以是弧形的，也可以是拐角式的。以拐角式迷道为例，可以使射线减弱到原强度的 10%～1%。

辐照室内主要有储源设备和通风系统。储源设备主要有两种：一种是普通使用的水井式储源结构，这种结构安全性好，具体水井深度可根据辐照源种类、强度及国家规定的安防标准来确定。采用水井式储源结构对安全操作和维修都比较方便。当需要进行辐照时，在操纵室内通过远距离操作把源提升到所需要的位置上，照射完毕再降到水井中。另一种方式是干储法储源结构，即采用铅罐，将铅罐埋入地下，需要时远距离操纵把源提升上来。

照射室内还设有强力通风装置以更新空气。因为辐照源能使空气电离，会产生大量臭氧和一氧化氮等有害气体，需要及时将其排放。

（二）辐照剂量检测

辐照射线与物质相互作用产生的各种效应，是辐照剂量测量的基础，原则上受照射物质所引起的效应与吸收的辐照能量具有确定且能重复出现的关系，就可用于剂量测定，如电离、发热、发光（激光）等各种物理变化，氧化还原、裂解、聚合、交联、变色、黏度变化等化学变化以及由此引起物体的物理性质的变化。在基于这些反应制作的电离室、正比计数管和 GM 计数管已广泛应用于剂量测量中，热释光元件、玻璃荧光体以及量热方法和化学方法也常用于剂量测量中。

剂量测量系统是由相应的剂量计，辅以相关的分析仪器及剂量响应校准曲线（剂量响应函数）组成的剂量测量系统。在辐照加工中常用的剂量测量计量包括量热计、电子束流密度计、Frick 剂量计、硫酸铈-亚铈剂量计、重铬酸盐剂量计、氯苯乙醇剂量计、丙氨酸剂量计、辐射显色薄膜、硫酸亚铁-铜剂量计等。其中，Frick 剂量计在检疫处理中应用较多，现加以介绍。

Frick 剂量计又称为硫酸亚铁剂量计，是 Frick 等在 1927 年发现的，该剂量计的量程范围能够满足水果检疫辐照处理的需要。在漫长的发展历史中，人们对硫酸亚铁剂量计进行了大量的研究和完善。由于其具有确定的化学反应机理和线性剂量响应关系，具有良好的组织等效吸收特性等，目前它已成为最成熟和理想的化学测量体系，广泛用于辐射化学、辐照食品质量控制、日常剂量测定、剂量计校准等许多实际工作中。

Frick 剂量计标准测量体系是由剂量计溶液，辅以辐照容器和紫外分光光度计组成。其剂量计溶液的标准组成为：

1×10^{-3}mol/L $FeSO_4$ 或 $Fe(NH_4)_2(SO_4)_2$

1×10^{-3}mol/L NaCl 与 0.4mol/L H_2SO_4

上述溶液占总剂量计溶液的 4％，其余 96％为水。体系对水质要求高，通常用 4 次重蒸水配制。其依据的反应是，硫酸亚铁溶液中的亚铁离子 Fe^{2+} 在辐照的作用下被定量氧化为 Fe^{3+}，其产额与体系中吸收的辐照剂量成正比。通过紫外分光光度计在 Fe^{3+} 吸收峰处对辐照前后溶液进行定量分析，可以准确测定 Fe^{2+} 转变为 Fe^{3+} 的改变量，依据一定的转换关系确定体系的吸收剂量。

三、辐照处理操作规程

在辐照检疫处理过程中，最低吸收剂量、剂量测定和防止有害生物再感染措施是影响辐照效果的三个关键控制点。在这些关键控制点上的操作失误将会降低辐照处理的有效性。换言之，只有严格按辐照检疫处理规程操作，才能保证处理的有效性。

（一）辐照设施核查

辐照不论用于食品的卫生处理还是检疫处理，辐照设施的性能直接关系到处理的成败。为保证辐照的安全和质量，需要合格的辐照处理设施和良好的操作规范。国际食品法典委员会于 1979 年制定了《食品辐照通用法典》（1983 年颁布、2003 年修订），也制定了辐照设施、剂量、操作、人员、管理等方面的规范，2003 年 IPPC 制定了《辐照用作植物检疫措施准则》（ISPM 18），包括辐照设施认可、审核、剂量等基本要求，但在食品卫生处理的设施认可、审核、操作工艺、技术人员等方面，缺乏统一的、被各国普遍接受的国际标准，在开展食品辐照的国际贸易过程中，需要进口国对用于处理的辐照设施进行认可和审核，审核要求方面也存在差异，因此，在一定程度上影响辐照食品国际贸易的发展。

为此，IAEA 组织有关专家起草，于 2011 年制定了亚太地区辐照设施要求标准"用于食品和农产品卫生与检疫处理中辐照设施的审核与认可指南（草案）"（Draft Guidelines for the Audit and Accreditation of Irradiation Facilities used for Sanitary and Phytosanitary Treatment of Food and Agricultural Products）。该指南的正文包含辐照设施认可和审核方面的内容，共分为 9 章，2 个附录。其中，各章节的主体内容如下。

（1）参考资料。包括辐照设施、食品辐照、检疫处理等相关的国际标准。

（2）术语及其解释。其中，确立的目标是：制定用于食品卫生处理和检疫处理中的辐照设施的认可和审核通用的框架性准则，以保证亚太地区食品辐照剂量的合理分布及保证辐照食品的安全。

（3）范围。包括辐照设施（电子束、X 射线、γ 射线）认可和审核的具体要求，这些要求与相关的国际标准协调一致。

（4）辐照设施的认可。由设施所在国家的辐照管理部门、食品安全管理机构、国家植保机构（用于检疫处理）等认可用于卫生处理和检疫处理的辐照设施。内容包括设施及其位置、处理能力、清洁和安全防护的完整性、防止再次感染或污染的能力等。经认可的辐照设施还需进行周期性的核查。

（5）辐照设施。包括设计、辐照源、仪器、验证（校验）、最大吸收剂量、再次辐照、常规监测和控制、辐照人员、辐照产品特性、设备维修、设施变动等 11 方面的基本要求。

（6）剂量测定。辐照食品接受到所要求的剂量，包括常规剂量测定、剂量计安放、剂量监测放置频率等。

（7）质量管理。包括基本要求、管理职责、监测及分析方法、仪器校准、辐照食品分发、文件管理、记录保存及管理等 7 方面内容。

（8）包装。包括检疫处理应使用防虫包装，卫生处理等。

（9）标签。需要粘贴"辐照处理"标志，标签中包含处理、运输的信息，且需符合相关管理机构的其他要求。

（10）附录 A。辐照设施审核的主要内容，包括辐照设施详细信息、产品信息、主管机构及其管理要求、辐照源、剂量测定系统、食品辐照的质量控制、记录和文档保存、标记和标签、其他信息。

（11）附录 B。批准用于检疫处理的辐照设施的审核清单，包括设施基本要求、技术人员、产品的处置、储存和隔离、辐照处理、包装和标签、文档管理等方面的要求。

（二）最低吸收剂量的设定

电离辐照的剂量必须能够阻止水果蔬菜中有害生物成虫的羽化，每一个最低剂量的设定必须达到这一要求。在此剂量下的辐照不一定要在辐照后使实蝇等有害生物立即死亡，但一定要有可信的研究数据支持这一剂量能阻止成虫的羽化。最低有效剂量的设定要考虑效果、经济和处理产品的质量等因素。

美国食品药品安全管理局的法规允许水果、蔬菜的最高吸收剂量为 1kGy。商业辐照通常只能够保证每批辐照货物的最低吸收剂量，考虑到辐照剂量的不均匀度通常为 2～3（食品辐照通常小于 2），也就是说如果最低吸收剂量为 250Gy，这批辐照产品中某些部分的吸收剂量可能高达 750Gy。就水果、蔬菜来说，在保证 1kGy 以下的辐照剂量，既保证产品的品质又可以做到有效的辐照检疫处理。从经济角度计算，剂量越高辐照的费用也将越高，且高剂量的辐照对产品的颜色和质地产生不良影响的风险加大。

确定合适的辐照剂量是保证检疫辐照处理有效性的关键要素之一。目前一般要求在 95％置信水平下，辐照剂量应保证有害生物的死亡率或不育率达到概率值 9（probit 9）的要求，即能够保证在统计学意义上估计的 99.9968％死亡率或不育率。在 ISPM18 中所列的 14 个处理指标标准中，根据大规模验证试验所使用的害虫数量，按照有害生物在 95％置信水平下的最大存活率 $=1-(0.05)^{1/n}$ 的公式计算出最大可能的存活率后（其中 n 为害虫数量），再确定不同有害生物在统计学意义上死亡/不育的概率。例如，处理指标标准中规定的地中海实蝇的最低辐照剂量为 165Gy，其死亡率或不育率可达 99.9970％。

（三）剂量计量和剂量控制

准确的剂量计量是实施准确剂量的前提。一个有效的剂量保证体系是确保处理产品获得最低吸收剂量的基础。如果实际吸收剂量低于记录剂量，可能会使处理产品中的实蝇等有害生物仍然能够繁殖；如果实际吸收剂量高于记录剂量，可能会使处理产品总吸收剂量超过 1kGy。从而影响产品的颜色和质地，还可能由此引起赔偿纠纷等一系列问题。

辐照处理过程中保证产品接受所需要的剂量是辐照检疫处理的关键。在食品辐照过程中，国际原子能机构和有关国家经过多年的研发，建立了有效的剂量学体系，美国试验和材料协会（ASTM）出版了辐照设施的剂量学导则。剂量计量是整个辐照处理过程控制的一部分，执行 ASTM 制定的导则的辐照设施能够保证所处理产品的吸收剂量。美国动植物检疫局（APHIS）要求辐照处理一定要遵循良好的剂量学规范，做好剂量分布图和辐照吸收剂量记录。ASTM 和美国能量部制定了有关导则和要求，政府部门的监督是落实相关要求的保障。

（四）防止有害生物再感染措施

防止有害生物再感染措施强调的是产品辐照前后的移动和标识。处理过的产品被检疫害虫再侵染是所有检疫处理需面对的风险之一，要有必需的措施来避免这个风险的发生。如果水果、蔬菜在到达口岸后进行辐照处理，还要保证检疫性害虫在从口岸到辐照设施的运输途中不会逃逸。因此，必需建立一个安全保障体系以降低受有害生物再感染或逃逸风险。保障体系包括记录保存、标记、相关的法规、必要的监管和监测措施。

防止有害生物再感染措施包括控制产品辐照前后的移动和标识确认等。具体措施包含包装、标记、记录和辐照设施运行的各种程序。如果辐照设施建在检疫害虫（实蝇）的侵染区，还需要一些特殊的安全措施来避免检疫性害虫在辐照处理后的产品上感染。当然如果是在没有检疫害虫地方就没有必要采取特别的措施。此外，还要严格区分未辐照的产品和已辐照的产品，既要避免应处理的产品未得到处理，也要避免对已辐照的产品进行重复处理。

对辐照设施而言，该设施应该有能力确认最小的吸收剂量，应该按照有关标准建造，辐照处理的产品和未辐照处理的产品应分开存放，并用隔栏隔开，避免两种产品的混杂。为了实施有效的监督，政府主管部门的检查员可检查处理记录或进行不预先告知的检查。对保证辐照进口水果和蔬菜整个体系的完整性而言，监控和检查确实非常重要。辐照商品本身没有确切的证据说明该商品辐照与否。辐照处理没有残留，通常也不会引起商品颜色和质地可察觉的变化。另外，一个有效的辐照处理可能不会杀死所有的害虫，但会阻止害虫进一步发育。辐照设施必须有完备的记录，包括批号、加工记录、加工记录的证明、辐照源强度、剂量、产品中的剂量分布和辐照日期，每批处理的有关记录保持 1 年，作为正常的商业辐照规范或供政府部门检查。

（五）已辐照货物的核实

以水果和蔬菜的检疫辐照处理为例，以推荐的检疫剂量辐照可以满足新鲜水果和蔬菜的检疫除害处理要求，但不能立即杀死目标害虫（卵或幼虫），很可能在检疫辐照处理的产品中发现活的检疫性害虫，在一般情况下，如熏蒸处理、热处理，口岸检查时不接受被活的害虫侵染的商品，以不育为目标的辐照处理存在如何对辐照过的产品进行核实的问题。

新鲜果蔬在辐照之前很可能被实蝇等害虫侵染，即，待处理果蔬中可能存在实蝇等害虫的卵或幼虫。最小吸收剂量 150Gy 的辐照只可以阻止实蝇羽化为成虫，但不能阻止果蔬中实蝇卵的孵化及幼虫发育。在 20 世纪 90 年代经过人们的努力，找出了鉴定辐照产品中的幼虫确实经过辐照处理，确实对当地农业没有危害的方法。这包括对截获害虫生理生化分析和计量计应用两个方面。

截获害虫生理生化分析方面。目前取得的主要研究进展有：①辐照后的实蝇，与前胃相连的上食道管的神经节变小（Jessup，1992；Nation 和 Smittle，1994；Rahman，1990，1992）。辐照后的实蝇染色体产生畸变（Bush，1962；Radu，1975；Robinson，1986；Southem，1976）。这些研究的结果可以鉴定实蝇是否经过辐照，但这些方法在实际应用中存在缺陷，不适合现场应用。②Nation 和 Smittle（1994）在研究基础上，首次提出用辐照后的加勒比海实蝇酚氧化酶的活性降低作为鉴定该实蝇是否经过辐照的一种方法。他们发现 20Gy 辐照晚期的实蝇卵或幼龄的实蝇幼虫，可以很明显的减少三龄幼虫体内酚氧化酶的活性。Mansour 和 Fuanz（1994）也观察到辐照对地中海实蝇有类似的影响，进一步的研究肯定了 40Gy 辐照地中海实蝇的卵和一、二龄幼虫可以更多地减少酚氧化酶在三龄幼虫体内的形成。但是 40～60Gy 辐照三龄幼虫时，对其体内的酶活性无影响，因为多酚氧化酶在三龄幼虫体内已完全形成。上述对酚氧化酶的抑制结果清楚地表明，分别用 20Gy 和 40Gy 的最小剂量辐照加勒比海实蝇和地中海实蝇的卵或幼龄的幼虫，可以明显抑制形成酶的特殊基因的表达。辐照引起的对酚氧化酶的抑制和以后的变黑作用可以用摄像或比色的方法展示出来。已研究出一套比较简单的比色检验方法，可以在几分钟内准确的确定地中海实蝇三龄幼虫在其卵或早期幼虫的发育过程中是否经过最小剂量的辐照。尽管这个方法非常灵敏，鉴定只需 1 头幼虫，不需要专业人员，也较适合在现场应用。但是，果蔬中可传带的检疫性害虫种类很多以及检疫性害虫在辐照处理时也很可能已经是三龄等诸多不确定因素的存在，大大降低了这种方法的可操作性。

剂量计应用方面。目前取得的主要进展有：在辐照处理的商品包装上标有简单直接可读的剂量计，这些剂量计包括利用电子信号记录剂量吸收的半导体剂量计，带有颜色的有机玻璃剂量计等。这些剂量计或者可以直接大概读出吸收的剂量，或者采用以简单的读出仪器来确定吸收剂量。正如美国的"进口水果蔬菜的检疫辐照处理"法规中提到的可能采用的一种剂量片，即当吸收剂量达到一定的量时，透明的剂量片会变黑。但由于辐照处理过程中，不能保证一批次商品的吸收剂量完全一样，只能保证吸收剂量在一个范围内。所以，如果要采用剂量片表示，一定要附有这批处理商品的剂量分布图，还要通过计算才能确定该商品的辐照是否达到了要求。具体要求是：最小吸收剂量要达到控制害虫的目的；最大吸收剂量不能危害商品的品质，且要尽量降低辐照费用。

鉴于对截获害虫生理生化分析方面和剂量计应用方面在鉴定商品是否经过辐照都没有可操作性，美国出台的有关标准和IPPC制定的标准都采用了严格的辐照设施要求和详尽的文件记录的方式，并要求文件记录要保存一定的时间以备查用，以此保证商品得到有效的辐照，且辐照处理安全有效。

四、辐照处理技术指标

国际食品辐照咨询组根据当时的形势，在1984年组织了有关辐照作为一种检疫处理方法的工作小组。工作小组根据收集到的数据初步提出大于150Gy的辐照可保证新鲜果蔬中的实蝇的检疫安全，300Gy可阻止其他昆虫种类的传播的结论。1986—1990年联合国粮农组织/国际原子能机构（FAO/IAEA）设立开展了题为辐照作为食品和农产品的检疫处理方法的协调研究项目，项目结束后的1991年ICGFI（国际食品辐照咨询小组）组织了第二个辐照作为新鲜水果和蔬菜的检疫处理方法的工作小组。该工作小组评估了FAO/IAEA研究项目的结果和常规检疫方法，认为研究的数据表明辐照可以保证各种商品中大多数害虫的检疫安全性，重申了ICGFI辐照检疫工作小组在1986年的推荐剂量，并声明无论是任何寄主商品上的实蝇或其他有害昆虫，辐照都是一种有效的广谱检疫处理方法。ICGFI于1994年发布了《新鲜水果和蔬菜的辐照检疫处理》的文件（17号文件），提出了新鲜水果和蔬菜辐照检疫的推荐标准。该文件中收集到的有关实蝇的检疫辐照的大量验证试验证明150Gy是所有实蝇检疫辐照的有效剂量。此外，还收集到除实蝇以外的其他主要经济重要性和检疫性害虫的辐照处理研究数据（表5-16），得出"除实蝇以外的其他害虫的辐照剂量为不高于300Gy"为宜的结论。

表5-16　阻止成虫羽化或繁殖所需要的有效辐照剂量（ICGFI，1991）

害虫中文名	害虫学名	处理的虫龄	寄主	有效剂量（Gy）
蔷薇卷叶蛾	*Clepsis spectrana*	五龄	玫瑰	200
苹果蠹蛾	*Cydia pomonella*	老熟幼虫	苹果	139～177
苹浅褐卷叶蛾	*Epiphyas postvittana*	五龄	苹果	199
玫瑰短喙象	*Asynonchus cervinus*	成熟卵	柑橘	150
芒果果核象甲	*Sternochaetus mangiferae*	幼虫、蛹、成虫	芒果	300

（续）

害虫中文名	害虫学名	处理的虫龄	寄主	有效剂量（Gy）
芦笋小管蚜	*Brachycorynella asparagi*	成虫	芦笋	100
梨笠圆盾蚧	*Quadraspidiotus perniciosus*	成虫	苹果	300
三叶草斑潜蝇	*Liriomyza trifolii*	幼虫	菊花、番茄	80
灰白花蓟马	*Frankliniella pallida*	幼虫	花卉	100
普通红叶螨	*Brevipalpus destructor*	幼虫、成虫	葡萄	300
二斑叶螨	*Tetranychus urticae*	幼虫	水果、鲜花	300

2002 年 APHIS（美国农业部动植物卫生检疫局）制定的"进口水果蔬菜的检疫辐照处理"法规中，规定了表 5-16 中的 11 种进口蔬菜、水果中的害虫所需的辐照剂量。表中所推荐的剂量的辐照处理可以达到概率值 9（probit 9）的要求，这个剂量几乎可以完全阻止辐照水果、蔬菜中活成虫的出现。

APHIS 的推荐剂量是在大量有关的文献检索的基础上确定的。检疫辐照剂量由于害虫的辐照敏感性的不同而异。Seo 等（1973）在研究基础上建议橘小实蝇和地中海实蝇的最低剂量分别为 250Gy 和 225Gy。瓜实蝇的最低剂量为 210Gy 是基于 209Gy 辐照处理169 903个瓜实蝇的蛹没有发现一个成虫（Seo 等，1973）。APHIS 推荐 150Gy 为昆士兰实蝇（*Bactrocera tryoni*），澳洲果实蝇（*B. jarvisi*），辣椒实蝇（*B. latifrons*），加勒比海按实蝇（*Anastrepha suspense*），山橄榄实蝇（*A. serpentina*），墨西哥按实蝇（*A. ludens*）和西印度按实蝇（*A. obliquea*）等其他 7 种实蝇的检疫辐照剂量。尽管研究数据也表明更低的剂量可能也有效，但 150Gy 剂量的辐照对有一定的辐照忍受性的商品而言可以保证更大的安全性。

2009 年 APHIS 在收集最新研究成果的基础上，对一些有害生物的最低吸收剂量进行了更新，同时对水果、蔬菜、鲜花切枝和叶上的害虫的最低吸收剂量进行了补充完善（表5-17）。

表 5-17　美国批准的各种有害生物辐照最低吸收剂量表

有害生物		最低吸收剂量（Gy）	
中文名	学名	2002 年	2009 年
墨西哥按实蝇	*Anastrepha ludens*	150	70
西印度按实蝇	*Anastrepha obique*	150	70
山橄榄实蝇	*Anastrepha serpentina*	150	100
加勒比海按实蝇	*Anastrepha suspense*	150	70
瓜实蝇	*Bactrocera cucurbitae*	210	150
橘小实蝇	*Bactrocera dorsalis*	250	150
澳洲果实蝇	*Bactrocera jarvisi*	150	100
辣椒实蝇	*Bactrocera latifrons*	150	150
昆士兰实蝇	*Bactrocera tryoni*	150	100
智利短须螨	*Brevipalpus chilensis*		300

（续）

有害生物		最低吸收剂量（Gy）	
中文名	学名	2002 年	2009 年
地中海实蝇	*Ceratitis capitata*	225	150
李象	*Conotrachelus nenuphar*		92
荔枝黑点褐卷蛾	*Cryptophlebia ombrodelta*		250
异型小卷蛾	*Cryptophlebia illepida*		250
甘薯小象甲	*Cylas formicarius elegantulus*		150
苹果蠹蛾	*Cydia pomonella*		200
甘薯象甲	*Euscepes postfasciatus*		150
梨小食心虫	*Grapholita molesta*		200
甘薯茎螟	*Omphisa anastomosalis*		150
苹果实蝇	*Phagoletis pomonella*		60
芒果果核象甲	*Sternochetus mangiferae*		300
其他实蝇（上述未列出的）			150
其他害虫（上述未列出的，且鳞翅目蛹和成虫除外）			400

2007 年 IPPC 制定了第 28 号标准《限定性有害生物的检疫处理》，所批准的辐照处理技术标准作为该标准的附件，至 2011 年为止，已发布 14 项技术指标标准（表 5 - 18）。

表 5 - 18　有害生物检疫辐照处理的最低吸收剂量表（ISPM 28）

有害生物		辐照剂量指标	
中文名	学名	95％置信水平下预期死亡率	剂量
墨西哥按实蝇	*Anastrepha ludens*	$ED_{99.9968}$	70Gy
西印度按实蝇	*Anastrepha obliqua*	$ED_{99.9968}$	70Gy
暗色实蝇	*Anastrepha serpentina*	$ED_{99.9972}$	100Gy
扎氏果实蝇	*Bactrocera jarvisi*	$ED_{99.9981}$	100Gy
昆士兰实蝇	*Bactrocera tryoni*	$ED_{99.9978}$	100Gy
地中海实蝇	*Ceratitis capitata*	$ED_{99.9970}$	165Gy
实蝇科	Tephritidae	$ED_{99.9968}$	150Gy
苹果蠹蛾	*Cydia pomonella*	$ED_{99.9978}$	200Gy
苹果实蝇	*Rhagoletis pomonella*	$ED_{99.9921}$	60Gy
李象	*Conotrachelus nenuphar*	$ED_{99.9880}$	92Gy
梨小食心虫	*Grapholita molesta*	$ED_{99.9949}$	232Gy
梨小食心虫	*Grapholita molesta* *	$ED_{99.9932}$	232Gy
甘薯小象甲	*Cylas formicarius elegantulus*	$ED_{99.9952}$	165Gy
甘薯象甲	*Euscepes postfasciatus*	$ED_{99.9952}$	165Gy

*：在无氧或缺氧的条件下辐照处理。

位于国际原子能机构网址上的国际昆虫致死和不育数据库（International Database On Insect Disinfestation And Sterilization，IDIDAS）收集并提供了有关控制有害昆虫和螨类的辐照剂量，辐照处理这些有害生物在农产品的检疫处理和贸易中有着重要的意义。该数据库不只提供了有关害虫的致死剂量，还提供世界上用于昆虫不育技术（Sterile Insect Technique，SIT）的研究和应用数据。该数据库及时更新补充新的研究数据，截至2011年，已收集到了330多种害虫的辐照杀虫和检疫处理的数据。IDIDAS按照害虫的分类进行编排，查找方便，用户可选用拉丁名或俗名来查找目的害虫的辐照处理数据。大约有27 337个词组可用于用户输入查找有关数据，非常方便。数据库的网址是 http：//www. ididas. iaea. org/IDIDAS。IDIDAS为从事辐照检疫或有害生物防控研究人员提供了便利和帮助。

五、辐照处理技术的应用

虽然研究数据已充分表明辐照作为一种检疫处理方法的有效性和可行性，国际植物保护组织、区域植物保护组织和美国等国家先后出台了相应的法规和标准，但辐照的实际应用还不多，在该方法的社会接受性、经济可行性、标准法规的可执行性等方面还需要作更多的努力。

为推动检疫辐照处理在国际贸易中的应用，IAEA组织开展了国际贸易中热带水果辐照处理的商业化试验项目，2004年，在澳大利亚经辐照处理的芒果正式出口到新西兰，此举标志着检疫辐照处理在国际贸易中的正式应用，随着这一项目的进展，热带水果的国际贸易增长明显。

美国于2007年与印度首先签订了"辐照水果对等性工作协议"，其后又与泰国、越南和马来西亚等国家签订了类似的协议。2007年，印度首次经辐照处理的157 t芒果输往美国，随后，泰国龙眼和芒果、越南火龙果等相继通过辐照处理进入美国市场。2009年2月巴基斯坦在辐照鲜活产品输往欧洲的商业化试验基础上，将2 t辐照产品（包括番木瓜、番石榴、大豆、豌豆、海芋）输往德国和挪威。

在我国，辐照处理研究主要集中在昆虫辐照不育技术领域。昆虫辐照不育技术是害虫生物防治的重要组成部分，是现代生物防治方法中有可能根除新入侵害虫的有效手段。通过大量释放人工饲养的辐照不育昆虫，可以有效降低虫口密度、起到防治或根除害虫的作用。

自20世纪60年代以来，以原子能应用研究单位为主体，我国开展了多种重要农林害虫的辐照不育技术研究和推广，先后对玉米螟、棉铃虫、棉红铃虫、小菜蛾、马尾松毛虫、光肩星天牛等10多种害虫进行辐射不育技术研究，内容包括最佳剂量筛选、辐照效果测定以及小区内和田间释放评估试验等，取得了一些重要的数据和结论。

同时，我国十分重视辐照技术在检疫处理中的应用。为了将辐照技术推广应用于水果、原木和粮谷类等产品的检疫处理中，从20世纪60年代开始，先后曾对柑橘大实蝇、昆士兰实蝇、番石榴实蝇、橘小实蝇、荔枝蒂蛀虫、谷象、绿豆象、印度谷螟、新菠萝灰粉蚧和菠萝灰粉蚧等害虫以及小麦矮腥黑穗病菌的不育剂量等进行了研究，得出相应有害生物不育剂量值见表5-19。

表 5-19 有害生物辐照不育剂量研究信息

有害生物	虫态/病菌	不育剂量（Gy）	研究单位
玉米螟	老熟蛹	450	中国农业科学院原子能利用研究所、山东省农业科学院
棉铃虫	老熟蛹	250（300）	中国农业科学院原子能利用研究所
棉红铃虫	老熟蛹	400	江苏省农业科学院、中国科学院上海昆虫研究所
桃小食心虫	老熟蛹	450	中国农业科学院原子能利用研究所
大豆食心虫	老熟蛹	120	黑龙江省农业科学院植物保护研究所
马尾松毛虫	老熟蛹	350	江苏省林业研究所
菜蛾	老熟蛹	700	浙江省农业科学院原子能利用研究所
三化螟	老熟蛹	400	华南农业大学
甘蔗条小卷蛾	老熟蛹	350	华南农业大学
黄地老虎	老熟蛹	450	新疆农业科学院
柑橘大实蝇	老熟蛹	90	浙江省农业科学院原子能利用研究所、中国农业科学院原子能利用研究所
昆士兰实蝇	幼虫、蛹、成虫	75	深圳动植物检疫局、昆士兰州农业研究室
荔枝蒂蛀虫	老熟蛹	250	华南农业大学
柑橘锈螨	成虫	350～400	华南农业大学
栗象	幼虫	500（致死）	中国农业科学院原子能利用研究所
谷象	成虫	140	农业部植物检疫实验所
绿豆象	成虫	100	中国农业科学院原子能利用研究所
印度谷螟	老熟蛹	600	华中农业大学
光肩星天牛	雄虫	＞97	宁夏农业科学院森林研究所
小麦矮腥黑穗病	冬孢子	5 000～6 000	农业部植物检疫实验所、北京师范大学
番石榴实蝇	三龄幼虫	113	广东检验检疫技术中心
橘小实蝇	三龄幼虫	116	广东检验检疫技术中心
木瓜实蝇	三龄幼虫	161	广东检验检疫技术中心
菠萝灰粉蚧	成虫/若虫	230	广东检验检疫技术中心
新菠萝灰粉蚧	成虫/若虫	230	广东检验检疫技术中心

进入 21 世纪，随着辐照处理应用技术研究投入的加大，在我国相继开展了进境原木检疫性害虫光肩星天牛、青杨虎天牛、松墨天牛、云杉小墨天牛、落叶松八齿小蠹、十二齿小蠹、切梢小蠹等鞘翅目害虫 γ 射线及 9MeV 高能 X 射线处理技术研究，结果表明这些害虫幼虫、蛹和成虫的不育剂量为 60～160Gy。此外，对水果中橘小实蝇、木瓜实蝇、番石榴实蝇等不育剂量的研究，证实了国际相关标准推荐剂量安全有效。目前，我国学者正紧跟国际辐照技术研究发展的步伐，一方面继续开展南亚果实蝇、桃小食心虫、柑橘叶螨、新菠萝灰粉蚧等果蔬害虫的辐照应用技术研究，另一方面积极探索其他辐照设施如大功率加速器、X 射线辐照装置的研制和推广应用，共同推动辐照技术在植物检疫中的应用。

（吴佳教，吴福中，刘勇）

◆ 主要参考文献

陈华忠，张清源，方元炜，等 . 2002. 芦柑接入橘小实蝇的低温杀虫处理试验 [J]. 植物检疫，16 (1)：
　　1 - 4.

陈宇，吴庆，孔秋莲，等 . 2011. 电子束辐照对朱砂叶螨成螨存活和繁殖力的影响 [J]. 核农学报，25
　　(4)：472 - 476.

方剑锋 . 2005. 植物检疫除害处理研究进展 [J]. 植物保护，36 (6)：17 - 21.

付昌斌 . 1998. 检疫处理中的熏蒸法和辐射处理法 [J]. 植物检疫，365 - 369.

何丹军，严继宁 . 2006. 微波加热技术在除害处理中的应用 [J]. 中国检验检疫，(8)：28.

黄庆林 . 2008. 动植物检疫处理原理与应用技术 [M]. 天津：天津科学技术出版社 .

洪霓 . 2006. 农业生物技术系列：植物检疫方法与技术 [M]. 北京：化学工业出版社 .

洪霓，高必达 . 2005. 植物病害检疫学 [M]. 北京：科学出版社 .

康芬芬，魏亚东，程瑜，等 . 2011. 新菠萝灰粉蚧辐照检疫处理研究初报 [J]. 植物检疫，25
　　(5)：25 - 27.

康芬芬，詹国平，黄庆林，等 . 2010. 我国辐照检疫处理的研究现状 [J]. 植物检疫，24 (2)：51 - 54.

李德山，段刚，赵汉青 . 2003. 植物检疫除害处理研究现状及方向 [J]. 植物检疫，17 (5)：289 - 292.

李明，李俊林 . 1996. 干热处理对胡萝卜种带真菌细菌的灭菌效果 [J]. 种子科技，1：35 - 36.

李明，姚勇，郭春莲，等 . 1997. 干热处理对黄瓜种带真菌、细菌的防治效果 [J]. 山西农业科技，25
　　(1)：21 - 24.

梁广勤，梁帆，林楚琼，等 . 1993. 热水处理芒果杀灭果实中的桔小实蝇 [J]. 江西农业大学学报，15
　　(4)：448 - 452.

梁广勤，梁帆，姚文国，等 . 1994. 荔枝蒸热和冷藏综合杀虫检疫处理试验 [J]. 植物检疫，16 (3)：
　　243 - 252.

梁广勤，梁帆，杨国海，等 . 1997. 利用低温和气调对鲜荔枝作检疫杀虫处理试验 [J]. 中山大学学报：
　　自然科学版，36 (2)：122 - 124.

梁广勤，梁帆，杨国海，等 . 1999. 低温处理接入龙眼桔小实蝇杀虫试验研究 [J]. 江西农业大学学报，
　　21 (1)：33 - 36.

梁广勤，梁帆，吴佳教，等 . 1999. 拟输日本芒果蒸热杀虫处理试验研究 [J]. 江西农业大学学报，21
　　(4)：533 - 535.

梁广勤，梁帆，吴佳教，等 . 2002. 应用热水处理技术对进境木瓜作杀虫处理 [J]. 植物检疫，20 (3)：
　　139 - 140.

梁广勤，梁帆，吴佳教，等 . 2005. 沙田柚低温杀虫处理试验研究 [J]. 植物检疫，19 (4)：211 - 214.

梁广勤，林楚琼，梁帆，等 . 1992. 低温处理橙果实中桔小实蝇作为检疫措施 [J]. 华南农业大学学报，
　　13 (1)：36 - 40.

梁权 . 2005. 甲基溴淘汰和替代研究概况与展望 [J]. 粮食储藏，34 (3)：36 - 42.

马骏，梁帆，赵菊鹏，等 . 2012. 菠萝粉蚧和新菠萝灰粉蚧溴甲烷熏蒸处理研究 [J]. 环境昆虫学报，
　　34 (4)：441 - 446.

马骏，林莉，赵菊鹏，等 . 2013. 菠萝粉蚧和新菠萝灰粉蚧 γ -射线辐照处理研究 [J]. 应用昆虫学报，
　　50 (3)：784 - 789.

彭发青，赵艳丽，胡加彬，等 . 2001. 水果的除害处理技术及其发展前景 [J]. 植物检疫，15
　　(6)：363 - 367.

王贵江.1998. 进口水果几种检疫处理方法简介 [J]. 植物检疫，12（4）：218-221.

王海，屠康.2006. 辐射技术防治储粮害虫研究进展 [J]. 粮食储藏，35（5）：3-7.

夏克胜，王力，王甲绪，等.2001. 辐照检疫处理技术简介 [J]. 检验检疫科学，11（3）：59-61.

徐超哲，叶军，袁平，等.2008. 电子直线加速器对水果进行辐照处理的研究 [J]. 植物检疫，22（4）：205-208.

徐海，招晖，余道坚，等.1998. 热冷处理技术在植物检疫中应用概况 [J]. 植物检疫，12（2）：107-109.

乐海洋，李冠雄，喻国泉，等.1997. 辐射用于检疫处理的研究进展 [J]. 植物检疫，11（4）：240-244.

杨杏，管维，陈定虎.2007. 热处理对昆虫生理生化的影响及其在进境水果检疫处理中的研究和应用 [J]. 植物检疫，21（3）：180-182.

姚艳平，张光明.2010. 检疫除害处理 [M]. 北京：中国农业科学技术出版社.

徐文雅，王迪，刘涛，等.2014. 香蕉携带杰克贝尔氏粉蚧的甲酸乙酯技术初报 [J]，植物检疫，28（4）：16-21.

詹国辉，樊新华，孙威，等.2002. 辐照处理技术在检疫除害中的应用 [J]. 四川林业科学，23（4）：37-41.

赵菊鹏，马骏，梁帆，等.2012. 番石榴实蝇3龄幼虫辐照处理试验研究 [J]. 植物检疫，26（4）：19-22.

赵菊鹏，胡学难，梁帆，等.2010. 桔小实蝇、木瓜实蝇辐照检疫除害处理试验研究 [J]. 植物检疫，24（4）：6-9.

周利娟，胡美英，徐汉虹，等.2004. γ 辐射对昆虫生理影响的研究进展 [J]. 核农学报，28（1）：77-80.

周永淑，陈宏.1997. 检疫害虫的辐照处理概述 [J]. 植物检疫，11（1）：51-56.

朱光耀，顾忠盈，吴新华，等.2010. 进境原木熏蒸的溴甲烷重复利用技术应用研究. 植物检疫，24（3）：4-7.

朱西儒，徐志宏，陈枝枝.2004. 植物检疫学 [M]. 北京：化学工业出版社.

Burditt A K Jr，Balock J W. 1985. Refrigeration as a quarantine treatment for fruits and vegetables infested with eggs and larvae of *Dacus dorsalis* and *Dacus cucurbitae* (Dipter：Tephritidae) [J]. Journal of Economic Entomology，78：885-887.

De Lima C P F，Jessup A J，Cruickshank L，et al. 2007. Cold disinfestation of citrus (*Citrus* spp.) for Mediterranean fruit fly (*Ceratitis capitata*) and Queensland fruit fly (*Bactrocera tryoni*) (Diptera：Tephritidae) [J]. New Zealand Journal of Crop and Horticultural Science，35：39-50.

FAO. 2009. International Standards for Phytosanitary Measures (ISPM)：Guidelines for the use of irradiation as a phytosanitary measure [M]. No. 28 Publication. Rome，http：//www.ippc.int/.

Hallman，G J，Mangan R L. 1997. Concerns with temperature quarantine treatment research [M] //In G L Obenauf. Annual International Research Conference on Methyl Bromide Alternatives and Emissions Reduction，San Diego，CA，USA，Nov 3-5. pp. 791-794.

Hallman G J. 2000. Expanding radiation quarantine treatments beyond fruit flies [J]. Agricultural and Forest Entomology，2：85-95.

International Atomic Energy Agency (IAEA). 2002. International Database on Insect Disinfestation and Sterilization [M]. http：//www.ididas.iaea.org/.

Internation Consultative Group on Food irradiation (ICGFI). 1991. Codes of good irradiation practices [M]. http：//www.iaea.org/programmes/nata/d5/index.html.

USDA. 2012. Treatment manual ［M］. http：// www. aphis. usda. gov/PPQ/Manual/.

Willink E，Gastaminza G，Gramajo M C，et al. 2007. Estudios básicos para el desarrollo de tratamientos cuar-
entenarios con frío para *Ceratitis capitata* y *Anastepha fraterculus* en cítricos de Argentina ［M］. E Willink,
G Gastaminza，L Augier et al. Moscas de los frutos y su relevancia cuarentenaria en la citricultura del No-
roeste Argentino：once añs de investigaciones 1996－2007. Las Talitas，Tucumán，Argentina.

第六章
入境台湾果蔬害虫的检疫鉴定

第一节　介壳虫的检疫鉴定

介壳虫又称蚧类，属同翅目（Homoptera）蚧总科（Coccoidea）。据 Borchsenius（1958）提出的蚧虫系统发育，粉蚧科 Pseudococcidae 属于第四分支，盾蚧科 Diaspididae 属于形态特征更特化的第七分支。介壳虫是在植物上营寄生生活的、形态特征很特化的小型昆虫，是典型的雌雄异形，雌成虫有极其重要的分类价值，绝大多数情形是以雌成虫的特征来进行种类鉴定。雄成虫和若虫虽在正常分类上也有意义，但其发生时间很短、稀少或有季节性，有的种类完全没有雄虫，或雄虫很少。

粉蚧科雌成虫虫体卵圆形或长形，大小变化很大，较小的约 0.5～1.5mm，而大的种类体长约 12mm，通常为 3～5mm。触角长丝状或细索状，与虫体长度相比短小，着生在头顶端腹面两侧边缘。眼 1 对，较发达，着生在触角基部附近，也有的种类退化或无眼。胸足分前足、中足和后足，分别位于 3 个胸节上，具有正常节数。胸足常由基节、转节、腿节、胫节、跗节和爪 6 个部分组成。基节上有时还有大而透明的，很硬化的节面上有小而圆的发亮的"斑点"，这就是细管状蜡腺的开口处，或是网孔，统称透明网孔。胸气门 2 对，分为前气门和后气门，常为喇叭状。大多数粉蚧均有背裂，又称背孔。背裂按其着生位置的不同，在前胸背板上的称为前背裂，在第七腹节背板上的称为后背裂。腹裂又称腹脐，常以局部角质化的狭窄硬化框作为界限，其数目和大小在不同的种类中变化很大。泌蜡腺分布在虫体背和腹两面，有两个基本类型：圆盘状腺和圆柱状腺。圆盘状腺又称盘腺，分为多孔腺、五孔腺、六孔腺和三孔腺。圆柱状腺又可分为管状腺、蕈状腺、瓶状腺和放射刺管腺。刺孔群是一种特殊的泌蜡构造，着生在虫体背面边缘或背面中部。刺孔群由 2 个、少数 1 个或数个圆锥状刺和聚集在刺附近的三孔腺或少数五孔腺，并常有一些毛共同组成。

盾蚧科雌成虫体扁，头与前胸愈合，腹部末端数节愈合成臀板；肛门位于背面，简单，无肛板、肛环及肛环刺毛；生殖孔位于腹面；触角和足极退化或消失；身体被有分泌物构成的盾形介壳。雌介壳即雌虫所形成的介壳，通常由 4 个部分组成：第一蜕皮，第二蜕皮，分泌物，三者在虫体的背面组成一个较坚硬的保护盾，称为背介壳。背介壳的形状，大小，三部分所占的比例、形状、颜色及其重叠的情形，是分类最显著的特征。雌成虫的大小，形状，颜色等也是分类的特征。雌成虫腹末 4 节愈合形成臀板。沿臀板后缘的各种附属构造如中臀叶、第二臀叶、第三臀叶的大小、形状和缺刻的情形为分类重要特征。腺管的类型、数目和分布的情况也是分类的重要特征。

介壳虫的为害主要由于它们的刺吸式口器终生插入植物组织内，大量吸食植物汁液，而且为了取食更多的汁液，将口针尽量插入植物组织深处，因而破坏植物组织，使组织褪色、死亡；又由于其所分泌唾液的影响，使局部组织畸形，有的还传播植物病毒病。介壳虫为害极其广泛，从草本植物到木本植物、从果园到森林、从森林到公园、从农田到菜园，无一不受其为害。因此，对其开展检疫和处理十分重要。介壳虫种类繁多，分布极广，能为害许多果树、蔬菜和园林植物，在入境台湾果蔬口岸检疫中经常截获盾蚧科和粉蚧科昆虫。

一、红圆蚧

(一) 名称与分类地位

学名：*Aonidiella aurantii* Maskell
英文名：california red scale，red scale，red orange scale
分类地位：同翅目（Homoptera），盾蚧科（Diaspidae），肾盾蚧属（*Aonidiella*）。

(二) 分布与危害

该种分布在北纬 40°以南几乎所有地区。具体的国家和地区有中国、法国、塞浦路斯、希腊、意大利、西班牙、马耳他等地。

寄主有柑橘、芒果、香蕉、椰子、无花果、苹果、梨、桃、梅、山楂、葡萄、柿、栗、木瓜、番樱桃及其他大量的植物。雌成虫和若虫均可以加害叶、果实和枝条，发生严重时，能使枝条完全枯死，严重影响树势。

(三) 形态特征

雌虫介壳：近圆形，直径 1.8～2mm，橙红色，一半透明，隐约可见虫体。有壳点 2 个，为橘红色或橙褐色，不透明，位于介壳中央。

雄虫介壳：椭圆形，长约 1.1mm，初为灰白色，后变为暗橙红色。有壳点 1 个，圆形，橘红色或黄褐色，偏于介壳前端。

雌成虫：肾形，体长 1.0mm，淡橙黄色。触角瘤平坦，生一短粗的刚毛。气门开口肾形，无盘状腺孔；前气门生在卵形凹陷内。臀前腹节上无腺管分布。臀板边缘略带圆形。有 3 对发达的臀叶：中叶最大，长阔略等，端圆，两侧有明显而对称的缺刻；第二叶稍小，略不对称，端圆，外侧缺刻明显，内侧的缺刻不太明显；第三叶稍小些，不对称，只外侧有缺刻，有时呈锯齿状。中臀栉 1 对，端部有刻裂很深的细齿，和中臀叶一样长；中臀叶和第二臀叶间有臀栉 2 对，第二与第三臀叶间有 3 对，均阔，而外侧有细齿；第三臀叶外有 3 对臀栉，很阔，分叉，每一分支的外侧均有细齿。最末一臀栉外边缘有一段骨化及 2 微小的突出，为第四臀叶的遗迹。厚皮（硬化）棒 5 对，纺锤形，一对着生在中臀叶内角，很短；一对在中臀叶外角；一对在第二臀叶内角；一对离第二臀叶外角不远；最外一对在第三臀叶内角。背腺管长圆柱形，管口椭圆形；有中腺管 1 个，每侧分为 3 组，成斜的纵列：第一组到二对、三对厚皮（硬化）棒间的亚缘，共 2～4 个；第二组 5～12 个，到第四、五厚皮（硬化）棒间的亚缘；第三组的 6～8 个，到第三臀叶以外。腹面在第五节的亚缘处有一些线状小腺管，管口圆形。围阴脊不太明显。在阴门前近基部处有 3 个明显的长形的表皮结，两个横列在前，后面一个呈倒 U 形，其着生处表皮略呈网状。

中臀叶与第二臀叶在腹面有一阔的皮肤的延伸加厚。肛门圆形，小，位置在臀板近端部1/8处。无围阴腺孔。体长 0.8～1.5mm。

雄成虫：体长约 1mm，橙黄色，眼紫色，有足 3 对，触角和翅各 1 对，翅展约1.8mm，尾部有一针状交尾器。

卵：椭圆形，淡黄色至橙黄色。

若虫：初孵的游动若虫黄色，广椭圆形，长约 0.2mm，宽约 0.14mm，有触角及足。固定后的一龄若虫近圆形，直径约 0.18mm，并分泌白色蜡质覆盖全体。二龄时其足和触角均消失，近杏仁形，橘黄色。后变为肾形，橙红色。

(四) 传播途径

近距离传播靠爬虫主动扩散或动物、风携带；远距离传播通过人为调运带虫的植物材料。

(五) 检验检疫方法

仔细检查植物材料的叶片、枝条和果实，看是否有近圆形、浅褐至红褐色的介壳，且具有位于一端的浅褐色蜕皮，如有，带回室内制片、镜检。

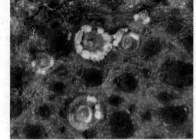

(六) 检疫处理方法

(1) 红圆蚧属一般性有害生物，在口岸检疫中如虫口密度不高，可采取挑选剔除带虫水果等检疫措施。

(2) 在口岸检疫中如虫口密度大，则可采用溴甲烷按照以下技术指标进行常压熏蒸处理。温度 26℃以上，32g/m³，2h。

图 6-1　柚上的红圆蚧

二、香蕉肾盾蚧

(一) 名称与分类地位

学名：*Aonidiella comperei* McKenzie

分类地位：同翅目（Homoptera），盾蚧科（Diaspidae），肾盾蚧属（*Aonidiella*）。

(二) 分布与危害

分布：在亚洲分布于菲律宾、蒙古、日本、泰国、印度、中国（台湾）；在大洋洲分布于巴布亚新几内亚、基里巴斯、马绍尔群岛、密克罗尼西亚联邦、帕劳群岛；在南美洲分布于波多黎各、多米尼加、瓜德罗普岛（法属）、海地、马提尼克岛、危地马拉。

食性复杂，可为害多种果树和观赏植物，如香蕉、柑橘、柠檬、柚、葡萄、椰子、榕树、柿、刺果番荔枝、阔苞菊、笋瓜、海巴戟等。极易随寄主植物果实、苗木远距离传播。

（三）形态特征

雌虫介壳：圆形，扁平，光滑，黄色，透过介壳可见黄褐色虫体，直径 1.50～1.75mm，蜕皮位于中央。雄虫介壳：卵圆形，浅黄色，蜕皮偏离中央。

雌成虫：长 0.9～1.1mm，通常宽大于长。前体老熟时强烈骨化；后体膜质，常缩入前体叶之间。中臀叶大于第二、三臀叶；第四臀叶为小至中型的凸起所替代。臀栉存在。胸瘤有或无。围阴腺孔 2 群，每群 1～2 枚腺孔。

（四）传播途径

在植株上的扩散为害，依赖一龄若虫的爬行迁移；较远距离的传播，主要是初龄若虫靠风力、鸟类、人和昆虫的携带；远距离传播靠苗木、接穗和果实的调运。

（五）检验检疫方法

检查寄主植物的枝条、叶片及果实表面，可借助放大镜，受害处有褪色坑点，当发现黄色或褐色圆形介壳时，连同寄主放入样品袋，加贴标签，注明相关信息，带回室内制片、镜检。

（六）检疫处理方法

参照红圆蚧。

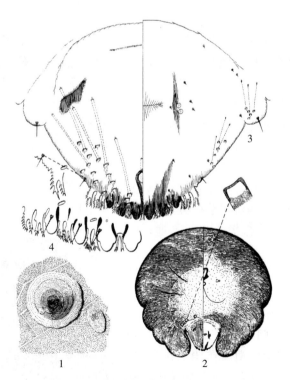

图 6-2　香蕉肾盾蚧形态特征

1. 雌介壳和雄介壳　2. 雌虫体　3. 臀板　4. 臀板末端

（引自 Williams & Watson）

三、椰圆盾蚧

（一）名称与分类地位

学名：*Aspidiotus destructor* Signoret

英文名：coconut scale，transparent scale，bourbon scale

分类地位：同翅目（Homoptera），盾蚧科（Diapsidae），圆盾蚧属（*Aspidiotus*）。

（二）分布与危害

主要分布在中国、日本、印度、缅甸、斯里兰卡、菲律宾、越南、柬埔寨、泰国、马来西亚、印度尼西亚、巴基斯坦、伊朗等地。

本种食性很广。有记录的果树包括香蕉、柑橘、椰子、无花果、柿、番荔枝、鳄梨、梅、葡萄、芒果、枣、蒲桃、番木瓜、番石榴等。椰圆盾蚧一龄幼蚧除少数在嫩叶上固定外，主要在主干和嫩枝上固定取食。二龄幼蚧可少量上果为害，但大多数在叶、枝上固定。三龄则可大量上果。

（三）形态特征

雌虫介壳：圆形，几乎平坦，中央微微凸起。很薄，膜质，透明，无色，或稍带白色。若虫蜕皮黄白色，半透明，位于介壳中心或微微偏心。从介壳可以透视下面的雌虫和它所产的卵。介壳直径 1.67～1.68mm。

雌成虫：产卵前阔卵形，产卵后收缩而变小，成圆形。头胸部圆，可动腹节及臀板缩入前体内，臀板三角形，柠檬黄色，产卵后色黑。触角瘤状，只有 1 根粗长而弯曲的刚毛。前后气门都不连盘状腺孔。臀板有 3 对臀叶，很多臀栉、毛、围阴腺孔。中臀叶长于宽，两侧几乎平行，基部微微收缩，端圆，外侧有 1 缺刻较明显，内侧角 1 个不明显；两臀叶间距离与臀叶宽度近等。第二臀叶与第三臀叶略呈卵形，基本收缩，外侧缘有缺刻。臀栉在中臀叶间 1 对，长且端部有 3～4 个短的端齿；中臀叶与第二臀叶间 2 对，第二臀叶与第三臀叶间 3 对，其外侧缘的端部深裂 3～4 次；第三臀叶以外接连有 7～9 臀栉，其外侧缘刻裂成不同数目（4～11）的齿。臀板边缘背面和腹面各有 6 对刚毛：有 3 对刚毛在 3 对臀叶的基外侧；第四对刚毛在第三臀叶外，第三臀栉的上方；第五对刚毛离最末臀栉很近。第六对刚毛离臀栉板的基角不远；以背面的第一对刚毛最长，超过中臀叶长度 2 倍以上。腹面另有亚缘毛 4 根。臀板背面约有 45 个长腺管的腺孔，其中 1 个开口在中臀叶间。腹面有 10 个以上的小腺管，开口在边缘。肛门相当大，卵形，位于阴门与臀板末端之间。阴门位于臀板中线离末端 2/3 处。围阴腺孔 4 群：15～14/4～9，中群偶或具有 1～3 个腺孔。体长 0.8～0.95mm，阔 0.6～0.9mm。

雄成虫：橙黄色，复眼黑褐色，翅半透明，

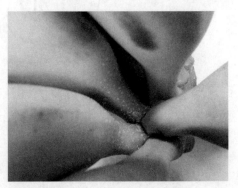

图 6-3　香蕉上的椰圆盾蚧

腹末有针状交配器。

卵：长 0.1mm，椭圆形，黄绿色。

若虫：淡黄绿色至黄色，椭圆形，较扁，眼褐色，触角 1 对，足 3 对，腹末生 1 尾毛。

(四) 传播途径

近距离传播靠爬行主动扩散或动物、风携带；远距离传播通过人为调运带虫的植物材料。

(五) 检验检疫方法

检查寄主植物的枝条、叶片及果实表面，可借助放大镜观察，当发现无色介壳时，连同寄主放入样品袋，加贴标签，注明相关信息，带回室内制片、镜检。

(六) 检疫处理方法

参照红圆蚧。

四、芒果白轮蚧

(一) 名称与分类地位

学名：*Aulacaspis tubercularis* Newstead

分类地位：同翅目（Homoptera），盾蚧科（Diapsidae），白轮蚧属（*Aulacaspis*）。

(二) 分布与危害

主要分布在非洲、印度洋沿岸及南太平洋，中国四川、广东、台湾等地。

该种的寄主有漆树科的芒果，棕榈科的椰子及樟科的月桂、木姜子。主要为害叶片、枝条和芽，以雌成虫和若虫固定寄生在寄主植物上刺吸营养，造成寄主叶片发黄脱落、枝芽枯萎、枝条枯死，密密麻麻的白色介壳覆盖在寄主叶片与枝条上，影响寄主的光合作用和通气性，造成树势衰弱，导致不开花、少开花、结果少，严重时枝条枯死，个别植株死亡，直接影响观赏价值和经济价值。

(三) 形态特征

雌虫介壳：近圆形，扁，薄，常有皱纹，蜕皮近介壳边缘。蜕皮暗黄褐色，有黑色的中脊线。介壳直径 1.25～2mm。

雌成虫：体长形；头胸部膨大，圆形而略呈五角形，侧瘤钝形突出而骨化，后角略成直角；后体段突然收缩，狭长，两侧几乎平行，各节侧缘明显突出呈瓣状，第二腹节特别明显。皮肤除臀板外膜质，局部有骨化小斑。触角瘤上有 1 根弯曲的长毛。口器在喙的两侧各有 1 个尖长的骨片。前气门伴有一群盘状腺孔，约 10～30 个；后气门只有 3～8 个盘状腺孔。臀前腹节侧瓣的边缘有短腺刺，第二节 3～8 个，第三节 9～15 个。背腺管数目很少，只有第三节有亚缘组和亚中组各 3～7 个；第二、三节侧瓣边缘各有较小的腺管

5～10个。第一节与第三节有背侧疤。臀板圆形，后端刻入，有 3 对发达的臀叶。中臀叶长而坚厚，形似枫树的翼果；生在臀板末端的凹刻内；基部有 2 小骨片相轭连，每一骨片前面连有一细长的骨杆；端部向外倾斜，内缘平行，端缘阔圆形，锯齿状。第二臀叶与第三臀叶都分成两瓣，端平圆；后者比前者稍阔，外瓣部比内瓣部稍小。第四臀叶只存遗迹。腺刺细小，每侧 6 个：每个臀叶外侧 1 个，第五节上 1 个，第四节上 2 个。边缘斜口腺管每侧 8 个：第一、二腺刺外侧各 1 个，其管口伸出臀板外缘成尖瓣状，和第二臀叶一样长；第三个开口在第三臀叶两瓣间；第四、五个在第四臀叶遗迹的基部和外侧；两个在第四、五腺刺间；1 个开口在臀板基角突起上。背腺管和边缘腺管一样大，但较短；第四节上每侧有亚缘组和亚中组各 2～5 个；第五节上每侧有亚缘组和亚中组各 1～4 个；第六节每侧只有亚中腺管 1 个或没有。肛门小，圆形，

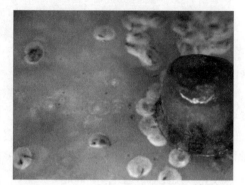

图 6-4　芒果上的芒果白轮蚧

直径小于 1 个中臀叶的宽度，位置近臀板中央。阴门和肛门相重叠或稍靠后；围阴腺孔 4 或 5 群：10～16/16～38/18～35。

雄成虫：体长 1.3mm，蜡质，白色，体背有 3 条明显的纵脊。

（四）传播途径

在植株上的扩散为害依赖一龄若虫的爬行迁移；苗木、接穗和果实的调运则是远距离传播的主要途径。

（五）检验检疫方法

仔细观察水果表面果蒂部、果脐部及植株的枝杈、叶背、叶面等部位是否有蚧虫。

（六）检疫处理方法

参照红圆蚧。

五、菠萝灰粉蚧

（一）名称与分类地位

学名：*Dysmicoccus brevipes*（Cockerell）
英文名：pineapple mealybug
分类地位：同翅目（Homoptera），粉蚧科（Pseudococcidae），灰粉蚧属（*Dysmicoccus*）。

（二）分布与危害

主要分布在古巴、美国、澳大利亚、埃及、刚果、中国等 120 多个国家。其中，中国

主要分布在福建、广东、广西、海南、贵州、河北、湖北、湖南、江西、四川、西藏、云南、浙江和台湾等地。菠萝灰粉蚧主要以成虫或若虫寄生在叶鞘内侧、叶背面主脉两侧、果梗、果蒂、果指间或叶芽间为害。

（三）形态特征

雌成虫：体长约 2.5～3mm，扁卵圆形，被白色蜡粉，边缘有蜡质突。触角 7～8 节，很少有 6 节者。刺孔群 17 对，分泌有蜡丝的刺毛，臀瓣具 2 根中等大的圆锥状刺。细管状腺分布在腹部 6～8 节。后足胫节长约是跗节长的 2 倍。雌虫体色以桃色的为多。性成熟时腹末端附有白色蜡质棉絮状卵囊。

雄成虫：体微小，呈黄褐色。有 1 对透明的前翅，平置体背上。腹端有 1 对细长的蜡质物。

卵：长 0.25～0.38mm，椭圆形。初为黄色，后渐变为黄褐色，呈不规则的绵状，附于寄主植物上。

若虫：共 3 龄。有触角和足，形似雌成虫，但体较小。一龄若虫，体长 0.48mm，宽约 0.25mm；触角 6 节，腹部背面的各节均具一列三孔腺及毛；腹端的 1 对长毛比后足跗节略短，后足跗节比后足胫节稍长。二龄若虫，触角 6 节，腹部背面三孔腺散生，后足跗节与胫节几乎等长，腹端的 1 对长毛比后足跗节略长或等长。三龄若虫，触角 7 节，后足跗节比胫节稍短，腹端的 1 对长毛明显地较后足跗节上的毛长。

（四）传播途径

以若虫爬行或借助风力作近距离扩散，水果等寄主植物的调运是该虫远距离传播的主要方式。

（五）检验检疫方法

仔细检查寄主植物的枝、茎、叶、花和果实，如发现有被白蜡粉虫体或覆盖物时，带回室内制片、镜检；若为若虫，待饲养至成虫后再制片、镜检确定。

（六）检疫处理方法

（1）菠萝灰粉蚧属于一般性有害生物，在口岸检疫中如虫口密度不高，可采取挑选剔除带虫水果等检疫措施。

（2）在口岸检疫中如虫口密度大，则可采用溴甲烷按照以下技术指标进行常压熏蒸处理。温度 26℃以上，$32g/m^3$，2h。

六、新菠萝灰粉蚧

（一）名称与分类地位

学名：*Dysmicoccus neobrevipes*（Beardsley）

英文名：annona mealybug

分类地位：同翅目（Homoptera），粉蚧科（Pseudococcidae），灰粉蚧属

（*Dysmicoccus*）。

（二）分布与危害

主要分布在热带，亚热带地区也有少量分布。美国、库克岛、斐济、基里巴斯、马绍尔群岛、西萨摩亚、墨西哥、印度、马来西亚、巴基斯坦、菲律宾、新加坡、泰国、越南、意大利、安提瓜和巴布达岛、巴西、哥伦比亚。国内发现于台湾、海南、广东等。

新菠萝灰粉蚧寄主范围很广泛。它可为害多种经济作物，包括金合欢属、人心果属、王蕊属、藤黄属、海岸桐属、芭蕉属、仙人掌属、落尾木属、可可树属及凤梨属等作物。在我国，剑麻是其主要寄主。该虫主要以雌性成虫群集寄生在植物的地上部分，如叶、茎、气生根、花和果实。由于该粉蚧是菠萝枯萎病的传播媒介，常造成寄主根部干枯死亡。

（三）形态特征

雌成虫：体褐色至橘灰色，覆有白蜡粉，缘蜡丝长。虫体呈椭圆形，长 2.5～4.5mm，宽 1.5～2.0mm。眼半球形，周围有筛状孔。触角 8 节，细索状，伴生数根细毛；第一节粗短，第四节最短，第八节最长且细毛明显多于其他节。背部具有前背裂和后背裂。刺孔群 17 对；末对有 2 根锥刺，多根附毛和一群三格腺。在虫体的背面分布许多长短和粗细不一的体毛。3 对胸足每节都生有数根细毛，前足和中足下方各有 1 对喇叭状气门，分别为前胸气门和后胸气门。在中足之间具有 1 个中胸腹内突，后足

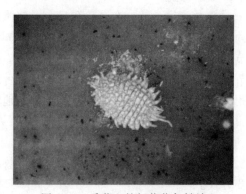

图 6-5　香蕉上的新菠萝灰粉蚧

腿节和胫节有透明孔。尾端有 2 根显著伸长的臀瓣刺。肛门位于腹部最后一节，肛环呈圆形，在肛环上有 1 列卵圆形的肛环孔和 6 根肛环刺。

（四）传播途径

近距离传播靠蚧虫主动扩散，或被动物、风携带；远距离传播通过人为调运带虫的植物材料。

（五）检验检疫方法

仔细检查植物的枝、茎、叶、花和果实，如发现虫体被有白蜡粉且体缘具有 17 对蜡丝时，带回室内制片、镜检；若为若虫，待饲养至成虫后再制片、镜检确定。

（六）检疫处理方法

1. 做好检疫工作　首先加强对来自新菠萝灰粉蚧发生国家和地区植物材料的检疫，防止该虫传入；其次加强对海南、广东的植物材料的检疫，防止该虫传入。

2. 辐照处理　利用 50Gy ^{60}Co 射线对新菠萝灰粉蚧进行辐照处理，可造成新菠萝灰

粉蚧不育，随着剂量的增加，各虫态继续发育的比例明显降低；150Gy 射线可阻止新菠萝灰粉蚧 F_1 代继续繁殖（康芬芬，2011）。

3. 溴甲烷熏蒸处理　在 25℃时，溴甲烷熏蒸剂量达 25 g/m³，熏蒸 2h；19℃时，熏蒸剂量达 40 g/m³，熏蒸 2h 可使新菠萝灰粉蚧达到安全检疫处理要求（马骏等，2012）。

七、腺刺粉蚧

(一) 名称与分类地位

学名：*Ferrisia virgata*（Cockerell）
分类地位：同翅目（Homoptera），粉蚧科（Pseudoccidae），腺刺粉蚧属（*Ferrisia*）。

(二) 分布与危害

主要分布于亚洲东南部、非洲、美洲。国内分布于浙江、福建、台湾、湖北、湖南、江西、广东、广西、四川、云南。

主要寄主有番荔枝属、天门冬属、柑橘属、咖啡属、椰子属、棉属、木槿属、常春藤属、桑属、烟草属、夹竹桃属、车前草属、甘蔗属、茄属及茶等植物。

(三) 形态特征

雌成虫：生活着的虫体常为深红色。体长 4.5mm，宽约 2.8mm。触角 8 节。口喙发达。胸足正常发育，后足基节无透明孔。腿节长约 0.30mm，胫节长约 0.28mm，跗节长约 0.12mm，爪冠毛稍长于爪，且顶端膨大。腹裂 1 个，大而明显，椭圆形。肛环具内和外 2 列孔，肛环长约 0.16～0.18mm。臀瓣发达，粗大而明显突出于肛环两侧。臀瓣刺毛长约 0.27mm，除了臀瓣刺外，在臀瓣腹面还分布有 2 根长约 0.08～0.10mm 的长刺毛和 3 根短毛。多孔腺主要集中分布在阴门周围。三孔腺分布于虫体背和腹两面。放射刺管腺长约 0.02～0.04mm，宽约 0.006～0.007mm，具有 3～4 根少具有 2 或 1 根刺毛，及 1～2 个小孔，其腺口周围硬化成板状。放射状管腺沿着体缘和背中线形成带状分布。在胸部边缘具一群放射状管腺，而每一群约由 2～3 个腺体组成，在腹部第七节此腺群则常由 5～7 个腺体组成。背中线的放射状管腺群，其每一群常由 2 个或 3 个腺体组成。管腺长约 0.01mm，宽约 0.003mm，数量较少，通常在虫体腹面各节均有分布。刺孔群仅 1 对即 C_{18}，位于臀瓣上，各由 2 根细刺和 5～6 根刺毛及许多三孔腺组成，着生在大的硬化片上。体毛在虫体腹面长短不一，数量很多。体背面的体毛很短，数量很少。

(四) 传播途径

风力是传播腺刺粉蚧的重要媒介，动物携带也可传播。通过带虫苗木、接穗的调运远距离传播。

(五) 检验检疫方法

对可能携带粉蚧的入境水果、种苗、花卉等各部位进行检查，重点检查果实的果柄、果蒂及植株的腋芽、枝条、叶鞘等处，寄生部位常伴有白色的蜡粉或蜡丝等分泌物。如发现粉蚧，将其放入样品袋中，加以标记，做好记录，带回室内制片，镜检。

（六）检疫处理方法

参照菠萝灰粉蚧。

八、黑丝盾蚧

（一）名称与分类地位

学名：*Ischnaspis longirostris*（Signoret）
英文名：black line scale，black thread scale
分类地位：同翅目（Homoptera），盾蚧科（Diapsidae），丝盾蚧属（*Ischnaspis*）。

（二）分布与危害

在世界各地广泛分布。

东洋界：印度、印度尼西亚、马来西亚、菲律宾、新加坡、斯里兰卡、中国（台湾）。

非洲界：安哥拉、喀麦隆、佛得角、厄立特里亚、埃塞俄比亚、加纳、几内亚、肯尼亚、马达加斯加、毛里求斯、莫桑比克、尼日利亚、留尼旺、圣多美普林西比、圣多美、塞内加尔、塞舌尔、塞拉利昂、南非、坦桑尼亚、乌干达、刚果（金）、桑给巴尔、津巴布韦。

大洋洲地区：阿德默勒尔蒂群岛、澳大利亚、小笠原群岛、库克群岛、斐济、法属波利尼西亚、关岛、夏威夷群岛、可爱岛、拉奈岛、毛伊岛、莫洛凯岛、尼好岛、瓦胡岛、新克里多尼亚、北马里亚纳群岛、帕劳、巴布亚新几内亚、所罗门群岛、汤加、瓦努阿图、西萨摩亚。

新北界：加拿大、墨西哥、美国。

新热带区：安提瓜和巴布达、阿根廷、巴哈马、巴巴多斯、伯利兹、百慕大、巴西、哥伦比亚、哥斯达黎加、古巴、多米尼加、厄瓜多尔、萨尔瓦多、格林纳达、瓜德罗普、圭亚那、牙买加、马提尼克岛、巴拿马、别克斯岛、圣科瓦、苏里南、特立尼达和多巴哥、美属维京群岛、委内瑞拉。

其寄主很多，有近 60 科 200 多种植物。重要的寄主植物有芒果、番荔枝、槟榔、鱼尾葵、袖珍椰子、散尾葵、椰子、油棕、蒲葵、刺葵、酒瓶椰子、纤维棕榈、海枣、夏威夷椰子、酒椰、王棕、圣诞椰子、蛇皮果、丽穗凤梨、夹竹桃、万年青、佛手瓜、黄杨、香蕉、美人蕉、苏铁、柿、台湾相思、樟、木姜子、鳄梨、芦荟、朱蕉、龙血树、木兰、棉、扶桑、竹芋、短筒红树、麝香树、桃花心木、菠萝蜜、孟加拉榕、细叶榕、芭蕉、肉豆蔻、桉、番樱桃、番石榴、茉莉、文心兰、胡椒、咖啡、可可树、大枣、枇杷、杏、酸橙、橙、葡萄柚、柠檬、龙眼、荔枝、人心果、可可、鹤望兰、山茶等。

（三）形态特征

雌虫介壳：窄且长，呈线状，可达 3mm，长为宽的 8 倍左右，黑褐色至黑色，光亮。

蜕皮黄色，位于前端。

雌成虫：体细长，前面腹节最宽。体膜质，但臀板背面骨化成网纹状。臀叶2对。中臀叶端圆，二中臀叶分离；第二臀叶双分，其内、外分叶均小于中臀叶。腺刺在中臀叶间1对，向前至第五腹节每节每侧1个，再向前至第二腹节每节每侧多个。边缘大管腺每侧2个，一个在中臀叶与第二臀叶间，另一个在第二臀叶外侧。其他背腺小，位于亚缘区和亚中区。腺瘤见于中胸、后胸和腹部第一节。肛门在臀板中央。围阴腺5群。

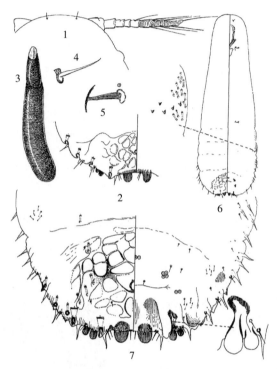

图 6-6　黑丝盾蚧（引自 Erris）
1. 一龄若虫头部触角　2. 二龄若虫臀板　3. 雌虫介壳
4. 雌成虫触角　5. 雌成虫前气门　6. 雌成虫　7. 雌成虫臀板

（四）传播途径

该虫营孤雌生殖。以吸取植物叶片、叶柄和果实汁液为生。常聚集于叶背叶脉周围为害，引起作物失绿，使作物产量下降或者影响品质，从而造成重大损失。该虫主要随苗木的运输而远距离传播。

（五）检验检疫方法

仔细检查植物材料的叶片、枝条和果实，看是否有长牡蛎形、浅褐至红褐色的介壳，且具有位于一端的浅褐色蜕皮，如有，带回室内制片、镜检。

（六）检疫处理方法

参照红圆蚧。

九、长牡蛎蚧

(一) 名称与分类地位

学名：*Lepidosaphes gloverii*（Packard）

分类地位：同翅目（Homoptera），盾蚧科（Diaspidae），牡蛎蚧亚科（Lepidosaphinae），牡蛎蚧属（*Lepidosaphes*）。

(二) 分布与危害

主要分布在古巴、美国、澳大利亚、南非、阿根廷、法国、意大利、马来西亚、印度和中国等国家。其中，中国主要分布在上海、江苏、浙江、福建、广东、广西、湖南、湖北、云南、四川、贵州、山东、河北、香港和台湾等地。常对枝条、叶片、果实造成危害，导致叶缘变黄、落叶、枝枯，严重影响树势。果实被害，虫体附在果实上为害，影响美观，降低商品价值。

(三) 形态特征

雌虫介壳：特别细长，狭，后端稍宽，直或弯曲隆起，两侧几乎平行。蜕皮位于前端、黄色。介壳灰褐色、黄褐色或红褐色，有淡色边；腹膜发达，中间留有纵沟，白色。介壳长 2.5～3.5mm，宽 0.5～0.6mm。

雄虫介壳：形状与雌介壳相似，较小，较狭。淡黄褐色，边缘白色，蜕皮黄色。

雌成虫：体狭长，长是宽的 3 倍以上；体长 1～1.4mm，宽 0.3～0.4mm。两侧略平行；分节明显，中胸以前部分占身体全长的一半。老熟时，胸部和第一腹节背面骨化，只留节间区为膜质；其余部分除臀板外均为膜质。臀前腹节侧面突出成三角形的瓣，淡黄色或淡紫色；

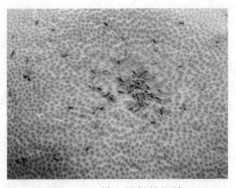

图 6-7　柚上的长牡蛎蚧

臀板黄色或红褐色。头的前方有明显的皱纹。触角圆瘤形，生有大小不同的 2 根长毛。前气门伴有 4～5 个盘状腺孔，后气门无盘状腺孔。中、后胸及第一腹节腹面沿侧缘有小型腺管分布，小型腺管在后气门后方排成一列。后气门后面和第一腹节侧瓣各有腺瘤 5～8 个。背腺管比腹面腺管稍大，在臀前腹节按节排成整齐的亚缘列和亚中列，在侧瓣上则排成群。腺刺在第二、三、四腹节上每侧 2～3 个。在第二、三、四腹节侧瓣前方，各有 1 个骨化的小而锐利的侧距。臀板阔，略成梯形。中臀叶长宽略相等，端圆，两侧角各有一明显的缺刻；两个中臀叶间的距离小于 1 个中臀叶的宽度。第二臀叶分开成两瓣，内瓣和中臀叶相似，但较小；外瓣更小，无缺刻。中臀叶与第二臀叶内瓣的两基角及外瓣基内角各连 1 个细的厚皮棒，越近中线的越发达。臀板外缘离开一定距离分布有 3 个齿状突。在每两臀叶或齿状突之间各有 1 对腺刺；臀叶附近的腺刺长过臀叶，基半部加宽；外缘的腺刺很大，但形式普通。边缘腺管粗大，斜口式，每侧 6 个：

第二臀叶内侧1个，第一、二齿状突上各2个，第三齿状突上1个。背腺管在第五节上有亚缘组2～4个，亚中组8～10个；第六节上只有亚中组4～6个；第二臀叶前方有1个较小的背腺。肛门小，圆形，直径约为1个中臀叶的宽度，位置极近臀叶基部。围阴腺孔5组，排成弧形。排列式：2～11/7～11/4～5。

卵：初产时白色，后变淡紫色，椭圆形，长0.25mm，在介壳内排列成整齐的两行。

若虫：初龄若虫椭圆形，淡紫色，体长0.25～0.36mm；二龄若虫，长椭圆形，淡紫色，体长0.37～0.55mm。

（四）传播途径

近距离传播靠爬行主动扩散或动物或风携带；通过人为调运带虫的植物材料远距离传播。

（五）检验检疫方法

仔细检查植物材料的叶片、枝条和果实，看是否有长牡蛎形、浅褐至红褐色的介壳，且具有位于一端的浅褐色蜕皮，如有，带回室内制片、镜检。

（六）检疫处理方法

参照红圆蚧。

十、黑片盾蚧

（一）名称与分类地位

学名：*Parlatoria ziziphi*（Lucas）

分类地位：同翅目（Homoptera），盾蚧科（Diapsidae），片盾蚧属（*Parlatoria*）。

（二）分布与危害

分布于世界各热带和亚热带地区。主要的国家和地区有中国（包括台湾）、缅甸、塞浦路斯、印度、印度尼西亚、伊朗、日本、马来西亚、巴基斯坦、菲律宾、泰国、越南、格鲁吉亚、高加索、阿尔及利亚、喀麦隆、中非、刚果、埃及、厄尔特立亚等地。

寄主有柑橘等植物，加害枝条、叶和果实，被害处周围3～4mm的组织发黄。5月下旬已有部分向果实迁移，8月中旬大量迁至果实，影响果实质量。

（三）形态特征

雌虫介壳：黑色，扁平，长形，长约1.6mm。被有透明蜡层，前端与两侧蜡质分泌物很窄，后方伸出较长，白色或灰色。壳点2个，黑色，第二壳点很大，坚硬，椭圆形，占介壳的绝大部分。背面有宽而深的纵沟1条，沟的两边缘形成脊起，表面有细皱纹，被有透明蜡质层而呈光泽。第一壳点椭圆形，有一半伸出第二壳点外，有时背面有1纵脊线；腹壳完整，连于介壳上，白色。

雌成虫：紫色，椭圆形，长约1mm，前端两侧各有1个大耳状突出。臀叶3对，等大，发达，每侧有 1 个不明显的缺刻，第四叶为硬化矩，第五叶无。叶间臀栉细长，刷形，第三叶以上则较宽大，第三至四叶间最宽，其他则为窄，呈不规则披针状。背腺小，每侧约 12 个。

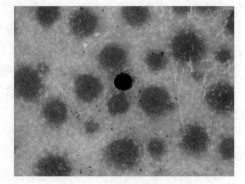

图 6-8 柚上的黑片盾蚧

雄虫介壳：白色，扁平，长形，长约 1mm。壳点 1 个，卵形，黑色，位于前端，有光泽。若虫初孵时近圆形，灰色触角和足健全，腹末有尾毛 1 对，固定后分泌白色绵状蜡质，体色变深。

雄成虫：具翅，交尾后随即死亡。

卵：紫色，光滑。雌成虫将卵产于母体后下方，成 2 列。卵期 2~4d。但雌虫产卵期长，有 7~18d，故在母体下，卵及刚孵化的若虫同时均可见。

若虫：若虫孵化后，第一脱皮壳黑色，有纵横隆起，分泌物向前推出并环绕其体。第二龄若虫及二龄以上若虫体宽而扁，盖有一层薄膜。二龄雌若虫椭圆形，体色变深；壳白色；二龄雄若虫长椭圆形，壳灰白色。

蛹：头胸部淡红色，眼黑色，腹部淡紫红色。

（四）传播途径

近距离传播靠爬虫主动扩散或动物或风携带；远距离传播通过人为调运带虫的植物材料。

（五）检验检疫方法

仔细检查植物材料的叶片、枝条和果实，看是否有圆形、椭圆形或不规则形介壳，如有，带回室内制片、镜检。

（六）检疫处理方法

参照红圆蚧。

十一、橘臀纹粉蚧

（一）名称与分类地位

学名：*Planococcus citri* (Risso)

异名：*Dorthezia citri* Risso，*Pseudococcus cridorum* Lindinger

英文名：citrus mealybug

分类地位：同翅目（Homoptera），粉蚧科（Pseudococcidae），粉蚧属（*Planococcus*）。

（二）分布与危害

国外分布在亚洲的日本、印度、斯里兰卡、菲律宾及非洲，欧洲，美洲。国内分布在浙江、福建、广东、台湾、云南、华北、东北及中南各省。

寄主有巴豆、柚、柑橘、橙、茶、菠萝、柿、桑、咖啡、葡萄、梧桐及松科、茄科植物。雌成虫和若虫多群集在嫩枝的叶背、叶面、叶腋、幼芽及枝梢等处吸食汁液，致使叶片早落，并诱发煤污病。植株的叶腋、叶背等处有白色绵状物，或椭圆形被白色蜡粉状物。

（三）形态特征

雌成虫：长卵圆形，淡黄色，体长 1.24～3.38mm，体节明显。体被白色粉状蜡质物，体末端 1 对蜡毛最长。无翅，但复眼、触角及足均可见。口器发达，呈长丝针状，位于前胸足间。肛环近背末，有成列环孔和 6 根长环毛，尾瓣略突，腹面有硬化棒。端毛长于环毛。刺孔群 18 对，各有 2 根锥刺，7～12 个三格腺，但末对则有 20 个三格腺及 3 根附毛，且有浅硬化片。三格腺均匀分布于背、腹面。多格腺仅在腹面。体背无管腺，腹面管腺较少，在体缘成群，在 4～7 腹节中区，亚中区呈单横列，少数在其他体面，特别是足基节附近。体毛细长，背面较粗。腹部各刺孔群旁常有 1 根小刺。

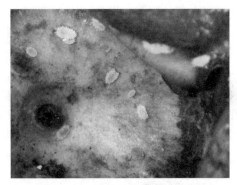

图 6-9 莲雾上的橘臀纹粉蚧

雄成虫：体长形，长约 0.88mm，宽约 0.23mm，暗褐色。触角、复眼各 1 对，胸足3 对。具翅 1 对，白色透明，后翅为平衡棍。

卵：淡黄色，光滑。卵粒堆在母体下的白色绵状卵囊内。

若虫：体黄色，经 3 次蜕皮后变为成虫。

（四）传播途径

利用风、雨、鸟类等自然因子进行近距离传播，远距离甚至跨地域传播主要是靠水果和苗木调运。

（五）检验检疫方法

仔细检查寄主植物的细嫩部位，包括嫩叶、叶片、花芽和叶柄，如发现有白色粉状物，将其放入样品袋中，加以标记，做好记录，带回室内制片、镜检。

（六）检疫处理方法

参照菠萝灰粉蚧。

十二、南洋臀纹粉蚧

（一）名称与分类地位

学名：*Planococcus lilacius* Cockerel

中文曾用名：紫粉蚧、紫臀纹粉蚧、南洋刺粉蚧

英文名：coffee mealybug，oriental cacao mealybug

分类地位：同翅目（Homoptera），粉蚧科（Pseudococcidae），团粉蚧亚科（Trabutininae），臀纹粉蚧属（*Planococcus*）。

（二）分布与危害

主要分布在亚洲热带地区及大洋洲。Williams（1982）报道该虫可能已经传播到南太平洋地区。目前主要分布如下：中国（台湾）、日本、孟加拉国、文莱、柬埔寨、缅甸、菲律宾、印度、印度尼西亚、老挝、马来西亚、斯里兰卡、越南、也门、肯尼亚、毛里求斯、塞舌尔、南非、巴新、多米尼加、厄尔萨尔瓦多、海地、圭亚那和爪哇等地。

南洋臀纹粉蚧食性很杂，可以取食热带和亚热带的果树及遮阴树种达 35 科之多。其主要寄主是可可，以及红毛榴莲、番石榴、美洲木棉以及羊蹄甲属、槟榔青属和刺桐属的一些植物。其他寄主包括细枝苋、柑橘、咖啡、丁香蓼、芒果、紫茉莉、龙葵、马铃薯、苦荬菜和葡萄等。该虫以若虫和雌成虫群集在果实、嫩枝、树叶、幼芽等部位为害，引起叶片、幼果脱落，花和枝条顶部干死，严重时可致全株死亡。受南洋臀纹粉蚧为害的水果果实感观和品质下降，严重时失去商品价值。该虫为害植株时，还经常在植株上分泌大量蜜露，引发煤烟病，污染叶片与果实，影响光合作用，影响果实品质与产量。

（三）形态特征

雌成虫：卵形，长 1.3～2.5mm，宽 0.8～1.8mm。触角 8 节，眼在其后。足粗大，后足基节和胫节有许多透明孔。腹脐大而有节间褶。背孔 2 对。内缘硬化，孔瓣有孔20～22个，毛 38 根。肛环近背末，有成列环孔和 6 根长环毛，尾瓣略突，腹面有硬化棒。端毛长于环毛。刺孔群 18 对，各有 2 根锥刺，7～12 个三格腺，但末对则有 20 个三格腺及 3 根附毛，且有浅硬化片。三格腺均匀分布于背、腹面。多格腺仅在腹面。体背无管腺，腹面管腺较少，在体缘成群，在4～7 腹节中区、亚中区呈单横列，少数在其他体节，特别是足基节附近。体毛细长，背面较粗。腹部各刺孔群旁常有 1 根小刺。

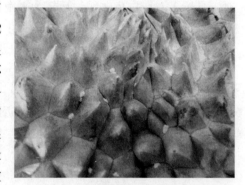

图 6-10　榴莲上的南洋臀纹粉蚧

（四）传播途径

南洋臀纹粉蚧若虫和成虫均能爬行，可在植株不同部位或邻近植株间扩散为害。较远距离的传播主要靠风力、鸟类、人和昆虫携带。远距离传播的主要途径为水果、苗木及栽培介质的运输。

（五）检验检疫方法

参照菠萝灰粉蚧。

（六）检疫处理方法

参照菠萝灰粉蚧。

十三、大洋臀纹粉蚧

（一）名称与分类地位

学名：*Planococcus minor*（Maskell）

英文名称：passionvine mealybug

分类地位：同翅目（Homoptera），粉蚧科（Pseudococcidae），团粉蚧亚科（Trabutininae），臀纹粉蚧属（*Planococcus*）。

（二）分布与危害

广泛分布于中国、印度、泰国、菲律宾、孟加拉国、斐济、马来西亚、澳大利亚、摩萨亚、巴布亚新几内亚、汤加及非洲等地。

大洋臀纹粉蚧食性很杂，寄主植物有 250 多种，主要有番石榴、柑橘、番龙眼、番樱桃、香蕉、葡萄、芒果、榴莲、咖啡、可可、大豆、玉米、马铃薯、观赏花卉植物等。若虫及成虫性喜栖居于枝丫、叶背、叶腋及果实等部位，吸食植株营养，分泌大量蜜露，引发煤烟病污染叶片与果实，影响光合作用，致被害枝叶生长不良，提早落叶落果，或果味变酸，影响果实品质与产量，并常招引蚂蚁取食共生，蚂蚁可以驱逐天敌保护蚧虫。

（三）形态特征

雌成虫：体椭圆形，体长 1.3～2.2mm。触角 8 节，眼在其后，近头缘。足粗大，后足基节和胫节有许多透明孔。腹脐大，位于第三、四腹节腹板间，有侧凹和节间褶横过。背孔 2 对，发达，每瓣上有 1～4 根毛和 7～30 个三格腺。肛环在背末，有成列孔口和 6 根长环毛，其长约为环径长的 2 倍。尾瓣略突，其腹面有硬化棒，端毛为环毛的 2 倍长，刺孔群 18 对，每对有 2 根锥刺，7～10 个三格腺，有小块硬化片，仅末对有附毛，硬化片亦较大。三格腺均匀，分布于背、腹面。单孔（和三格腺同大）分布于背中和腹面。多格腺仅分布于体腹面，偶在头区，常在胸区，前足基后和后气门后各有 0～12 个、0～5 个，在腹部第四至九节后缘中区成单或双列，在第六至九节前侧缘亦有。管腺亦分大中小 3 类：大者在体背，即第五至八节各刺孔群旁有 1 个；中者在腹面，即头部前 2 对刺孔群腹面的侧缘有 0～13 个，第六对刺孔群旁有 0～16 个，第八对旁有 0～6 个，少数在其他胸区，腹节侧缘则成群；小者在腹节上成横列。背毛短小，腹面毛较细长。

雄成虫：口器缺，具有翅，前翅较大，后翅退化为平衡棍。足较雌成虫发达，腹节末端有性刺。

卵：多成堆，大多埋在白色分泌物中，淡黄色，半透明，椭圆形。

若虫：体型甚小，浅黄色，数日后体被有白色蜡粉，初隐藏于雌虫腹部下方，后爬行分散于附近适宜之处。

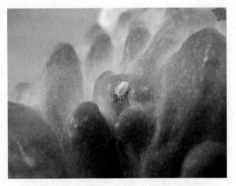

图 6-11 番荔枝上的大洋臀纹粉蚧

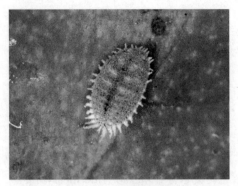

图 6-12 大洋臀纹粉蚧

(四) 传播途径

近距离传播靠蚧虫主动扩散，或被动物或风携带；通过人为调运带虫的植物材料远距离传播。

(五) 检验检疫方法

对可能携带粉蚧的入境水果、种苗、花卉等各部位进行检查，重点检查果实的果柄、果蒂及植株的腋芽、枝条、叶鞘等处，寄生部位常伴有白色蜡粉或蜡丝等分泌物。如发现粉蚧，将其放入样品袋中，加以标记，做好记录，带回室内制片、镜检。

(六) 检疫处理方法

参照菠萝灰粉蚧。

十四、杰克贝尔氏粉蚧

(一) 名称与分类地位

学名：*Pseudococcus jackbeardsleyi* Gimpel & Miller

英文名称：jack beardsley mealybug

分类地位：同翅目（Homoptera），粉蚧科（Pseudococcidae），粉蚧属（*Pseudococcus*）。

(二) 分布与为害

杰克贝尔氏粉蚧分布较广，主要分布于加罗林群岛、夏威夷群岛、加拿大、美国、墨西哥、文莱、泰国、印度尼西亚、马尔代夫、菲律宾、马来西亚、新加坡、越南、阿鲁巴、巴哈马、伯利兹、巴西、巴巴多斯、哥伦比亚、哥斯达黎加、古巴、多米尼加、加拉帕戈斯群岛、危地马拉、洪都拉斯、海地、牙买加、马提尼克岛及中国台湾等地。

杰克贝尔氏粉蚧食性复杂，已记录的寄主植物多达 40 余科 200 余种，主要寄主植物有榴莲、芒果、莲雾、番荔枝、番石榴、红毛丹、南瓜、咖啡、可可等多种水果、蔬菜、林木及粮食作物。据焦懿（2011）报道，该虫在寄主植物上大量寄生、取食，导致寄主植物营养不良，生长缓慢。果实受害后感观和品质下降，严重时甚至失去商品价值。杰克贝尔氏粉蚧取食寄主植物时，体内分泌蜜露，这些分泌物为真菌提供了充足的营养。受该虫为害的寄主植物，表面常有大量霉菌繁殖，从而加重寄主植物的受害程度。

（三）形态特征

雌成虫：体宽卵形。触角 8 节。足发育良好，后足基节无透明孔，腿节和胫节后部表面有大量透明孔。复眼边缘骨化，其上着生大约 6 个单孔腺。刺孔群 17 对，头部刺孔群具 3～5 根锥刺；臀瓣刺孔群具 2 根钝圆的锥刺和大量三格腺，锥刺和三格腺着生于骨化区上；其余刺孔群具 2 根小于臀瓣刺孔群的锥刺（C_7 通常为 3 根）、2～3 根附毛和 1 群三格腺，锥刺、附毛和三格腺均着生于膜质区（C_{17}有时会着生于弱的骨化区上）。

腹面常有细长的纤毛。多格腺分布于腹部腹面阴门后方，第五至七腹节后缘中区排成单或双横列，第四腹节及第五至七腹节前缘也有少量分

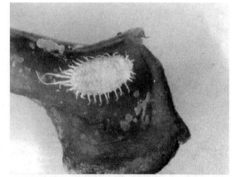

图 6 - 13　莲雾上的杰克贝尔氏粉蚧

布。蕈腺与背部相似，分布于胸部和腹部，每侧大约 6 个。管腺具 3 种类型：大者与背面相同，无窄的缘片，散布在臀瓣至触角基部之间的体缘，管口附近有时有 1 个单孔腺；中者分布于第三至八腹节多格腺前方；小者数量较少，分布于腹部各节中区，胸部中区稀有分布。

（四）传播途径

杰克贝尔氏粉蚧主要在寄主植物的幼嫩部位（茎、叶、花、果等）聚集取食。该虫若虫可从受感染植株转移至健康植株。低龄若虫可随风、雨、鸟、覆盖物、机械等传播至健康植株。由于具蜡质，虫体常被动地黏附于田间使用的机械、设备、工具、动物或人体上而传播、扩散。若虫也可随灌溉水流动而扩散。蚂蚁常会将若虫从受感染植株搬运到健康植株上。远距离传播主要靠寄主植物及其产品、栽培介质和运输工具进行。

（五）检验检疫方法

参照菠萝灰粉蚧。

（六）检疫处理方法

参照菠萝灰粉蚧。

十五、长尾粉蚧

（一）名称与分类地位

学名：*Pseudococcus longispinus* Targioni Tozzetti

分类地位：同翅目（Homoptera），粉蚧科（Pseudococcidae），粉蚧属（*Pseudococ-*

cus)。

（二）分布与危害

广布亚洲东南部、美洲、非洲东南部和欧洲。中国福建、广东有分布。该种属杂食性，寄生于植物的叶、果、新梢、枝和茎上。

（三）形态特征

雌成虫：长椭圆形，体长 3.5mm，宽 1.8mm，体外被白色蜡质分泌物。体缘有 17 对白色蜡刺，尾端具 2 根显著伸长的蜡刺及 2 对中等长的蜡刺。虫体黄色，背中央具有 1 个褐色带；足和触角有少许褐色。触角 8 节，第八节显著长于其他各节。喙发达。足细长，胫节长为跗节长的 2 倍，爪长。腹裂大而明显呈椭圆形。肛环宽，具内缘和外缘，2 列卵圆形孔和 6 根肛环刺。多孔腺较少，仅分布在阴门周围。刺孔群 17 对。

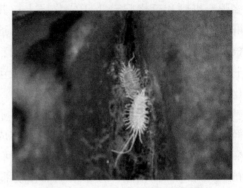

图 6-14　火龙果上的长尾粉蚧

卵：椭圆形，淡黄色，产于白絮状卵囊内。

若虫：与雌成虫形态相似，但较扁平，触角 6 节。

（四）传播途径

可利用风、雨、鸟等自然因子，行短距离传播。远距离甚至跨地域传播主要靠水果和苗木的调运。

（五）检验检疫方法

参照菠萝灰粉蚧。

（六）检疫处理方法

参照菠萝灰粉蚧。

十六、七角星蜡蚧

（一）名称与分类地位

学名：*Vinsonia stellifera*（Westwood）
英文名：stellate scale, glossy star scale
分类地位：同翅目（Homoptera），蚧科（Coccidae），星蜡蚧属（*Vinsonia*）。

（二）分布与危害

七角星蜡蚧是一种多食性蚧虫，寄主谱广，可为害重要的经济树木、灌木和观赏植物等。该虫目前在各大洲均有分布，包括中国（台湾）、日本、菲律宾、泰国、马来西亚、印度尼西亚、印度、斯里兰卡、斐济、毛里求斯、欧洲、中南美洲、非洲局部。该种的寄主有人心果、芒果、香蕉、番石榴、柿、柑橘和炮弹果等。七角星蜡蚧是佛罗里达州具有潜在危险性的害虫，它可寄生柑橘、芒果及许多观赏植物，直接为害植物的方式是吸食汁液，影响植物生长，造成减产或毁灭。另一方面，它能分泌大量蜜露，导致烟煤菌寄生，污染植株，降低品质。同时，还能传播病毒病，导致植物病毒病发生。

（三）形态特征

虫体体背覆盖半透明至白色蜡壳，背中高凸，蜡壳边缘平伸出 6～7 条射线状的角，整个虫体状如海星，蜡壳长约 3.0～5.0mm；雌成虫粉色到红紫色，随年龄增长而变暗。虫体近圆形，长约 1.0～1.4mm，宽稍短。体缘毛细而尖，直或略弯，基部发达。前气门注之间的缘毛约 18 根。气门刺 4～12 根，以群分布，通常靠背 2～3 根较长。初羽化雌成虫体背膜质，仅肛板周围的体壁有区划形分块，而老熟雌成虫体背高度硬化，头部也发生硬化。体毛稀疏而小。体背有无腺区，头部 1 块，背中 1 块，体侧两边各 3 块。丝状双孔管腺散布，大多数集中于缘区及亚缘区。蜡蚧式孔通常为双格孔。肛板长条形，每一肛板上有 3 根毛。触角短，5～6 节，触角间毛 14～20 根。足细小，稍长于触角，胫节与跗节愈合，爪下侧无小齿，跗冠毛和爪冠毛纤细，顶端膨大。五格孔存在于气门路中，每一气门路约 2 个五格孔宽。多格腺仅在阴门区。十字孔腺或十字管腺散布于亚缘区。无管腺分布。

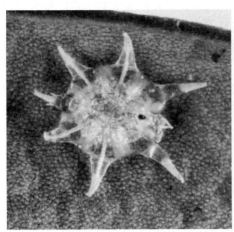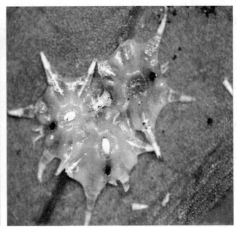

图 6 - 15　七角星蜡蚧

（四）传播途径

近距离传播靠爬行主动扩散或动物或风携带；通过人为调运带虫的植物材料远距离传播。

（五）检验检疫方法

检查果实表面是否覆盖黑色的烟煤菌；是否有蜜露黏手的感觉；如有，进一步仔细检查果实梗洼、萼洼、胴体部，有无粉色至红紫色，体被盖有半透明至白色的蜡板，蜡板四周有 6～7 个蜡角，形如星状的虫体，如发现，采取针对性取样；如无可按规定随机取样。

如发现疑似蚧虫，连同寄主剪下，或取完整被害果实，将其放入不易变形的样品盒中，加以标记，做好现场记录，带回实验室制片、镜检。

（六）检疫处理方法

参照红圆蚧。

（黄蓬英，林玲玲）

第二节　实蝇的检疫鉴定

实蝇属双翅目（Diptera）实蝇科 ［Tephritidae（Trypetidae）］，分属寡毛实蝇亚科（Dacinae）、实蝇亚科（Trypetinae）和花翅实蝇亚科（Tephritinae）等 3 个亚科。全世界已知实蝇种类约 500 属 4 500 余种，其中，35％的种类（约 1 500 种）可为害果蔬。在口岸，又以果实蝇属（*Bactrocera* Macquart）、寡鬃实蝇属（*Dacus* Fabicius）、小条实蝇属（*Ceratitis* Macleay）、按实蝇属（*Anastrepha* Schiner）和绕实蝇属（*Rhagoletis* Loew）的实蝇截获频率较高。实蝇类害虫分布于温带、亚热带和热带地区。实蝇是植食性昆虫，大多数以幼虫为害植物的果实。成虫产卵于果实的皮下，卵孵化后，幼虫在果实中潜食为害，使果实腐烂，失去经济价值，从而给水果和蔬菜生产造成重大损失。一些种类幼虫还可为害花，或潜叶、蛀茎、蛀根。实蝇的寄主范围很广，几乎可为害人类能够食用的所有果实。常见寄主有柑、橘、橙、苹果、梨、桃、杏、枇杷、番石榴、杨桃等。此外，一些种类还可为害番茄、辣椒和茄子等。

实蝇易随果蔬等寄主植物调运而传播扩散，世界各国都十分重视实蝇检疫，一旦发现传入，往往采取有力的措施进行防控或根除。本节重点介绍台湾地区发生分布的主要实蝇类害虫的检疫。

一、瓜实蝇

（一）名称与分类地位

学名：*Bactrocera（Zeugodacus）cucurbitae*（Coquillett）
英文名：melon fly , melon fruit fly
分类地位：双翅目（Diptera），实蝇科（Tephritidae），寡鬃实蝇亚科（Dacinae），寡鬃实蝇族（Dacini），果实蝇属（*Bactrocera*）。

（二）分布与为害

瓜实蝇主要分布在埃及、肯尼亚、坦桑尼亚、毛里求斯、美国、孟加拉国、文莱、柬埔寨、印度、印度尼西亚、日本、老挝、马来西亚、缅甸、巴基斯坦、菲律宾、泰国、越南、伊朗、中国等 40 多个国家。其中，中国大陆主要分布在华南地区。

瓜实蝇主要为害葫芦科植物如香瓜、西葫芦、黄瓜、南瓜、西瓜、苦瓜、丝瓜、甜瓜等。成虫产卵管刺入瓜果表皮并产卵，幼虫孵化后即在瓜内蛀食，受害的瓜先局部变黄，而后腐烂变臭，造成大量落瓜；即使不腐烂，刺伤处凝结着流胶，畸形下陷，果皮硬实，瓜味苦涩，严重影响瓜的品质和产量。

（三）形态特征

成虫体、翅长 4.2～7.1 mm；以橙色到褐色为主。头部颜面斑黑色，卵圆形。上侧额鬃 1 对；下侧额鬃 3 对或以上。具内顶鬃、外顶鬃和颊鬃；单眼鬃细小或缺如。触角显长于颜面；末端圆钝。中胸盾片黄褐至红褐色。缝后中黄色条较短，基部扩大不明显，近线形；缝后侧黄色条终止于翅内鬃着生处或其之后处。小盾片较扁平；黄色，基部有 1 红褐色至暗褐色狭横带。肩胛、背侧板胛、横缝前每侧 1 小斑，中侧板后部的 1/3、腹侧板上部的一半圆形斑及侧背板均为黄色。前翅上鬃、小盾前鬃和翅内鬃存在。背中鬃均缺如。小盾片较扁平；黄色，基部具黑色狭横带；小盾端鬃 1 对，少数个体 2 对。后小盾片褐色；中背片褐色，或浅黄色到橙褐色。翅斑棕黄色至褐色；前缘带于翅端部扩成 1 个相当大的斑点；其宽度达 r_{4+5} 室宽度的 2/3。dm-cu 横脉上有 1 后端伸达翅后缘的宽横带；r—m 横脉为淡烟褐色斑覆盖。臀条较宽，伸至翅后缘。A_1+CuA_2 脉段周围密被微刺。bm 室长是宽的 2.5 倍；其宽是 cup 室宽的 2 倍；cup 室后端角延长段长；其长度超过 A_1+CuA_2 脉段长。各足腿节不具暗色斑。腹部黄褐色。第二背板的前中部有 1 褐色狭短带；第三背板的前部有 1 褐色长横带；第四、五背板的前侧部具褐色斑纹；第三至五背板的中央具 1 黑色纵条。第五腹背板具腺斑。雄成虫第三背板具栉毛；第五腹节腹板后缘浅凹。产卵器基节黄褐至红褐色；其长与第五腹节背板长近等。产卵管长约 1.7mm，其末端尖锐，具端前刚毛 4 对。具 2 个骨化的受精囊。雄虫背针突后叶长。

卵：梭形，乳白色，长 1.0～1.2 mm。

幼虫：蛆形，乳白色，三龄期体长 9.0～11.0 mm。口感器较小，口脊 17～23 条，其缘齿短而钝圆。胸节微刺带：第一胸节 7～10 行；第二胸节的前部 5～7 行；第三胸节 4～6 行。前气门指状突 16～20 个。后气门裂长约 3 倍于宽；气门毛细长，多数于端半部分枝，其中背、腹丛各 6～12 根，每侧丛 4～6 根。肛叶 1 对，周围排列 3～7 行较微刺带。

蛹：椭圆形，黄褐色至褐色，其长 4.0～6.0 mm。

（四）传播途径

主要以幼虫和卵随寄主果实调运作远距离传播，蛹则可随果实的包装物或寄主植物生长介质或所附土壤传播。

（五）检验检疫方法

检验方法目前主要是目测水果、蔬菜上是否有实蝇的产卵孔。受害的果实，表面有火山状突起包围的产卵孔，手按有松软感，有水渍状斑块或黑化的斑块。对可能果实进行剖果，检查有无幼虫。

一旦发现有疑似幼虫，则按分类特征进行形态鉴定或分子生物学鉴定；有条件的，可将一些幼虫饲养至成虫，再用成虫形态特征进行复核鉴定。

（六）检疫处理方法

针对口岸发现的带疫果蔬，须按双边有关协议或中国法律法规的规定进行退运、销毁或除害处理。除害处理时，可按不同的果蔬种类选择适宜的处理方法。可选择的除害处理方法有：熏蒸处理、冷处理、热处理、辐照处理等，具体的除害处理指标参见本书第五章。

二、橘小实蝇

（一）名称与分类地位

学名：*Bactrocera*（*Bactrocera*）*dorsalis*（Hendel）
别名：东方果实蝇、柑橘小实蝇、橘小寡鬃实蝇。
英文名：oriental fruit fly
分类地位：双翅目（Diptera），实蝇科（Tephritidae），寡鬃实蝇亚科（Dacinae），寡鬃实蝇族（Dacini），果实蝇属（*Bactrocera*）。

（二）分布与危害

橘小实蝇分布于毛里求斯、美国、智利、澳大利亚、关岛、印度、斯里兰卡、尼泊尔、不丹、缅甸、泰国、老挝、越南、柬埔寨、中国等30多个国家和地区。其中，中国大陆主要分布在华南地区。

橘小实蝇寄主广泛，其中包括柑、橘、橙、芒果、番石榴、番荔枝、杨桃、枇杷、苹果、樱桃和无花果等多种果实。雌成虫产卵于果皮下，幼虫孵化后钻入果内取食，常使果实未熟先黄脱落，严重影响产量和质量。

（三）形态特征

成虫：以黑色到暗褐色为主，或黑色与黄色相间。头部黄色或黄褐色，中颜板具1对圆形黑色颜面点。上侧额鬃1对，下侧额鬃2对。具内顶鬃、外顶鬃和颊鬃；单眼鬃细小或缺如。触角显长于颜面（触角各节的长度分别为 0.20 mm、0.35 mm 和 0.90 mm；颜面长为 0.53 mm）；末端圆钝。中胸背板黑褐色或黑色带红褐色区。缝后侧黄色条伸至翅内鬃之后。肩胛、背侧胛完全黄色。前翅上鬃、翅内鬃和小盾前鬃各1对；背中鬃缺如。肩板鬃、背侧鬃、后翅上鬃各2对。小盾片较扁平，黄色，基部具狭窄的暗色横条；小盾端鬃1对。中背片黑色或中部浅黄色到橙褐色，两侧具暗色斑。翅前缘带褐色，伸至翅尖，较狭窄，其宽度不超出 R_{2+3} 脉；臀条褐色，不达后缘。bm 室长是宽的 $1.8 \sim 1.9$ 倍；其宽是 cup 室宽的 2.5 倍；cup 室后端角延长段长；其长度超过 $A_1 + CuA_2$ 脉段长。各足腿节不具暗色斑。腹部背板分离；黄色到橙褐色。第三至五背板具黑褐色中纵条；该中纵条与第三背板的黄色横带形成 T 形斑。第二背板的前缘有1黑色狭短横条；第四背板的前侧缘常有黑色斑纹。第五背板具腺斑。雄成虫第三背板具栉毛；第五腹节腹板后缘深凹。产卵器基节长为 $1.3 \sim 1.35$ mm；其长是第五背板长的 $0.7 \sim 0.75$ 倍。产卵管长 $1.4 \sim 1.6$ mm；端末尖，不具齿；具亚端刚毛，长、短各2对。具2个骨化的受精囊。雄虫背针突后叶短或缺如。

卵：长约 1.0 mm，乳白色，表面光亮，梭形，两端略向一侧弯曲。

幼虫：黄白色，蛆形，三龄期体长 7.5～10.0 mm。口感器包括 3～4 个感器，口脊 11～14 条，其缘齿短而钝圆。胸节微刺带：第一胸节 9～11 行；第二胸节背面 5～6 行，腹面 5～7 行，侧面 3～4 行；第三胸节背面 2～4 行，腹面 3～5 行，侧面 1～3 行。前气门指状突 8～12 个。后气门裂长约 2.5～3.0 倍于宽；气门毛端部分枝，其中背、腹丛各 17～20 根，每侧丛 8～12 根。肛叶 1 对，隆突，周围排列 3～5 行不连续的微刺带。

蛹：椭圆形，长 5.0～5.5 mm，宽 1.8～2.2 mm。初化蛹时浅黄色，后逐步变至红褐色。

（四）传播途径

主要以幼虫和卵随寄主果实调运作远距离传播，蛹则可随果实的包装物或寄主植物生长介质或所附土壤传播。橘小实蝇成虫具有一定的自然飞行能力，尤其是在缺少寄主植物源的条件下，可作远距离飞行。

（五）检验检疫方法

检验方法目前主要是目测水果、蔬菜上是否有实蝇的产卵孔。受害的果实，表面有火山状突起包围的产卵孔，手按有松软感，有水渍状斑块或黑化的斑块。番茄受害果皮上刺孔周围变成绿色；桃上产卵孔处会流出胶状果汁；枇杷受害果实即使成熟变黄，但刺孔周围仍为绿色；甜橙、梨和苹果等果实被害部分变硬，颜色发暗，且凹陷；柑橘上产卵孔周围呈火山喷口状突起。针对可疑果实进行剖果检查有无幼虫。此外，针对樱桃等浆果类水果可选用红糖水检测技术（详见第三章）进行检测。

一旦发现有疑似幼虫，则按分类特征进行形态鉴定或分子生物学鉴定；有条件的，可将一些幼虫饲养至成虫，再用成虫形态特征进行复核鉴定。

（六）检疫处理方法

针对口岸发现的带疫果蔬，须按双边有关协议或中国法律法规的规定进行退运、销毁或除害处理。除害处理时，可按不同的果蔬种类选择合适的处理方法。可选择的除害处理方法有：熏蒸处理、冷处理、热处理、辐照处理等，具体的除害处理指标参见本书第五章。

三、辣椒实蝇

（一）名称与分类地位

学名：*Bactrocera（Bactrocera）latifrons*（Hendel）

英文名：chili fruit fly, solanum fruit fly

分类地位：双翅目（Diptera），实蝇科（Tephritidae），寡鬃实蝇亚科（Dacinae），寡鬃实蝇族（Dacini），果实蝇属（*Bactrocera*）。

（二）分布与危害

辣椒实蝇主要分布在泰国、老挝、孟加拉国、缅甸、马来西亚、印度、新加坡、菲律宾、斯里兰卡、巴基斯坦、越南、文莱、美国（夏威夷）、坦桑尼亚、日本以及中国等。其中，中国大陆的分布限在广东等局部地区。

辣椒实蝇属于多食性昆虫，是东南亚和印度茄科植物的主要害虫，据报道也可为害黄瓜等葫芦科植物。一般对辣椒及茄属植物的为害最为严重。成虫产卵于寄主的果实中，幼虫期潜居果内取食直至老熟，导致被害果霉烂，无法食用，失去经济价值。

（三）形态特征

成虫体、翅长 4.5～6.5 mm；以黑色到暗褐色为主。头部具黑色卵圆形颜面斑 1 对。额较阔，其宽度与复眼宽近等。上侧额鬃 1 对，下侧额鬃 2 对。具内顶鬃、外顶鬃和颊鬃；单眼鬃细小或缺如。触角显长于颜面；末端圆钝。中胸背板黑色；缝后侧黄色条两侧近平行，终于翅内鬃着生处或稍后处。肩胛、背侧胛完全黄色。具小盾前鬃和翅内鬃；前翅上鬃和背中鬃缺如。后小盾片和中背片褐色或全为黑色。小盾片较扁平；黄色，基部有 1 黑色狭横带；具 1 对小盾端鬃。翅前缘带褐色，于端段明显加宽，臀条褐色，一般不伸达后缘，基前缘室和前缘室完全透明。bm 室长是宽的 2.5 倍；其宽是 cup 室宽的 2 倍；cup 室后端角延长段长；其长度超过 A_1+CuA_2 脉段长。前足、中足和后足腿节具暗色斑段占各自腿节全长的比例分别是 0～30%、0～30% 和 0～20%。腹部背板分离；腹部红褐色，第三至五节背板常具暗色中纵条或横带。第五背板具椭圆形暗褐色腺斑 1 对。雄成虫第三背板具栉毛；第五腹节腹板后缘深凹。产卵器基节长度是第五腹节背板长的 2 倍。产卵管长约 1.7 mm，末端呈三叶状，具端前短刚毛 4 对。具 2 个骨化的受精囊。雄虫背针突后叶短或缺如。

卵：乳白色，梭形，长约 1.0 mm。

幼虫：蛆形，三龄期体长 7.0～8.5 mm。口感器由 3～4 个钉状小感器组成；口脊 9～14 条，缘齿狭长。胸节微刺带：第一胸节 6～10 行；第二、三胸节各 3～7 行。前气门指状突 13～18 个。后气门裂长约 3 倍于宽；气门毛端部的 1/4～1/3 分支，其中背、腹丛各 16～22 根，每侧丛 6～11 根。肛叶大而隆突。

蛹：椭圆形，长约 4.0 mm，褐色或红褐色。

（四）传播途径

主要以幼虫和卵随寄主果实调运作远距离传播，蛹则可随果实的包装物或寄主植物生长介质或所附土壤传播。

（五）检验检疫方法

目前检验方法主要是目测水果、蔬菜上是否有实蝇的产卵孔。受害的果实，表面有火山状突起包围的产卵孔，手按有松软感，有水渍状斑块或黑化的斑块。对可疑果进行剖果，检查有无幼虫。

一旦发现有疑似幼虫，则按分类特征进行形态鉴定或分子生物学鉴定；有条件的，可将一些幼虫饲养至成虫，再用成虫形态特征进行复核鉴定。

（六）检疫处理方法

针对口岸发现的带疫果蔬，须按双边有关协议或中国法律法规的规定进行退运、销毁或除害处理。除害处理时，可按不同的果蔬种类选择合适的处理方法。可选择的除害处理方法有：熏蒸处理、冷处理、热处理、辐照处理等，具体的除害处理指标参见本书第五章。

四、南瓜实蝇

（一）名称与分类地位

学名：*Bactrocera (Zeugodacus) tau* (Walker)

英文名：pumpkin fly, pumpkin fruit fly

分类地位：双翅目（Diptera），实蝇科（Tephritidae），寡鬃实蝇亚科（Dacinae），寡鬃实蝇族（Dacini），果实蝇属（*Bactrocera*）。

（二）分布与危害

南瓜实蝇主要分布在柬埔寨、印度、印度尼西亚、老挝、马来西亚、菲律宾、泰国、越南和中国等 13 个国家。其中，中国大陆主要分布在华南地区。

南瓜实蝇是为害黄瓜、南瓜、丝瓜、冬瓜和苦瓜等葫芦科作物的一种重要害虫。雌成虫将卵产在瓜果表皮下，同时也造成了机械损伤，为其他病菌的入侵提供条件。卵在果实内孵化，幼虫取食果肉，致使受害瓜果腐烂、脱落。

（三）形态特征

成虫：体、翅长 5.7～10.5 mm；黑色与黄色相间。头部颜面黄色；颜面斑黑色，中等大，近卵形。上侧额鬃 1 对，下侧额鬃 2 对或 3 对或以上。具内顶鬃、外顶鬃和颊鬃；单眼鬃细小或缺如。触角显长于颜面；末端圆钝。中胸背板黑色带橙色或红褐色区，或黑色。介于缝后中黄色条和侧黄色条之间的大部区域，肩胛后至横缝间的 2 大斑和背板中部前缘至黄色中纵条前端的 1 狭纵纹均为黑色；肩胛、背侧胛、缝前 1 对小斑均为黄色。缝后侧黄色条终止于翅内鬃着生处或其之后处；缝后中黄色条泪珠状。前翅上鬃、小盾前鬃和翅内鬃存在；背中鬃缺如。小盾片较扁平；黄色；具黑色基横带。具 2 对小盾端鬃。后小盾片和中背片中部均为浅黄色或橙褐色，两侧带暗色斑。翅斑褐色，前缘带于翅端扩成 1 椭圆形斑；该斑约占据 r_{4+5} 室宽度的 1/3；dm-cu 和 r-m 横脉上均无横带；臀条宽阔，伸达后缘。$A_1＋CuA_2$ 脉段周围密被微刺。bm 室长是宽的 2.5 倍；其宽是 cup 室宽的 2 倍；cup 室后端角延长段长；其长度超过 $A_1＋CuA_2$ 脉段长。足淡黄色；前足、中足和后足腿节具暗色斑段占其各腿节全长的比例均是 0～30％。腹部背板分离；黄色到橙褐色。第二、三背板的前部各具 1 黑色横带；第四、五背板的前侧部常具黑色短带；黑色中纵条自第三背板的前缘伸达第五背板后缘。第五背板具腺斑。雄成虫第三背板具栉毛；第五腹节腹板后缘浅凹。产卵器基节长是第五腹节背板长的 1.2 倍。产卵管端尖；具端前刚毛 4

对，长、短各 2 对；不具齿。具 2 个骨化的受精囊。雄虫背针突后叶长。

卵：梭形，乳白色，长 1.0～1.2 mm。

幼虫：蛆形，三龄期体长 7.5～9.0 mm。口感器呈圆形；口脊 17～23 条，缘齿短而钝。胸节微刺带：第一胸节的微刺带在背、腹面成簇排列，但腹面的不连续；第二胸节 6～9 行，第三胸节 5～7 行。前气门指状突 14～18 个。后气门裂较大，其长 3.0～3.5 倍于宽；气门毛几与气门裂的程度相等，其端部的 1/3～2/3 分支，背、腹丛各 14～18 根，每侧丛 5～9 根。肛叶 1 对，大而隆突，周围微刺带 3～6 行，呈间断排列。

蛹：椭圆形，黄褐色至褐色，其长 4.0～6.0 mm。

(四) 传播途径

主要以幼虫和卵随寄主果实调运作远距离传播，蛹则可随果实的包装物或寄主植物生长介质或所附土壤传播。

(五) 检验检疫方法

检验方法目前主要是目测水果、蔬菜上是否有实蝇的产卵孔。受害的果实，表面有火山状突起包围的产卵孔，手按有松软感，有流胶或水渍状斑块或黑化的斑块。对可疑果进行剖果，检查有无幼虫。

一旦发现有疑似幼虫，则按分类特征进行形态鉴定或分子生物学鉴定；有条件的，可将一些幼虫饲养至成虫，再用成虫形态特征进行复核鉴定。

(六) 检疫处理方法

针对口岸发现的带疫果蔬，须按双边有关协议或中国法律法规的规定进行退运、销毁或除害处理。除害处理时，可按不同的果蔬种类选择合适的处理方法。可选择的除害处理方法有：熏蒸处理、冷处理、热处理、辐照处理等，具体的除害处理指标参见本书第五章。

五、蜜柑大实蝇

(一) 名称与分类地位

学名：*Bactrocera*（*Tetradacus*）*tsuneonis*（Miyake）

英文名：japanese orange fly

分类地位：双翅目（Diptera），实蝇科（Tephritidae），寡鬃实蝇亚科（Dacinae），寡鬃实蝇族（Dacini），果实蝇属（*Bactrocera*）。

(二) 分布与危害

蜜柑大实蝇主要分布于新西兰、日本、越南和中国。其中，中国大陆主要分布在广西、四川、湖南等局部地区。

主要寄主是柑橘类植物，包括甜橙、橘、温州蜜柑和金橘等。雌成虫产卵于果皮下，幼虫孵化后钻入果内取食，使果实变质腐烂，造成落果，影响品质和产量。

（三）形态特征

成虫：体大型，以橙色到褐色为主。雌虫体长（不包括产卵器长）10.0～12.0 mm；翅长 8.8～10.1 mm。雄虫体长 9.9～11.0 mm；翅长 8.2～10.1 mm。头部黄色或黄褐色；单眼三角区黑色；颜面斑菱形或长椭圆形，黑色；触角黄褐色；上侧额鬃 1 对，下侧额鬃 2 对。具内顶鬃、外顶鬃和颊鬃；单眼鬃细小或缺如。触角显长于颜面；末端圆钝。触角芒暗褐色，其基部近黄色。中胸背板红褐色；中央有"人"字形的褐色纵纹；缝后侧黄色条始于中胸背板缝，终于翅内鬃着生处或其之后处，呈内弧形弯曲；缝后中黄色条泪珠状。肩胛和翅内鬃 1 对；前翅上鬃 2 对（有时 1 对，或有时一侧 2 根而另一侧仅具 1 根）；中侧板鬃缺，背侧鬃 2 对，肩板鬃 2 对（内对常较外对弱小）。小盾前鬃和背中鬃缺如。小盾片较扁平；浅黄色，至多具狭窄的基横带；具 1 对小盾端鬃。后小盾片全为褐色；中背片全为褐色，或中部浅黄色到橙褐色，两侧具暗色斑。翅膜质透明；前缘带宽，与 R_{4+5} 脉汇合，并在翅端 R_{4+5} 脉的下方和 M_{1+2} 脉之间略扩展；扩展斑及 r_1 室内的着色较深。在 R_{2+3} 脉与 R_{4+5} 脉之间的暗褐色前缘带上有空白透明长形条。无臀条。bm 室长是宽的 3 倍；其宽是 cup 室宽的 2 倍；cup 室后端角延长段长；其长度超过 A_1+CuA_2 脉段长。各足腿节不具暗黑色斑。腹部背板分离；黄褐色至红褐色；基部呈蜂腰形，第一背板两侧缘大致平行。腹背面具暗褐色到黑色中横带，自腹基部延伸到腹部末端或在末端之前终止；第三腹节背板前缘有暗褐色到黑色横带，与上述中纵带相交呈"十"字形斑。第四和第五节背板两侧各有 1 对暗褐色到黑色短带；第二至四节背板侧缘均有黑色短条斑纹。第五背板具腺斑。雄成虫第三背板具栉毛；第五腹节腹板后缘深凹，凹陷的深度达腹板长度的 1/5。产卵器基节瓶状，横切面圆，无侧缘；其长度是第五腹节背板长的 2～3 倍；明显不如腹部各节腹板长之和；其后端狭小部分短于腹部第五背板长。产卵管端呈三叶状，长度在 2.5 mm 以下，具端前刚毛 4 对。具 2 个骨化的受精囊。

卵：长 1.3～1.6 mm，白色。椭圆形，一端稍尖，另一端圆，上有 2 个小突起。

幼虫：成熟幼虫乳白色，粗大，蛆形，长 11～13 mm；前气门扇形，有指突 30 个以上；其腹面第二至四节前端有小刺带。

蛹：长 8～10 mm，椭圆形，淡黄色到黄褐色。

（四）传播途径

主要以幼虫和卵随寄主果实调运作远距离传播，蛹则可随果实的包装物或寄主植物生长介质或所附土壤传播。

（五）检验检疫方法

检验方法目前主要是目测水果、蔬菜上是否有实蝇的产卵孔。受害的果实，表面有火山状突起包围的产卵孔，手按有松软感，有流胶或水渍状斑块或黑化的斑块。对可疑果进行剖果检查有无幼虫。

一旦发现有疑似幼虫，则按分类特征进行形态鉴定或分子生物学鉴定；有条件的，可将一些幼虫饲养至成虫，再用成虫形态特征进行复核鉴定。

（六）检疫处理方法

针对口岸发现的带疫果蔬，须按双边有关协议或中国法律法规的规定进行退运、销毁或除害处理。除害处理时，可按不同的果蔬种类选择合适的处理方法。可选择的除害处理方法有：熏蒸处理、冷处理、热处理、辐照处理等，具体的除害处理指标参见本书第五章。

（吴佳教，章柱）

第三节　其他害虫的检疫鉴定

一、螺旋粉虱

（一）名称与分类地位

学名：*Aleurodicus dispersus* Russell

英文名：spiraling whitefly，keys whitefly

分类地位：同翅目（Homoptera），粉虱科（Aleyrodidae），复孔粉虱属（*Aleurodicus*）。

（二）分布与危害

螺旋粉虱主要分布在葡萄牙、西班牙、孟加拉国、印度、印度尼西亚、老挝、马来西亚、缅甸、菲律宾、新加坡、斯里兰卡、泰国、越南、贝宁、喀麦隆、刚果（金）、毛里求斯、尼日利亚、多哥、巴哈马、巴巴多斯、伯里兹、哥斯达黎加、古巴、多米尼加、美国、巴西、哥伦比亚、厄瓜多尔、秘鲁、委内瑞拉、澳大利亚、斐济、巴布亚新几内亚等地。在中国分布在台湾和海南。该虫以卵、若虫、蛹和成虫随寄主叶片、茎和果实远距离传播。在野外，螺旋粉虱成虫产卵时把蜡粉布置成螺旋状。

螺旋粉虱的寄主植物有120种，分属49科105属，主要为害蔬菜、花卉、水果和行道树。

果树：香蕉、杨桃、油甘、番荔枝、番木瓜、桃、榴莲、芒果、菠萝蜜、无花果、石榴、柿、枣、番石榴、莲雾、荔枝、龙眼、红毛丹、橘、橙、柚、黄皮。

蔬菜：蒜、韭菜、守宫木、菜豆、木豆、葛、苦瓜、丝瓜、香瓜、西瓜、姜、莴苣、辣椒、茄子、萝卜、芥菜、菜心、苋菜、落葵。

农作物：木薯、芋、甘薯、可可、甘蔗、烟草、椰子、槟榔、桑。

绿化及观赏植物：变叶木、红桑、重阳木、刺桐、绛香黄檀、紫荆花、印度紫檀、文丁果、马占相思、鸡蛋花、大红花、苦楝、大叶桃花心木、海南龙血树、龙血树、美人蕉、白玉兰、发财树、泰国木棉、厚皮树、小叶榕、黄葛榕、印度榕、对叶榕、榄仁树、桉树、乌墨、三角梅、散尾葵、九里香、小花紫薇，含羞草。

野生植物：紫茉莉、泊夫兰、五爪金龙、野甘罩、倒钩草、丰花草、指甲花、马缨丹、牡荆、假败酱、火炭母、胜红蓟、飞机草、苏门白酒草、三叶鬼针草、小飞蓬、磨盘草、黄花捻、萧焚天花、决明、望江南、飞扬草、叶下珠、鸭脚枫、铁苋菜、青葙、虾钳菜、毛蔓豆、香附子、芒草、竹节草、马塘、竹、紫苏、少花龙葵、假烟叶、蕨类。

（三）形态特征

成虫：雌、雄虫体长分别为 1.98 mm 与 2.10 mm。触角为丝状共 7 节。第二节上具 2 根长刚毛，第三、五及七节具有疣状突起感觉器，其数量分别为 4~6 个、3 个及 1 个，每个感觉器上嵌有 1 短刚毛。单眼 1 对，褐色，位于复眼上方。前翅有时有苍白色或深色的斑。足跗节 2 节，具前跗节。腹部共 8 节，雄虫于第二至四腹节腹面各具蜡板 1 对，共 3 对；雌虫则于第二至五腹节腹面各具 1 对，共 4 对。雄虫腹面有铗状交尾器。刚羽化时体为黄色半透明，成熟时不透明。

卵：长椭圆形，表面光滑，初产时为淡黄色，后转为黄褐色，长、宽分别为 0.29mm 和 0.11mm。表面光滑，卵一端有 1 柄状物，在产卵时用于插入寄主植物。

若虫：共有 4 龄。各龄大小为 0.28 mm×0.12 mm、0.48 mm×0.26 mm、0.67 mm×0.49mm 和 1.06 mm×0.88 mm，各龄初蜕皮时均透明无色，扁平状，但随着发育逐渐变为半透明且背面隆起。各龄体形相似，但随发育程度由细长转为椭圆形。一龄若虫具分节明显的触角和具功能性的足，而其他龄期若虫的触角均退化。前一至三龄若虫分泌的蜡粉量较少且短，至 4 龄若虫时分泌蜡粉量大增且其絮毛可长达 8mm。若虫期仅一龄能运动。二龄若

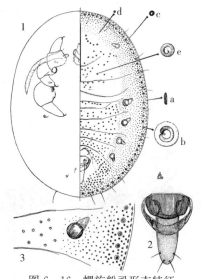

图 6-16　螺旋粉虱形态特征
（引自 Russell, 1965）
1. 蛹壳的背面和腹面：a. 8 形孔
b. 双轮孔　c. 宽轮孔　d. 微轮孔
e. 隔膜孔　2. 第十节腹节背板的皿状孔
3. 第四腹节背部的右侧，示不同的孔

虫期，躯体的前面形成一排蜡状毛簇。三龄若虫期，躯体侧面的不同复合孔发出短的、均匀的、玻璃状的蜡丝。在蛹期的初期（四龄若虫），从背部延伸出大量白色棉絮状的蜡丝，而后被蛹隐藏。

蛹：无色或微黄，盾状，长 1.00~1.25mm，宽 0.75~0.90mm。与三龄若虫相似，但较厚实且硬，边缘齿状也较明显。体背有 5 对复合孔，圆柱形，基部具 30~50 个小孔，前胸有 1 对，腹部三至六节各 1 对。每对复合孔的口径均不相同，以第三腹节最大，胸部最小。体背还具 5 类型单孔：8 形孔单排，与体边缘距离为单孔大小。双轮孔在亚边缘单列排列，多数与体缘距离为单孔直径距离。宽轮孔在 8 形孔和双轮孔间单列排列，在双轮孔中间有 1~3 个，排成 1~6 列。微宽轮孔在大多数宽轮孔近侧，但在第七腹节很少，在第八腹节上很少或没有，复合孔周围常有，但有时在靠近复合孔一段距离无分布。隔膜孔在大部分体节中央或近中央区域分布，但在第一腹节无，第七腹节凹陷之间中间区域无，第八腹节皿状孔前缘无分布。盘状孔和气孔稀少，分散在隔膜孔之间。第七腹节约为第六腹节一半长。皿状孔近心形，长 88~96 μm，宽 108 μm，底部 1/2 伸出盖片。盖片透明，近三角形，长 52~56 μm，宽 100 μm。舌状器前端宽圆形，长 108~120μm，宽 52~56μm。

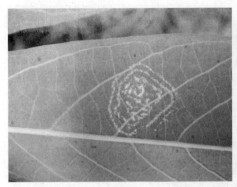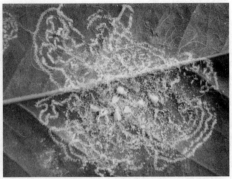

图 6-17　螺旋粉虱成虫及产卵时蜡粉排列方式

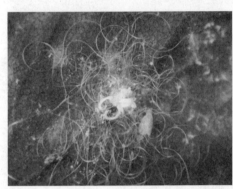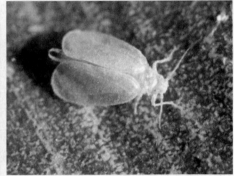

图 6-18　螺旋粉虱蛹壳及成虫

(四) 传播途径

叶片可携带卵和幼虫，该虫生育前期通常很难辨认。果实也可携带卵而传播。也可随着寄主植物调运而远距离传播。

(五) 检验检疫方法

对来自疫区的寄主植物材料要严格查验。螺旋粉虱在野外很容易识别，成虫产卵时把蜡粉布置成螺旋状；卵的基部有一根细柄，插入叶片组织中；蛹体上有白色蜡丝，形态多样，四周蜡丝呈絮状，两侧有 5 对细长的蜡丝，晶莹透亮，长达 7～8mm，甚至更长，体上常常有粗大扭曲的蜡条。这是不同的蜡腺分泌所致。成虫体长约 2mm，雄性腹末具夹状的抱握器。当该虫大量存在时，由于覆盖于全身的白色柔毛而很容易识别。经常在叶片背面发现，通常有黏性的蜜露，有时还有乌黑的煤污。在番石榴上，该虫在树冠上部的数目远高于在树冠下部的数目。

(六) 检疫处理方法

该虫于 1978 年首次在夏威夷报道，之后便迅速扩散。夏威夷采用小毛瓢虫 (*Nephaspis oculatus*) 和海地恩蚜小蜂 (*Encarsia laitiensis*) 控制番石榴上的螺旋粉虱。据报道，螺旋粉虱天敌种类记录的有 49 种，包括捕食性天敌 41 种，寄生性天敌 8 种，利用寄生蜂防治螺旋粉虱越来越受到重视。由于螺旋粉虱的寄主广泛，农药对天敌的副作用，化学防治并不是一种实用的和经济的方法。

二、米尔顿姬小蜂

（一）名称与分类地位

学名：*Anselmella miltoni* Girault

分类地位：小蜂总科（Chalcidoidea），姬小蜂科（Eulophidae），*Anselmella* 属。

（二）分布与危害

主要为害蒲桃类植物。仅在澳大利亚和中国台湾有分布。

（三）形态特征

雌成虫：体长约 2.0mm，全体黑色，具金属光泽，胸部绿黄色。触角褐黑色，鞭节色稍淡。足基节、转节、腿节黑色，胫节、跗节褐黄色，第四跗节色深。

触角棒形。柄节较细长，梗节基部小，后逐渐膨大，末端极平。触角柄节有一个很长的柄，柄节为基节的 1.36 倍，梗节加鞭节长为头宽的 1.16 倍，梗节长为宽的 2.2 倍，第一环状节、第二环状节和第一索节长宽近等，第二索节长为宽的 0.9 倍，第三索节长为宽的 0.8 倍，第四索节长为宽的 0.72 倍，棒节长为宽的 2.23 倍。头宽为头长的 1.06 倍，为口器宽的 2.9 倍。复眼高为长的 1.16 倍，头宽为复眼间距的 1.75 倍，复眼高为颚眼距的 2.8 倍，侧单眼距（POL）为复眼单眼距（OOL）的 3 倍。前胸背板较中胸背板低，但不被其覆盖。中胸盾纵沟完整，小盾片略凸，无斑纹。并胸腹节短。前胸背板宽为长的 12 倍，中胸背板宽为长的 1.05，小盾片宽为长的 0.95 倍，并胸腹节宽为长的 8 倍。

前翅无色，透明，缘脉存在，具分散短细毛，前翅基半部大部分光裸，其他部分具细毛。痣脉长于缘脉，但短于缘前脉。亚缘脉为缘脉的 6.5 倍，缘脉为后缘脉的 4 倍，后缘脉为痣脉的 0.13 倍。

雄成虫：体长 2.2mm，身体黑色无光泽。触角基节、柄节褐黄色，其他节黑色。其他特征与雌虫相似。

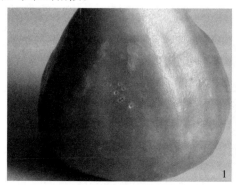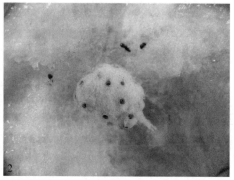

图 6-19　米尔顿姬小蜂为害状

1. 莲雾被害后表面的针状孔　2. 莲雾被害后形成的虫瘿

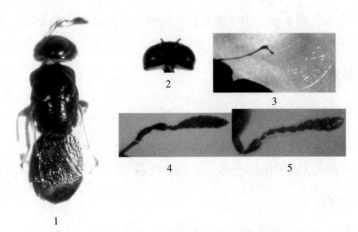

图 6-20 米尔顿姬小蜂形态特征
1. 成虫 2. 头部 3. 前翅 4. 雌成虫触角 5. 雄成虫触角

(四) 传播途径

米尔顿姬小蜂主要通过成虫、幼虫及卵随寄主植物调运而传播。

(五) 检验检疫方法

由于该虫在果实上产卵时会在果实表面留下针状孔，在检验检疫时可首先观察果实表面是否有小孔洞。另外，在现场检验检疫时也可轻轻摇动果实，受害果因为形成的虫瘿可听到声音；而未受危害的果实，因为无核，一般不会发出声音。

(六) 检疫处理方法

米尔顿姬小蜂目前在中国大陆还无分布，因此在口岸入境水果中检出米尔顿姬小蜂，用溴甲烷按照以下技术指标（表 6-1）进行常压熏蒸处理。

表 6-1 溴甲烷熏蒸处理米尔顿姬小蜂技术指标

温度（T）	剂量（g/m³）	时间（h）
T≥26.7℃	24	2
21.1℃≤T<26.6℃	32	2
15.6℃≤T<21℃	40	2
10.0℃≤T<15.5℃	48	2
4.4℃≤T<9.9℃	64	2

三、番荔枝斑螟蛾

(一) 名称与分类地位

学名：*Anonaepestis bengalella* Ragonot

英文名：custard apple borer

俗名：释迦黑虫、释迦蛀虫

分类地位：鳞翅目（Lepidoptera），螟蛾科（Pyralidae），*Anonaepestis* 属。

（二）分布与危害

主要寄主植物为番荔枝属植物，包括番荔枝、冷子番荔枝、牛心梨等。分布于中国台湾、印度、孟加拉、越南、菲律宾、马来西亚等地，中国大陆未见分布。以幼虫蛀入果实内取食果肉。为害呈隧道状，粪便产于隧道内。受害果实初呈局部黑化、枯干，轻者果实畸形，重者受害部位渐扩大至整个果实黑变、木乃伊化，完全失去商品价值，为番荔枝最重要的害虫。该虫发生于阴湿、通风不良地区，每年于 6～7 月及 11～12 月发生密度最高。

（三）形态特征

成虫：雌蛾略大于雄蛾。雌蛾平均体长 14.1mm，翅展 30.1mm；雄蛾平均体长 11.6mm，翅展 23.4mm，触角线状，复眼大而圆，赤褐色，下唇须向前上方明显突出。雌雄蛾体色基本一致，前翅狭长灰褐色，基部和外缘颜色较深，散生大量暗绿色鳞片，中部至亚外缘灰白色鳞片逐渐增多，并有红褐色鳞片点缀，缘毛长，黑褐色；后翅深灰色，三角状，缘毛灰白色。足外侧灰褐色并被有暗绿色鳞片，内侧灰白色。

卵：椭圆形，长约 1.8mm，初呈乳白色后转为淡土色，表面粗糙。

幼虫：初龄幼虫头及前胸背板淡黄色，体乳白色，后渐为淡黄色、红褐色、黑褐色，老熟幼虫体长平均为 18.4mm，头宽为 2.46mm，头部及前胸背板红棕色，胸、腹部黑褐色，腹部趾钩双序环状。

蛹：淡黄色至红褐色，离蛹，头部钝圆，尾部尖，平均体长 10.14mm，宽 3.52mm。腹部略向背部弯曲。

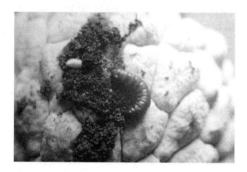

图 6-21 番荔枝斑螟蛾幼虫在果实表面为害

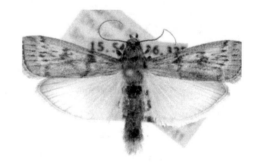

图 6-22 番荔枝斑螟蛾成虫

（四）传播途径

主要以幼虫随果实远距离传播扩散。幼虫和蛹也可能随繁殖材料传带。成虫飞行能力强，可在田间迅速扩散。

（五）检验检疫方法

检查水果上有无为害状，剖开果实看有无幼虫，注意检查包装物上有无蛹。

（六）检疫处理方法

可参照米尔顿姬小蜂。

四、棉蚜

（一）名称与分类地位

学名：*Aphis gossypii* Glover

英文名：cotton aphid，melon aphid，melon and cotton aphid

分类地位：同翅目（Homoptera），蚜科（Aphidoidae），蚜属（*Aphis*）。

（二）分布与危害

为害鼠李属植物及石榴、葫芦、黄瓜、南瓜、花椒、棉、木槿等植物。广泛分布于德国、刚果（金）、埃及、利比亚、尼加拉瓜、古巴、加拿大、墨西哥、美国、阿根廷、巴西、智利、澳大利亚、日本、韩国、土耳其、也门、越南和中国等 170 多个国家。其中，在中国主要分布在福建、广东、广西、海南、云南、四川、河北、湖南、湖北、江苏、浙江、江西、山西、陕西、山东、辽宁、黑龙江、新疆、香港和台湾等地。

成虫和幼虫聚生于叶背、花蕾、花瓣和幼果上吸汁，导致叶片萎缩，停止生长，甚至枯死。该虫可传播病毒（黄瓜花叶病毒、南瓜花叶病毒）病。

（三）形态特征

无翅孤雌蚜：体长 1.9mm，宽 1.0mm，卵圆形。活时深绿、草绿至黄色，以黄色最常见。玻片标本体淡色有灰黑色斑纹，头部灰黑，前胸与中胸背面有断续灰黑色斑，后胸有时有小斑；腹部各节节间斑黑色，第七、八节背中有狭短灰黑横带，胸部各节及腹部第二至四节各有缘斑 1 对，以胸部各缘斑为大，腹管后斑大。触角第一、二、六节及第五节端部 1/3，喙第 3 及第 4＋5 节，胫节端部 1/7～1/5 及跗节，腹管、尾片及尾板灰黑至黑色。表皮光滑，有清楚网纹。气门圆至长圆形开放，气门片黑色。节间斑明显。缘瘤位于前胸、腹部第一及第七节，小型缘瘤有时位于其他腹节，缘瘤指状，高、宽约相等或高稍大于宽，并长于缘毛。中胸腹岔无柄，基宽为臂长的 1.3 倍。体背刚毛尖顶，头部 10 根；前胸有中、侧缘毛各 1 对，其他体节缺侧毛，各有中毛 1 对，中胸、后胸及腹部第二至五节各有缘毛 2 对，第一、六、七腹节各有缘毛 1 对，第八腹节缺缘毛。头顶、第一腹节、第八腹节分别为触角第三节直径的 0.46、0.54、0.69 倍。中额隆起，额瘤不显。触角 1.1mm，为体长的 0.63 倍，第三节 0.28mm，第一至六节长度比例为：19：18：100：75：75：43＋89。触角有短毛，第一至六节毛数：4～5、4～5、5、3～5、3～5、2～4＋0～1 根。第三节毛长为该节直径的 0.31 倍。喙超过中足基节，第 4＋5 节长为基宽的 2 倍，与后跗节第二节等长，除原生 2 对刚毛外，有次生刚毛 1 对。后腿节 0.47mm，稍短于触角第三、四两节之和；后胫节 0.87mm，为体长的 0.46 倍，后胫节毛长为该节直径的 0.71 倍；第一跗节毛序：3、3、2。腹管长 0.39mm，为体长的 0.21 倍，为尾片长的 2.4 倍，长圆筒形，有瓦纹、缘凸和切迹。尾片圆锥形，近中部收缩，有微刺突组成的瓦纹，有曲毛 4～7 根，一一般 5 根。尾板末端圆，有长毛 16～17 根。生殖板有毛 9～13 根。

有翅孤雌蚜：体长 2.0mm，宽 0.68mm，长卵圆形。活时头、胸黑色，腹部深绿、草绿乃至黄色。玻片标本头、胸黑色，腹部淡色，有斑纹，腹部第六节背中常有短带，第二至四节缘斑明显且大，腹管后斑亦较无翅蚜大，且绕过腹管前伸但不合拢。触角、足基节、腿节端 1/3～1/2，胫节端部 1/6～1/5 及跗节黑色。触角长 1.3mm，为体长的 0.65 倍，第三节长 0.30mm，第一至六节长度比例为 22：21：100：77：73：43＋100；第三节有小圆形次生感觉圈 4～10 个，一般 6～7 个，分布于全长，排成一列，第四节 0～2 个。

（四）传播途径

近距离扩散主要通过耕作工具、风吹和若虫的爬行扩散，远距离主要通过各虫态随苗木、接穗、果实及包装物运输传播。

（五）检验检疫方法

可采用直接观察法检查苗木、接穗及包装物，注意芽接处、树皮裂缝和其他有缝隙隐蔽处、果实梗洼和萼洼以及根部，找到虫体后通过显微镜观察鉴定。

（六）检疫处理方法

现场检疫如发现货物带有棉蚜时，可进行挑拣，将带虫的货物挑出后，再集中销毁。

五、银叶粉虱

（一）名称与分类地位

学名：*Bemisia argentifolii* Bellows & Perring
英文名：silver leaf whitefly
分类地位：同翅目（Homoptera），粉虱科（Aleyrodidae），小粉虱属（*Bemisia*）。

（二）分布与危害

银叶粉虱主要分布于法国、意大利、埃及、南非、古巴、危地马拉、洪都拉斯、巴拿马、加拿大、墨西哥、美国、巴西、哥伦比亚、委内瑞拉、澳大利亚、新西兰、印度、伊朗、以色列、日本、韩国、巴基斯坦和中国等 60 多个国家和地区。其中，中国分布在海南和台湾等地。

银叶粉虱的寄主范围非常广，可为害 500 多种植物，其中包括黄瓜、西葫芦、甜瓜、苦瓜、丝瓜、番茄、茄子、辣椒、甘蓝、花椰菜、萝卜、芥菜、白菜、莴苣、芹菜、菠菜、豇豆等多种蔬菜以及棉花、甘薯和观赏植物等。该虫繁殖能力强，寄主范围广，除直接刺吸植物营养液致其生长衰弱外，还可传播病毒病，如南瓜银叶病，故称银叶粉虱。番茄被害则提早落叶，果实硬化畸形，产量降低且无商品价值。若虫与成虫分泌蜜露诱发黑煤病，密度高时在叶片或果实上呈黑色，影响作物光合作用。

（三）形态特征

成虫：体长约 0.9mm，翅展约 2mm，体表和翅上覆盖白色蜡粉，虫体淡黄色至白色，复眼红色，前翅脉仅 1 条，不分叉，左右翅合拢呈屋脊状。

卵：直径约 0.2mm，有光泽，长梨形，底部有小柄连接叶面。初产时淡黄绿色，孵化前深褐色，不变黑。

若虫：长椭圆形，淡绿色至黄白色，一龄若虫有 3 对足和触角，能爬行；二龄后触角和足退化，固定在叶面取食。

蛹：壳黄色，椭圆形，长 0.6～0.9mm，扁平，背面中央隆起，周缘薄，有 2 根尾刚毛，背面有 1～7 对粗壮的刚毛或无毛，无周缘蜡丝。蛹壳内为四龄若虫。

(四) 传播途径

贸易中传播。叶片可携带卵和幼虫。

(五) 检验检疫方法

对来自疫区的寄主植物材料要严格查验。

(六) 检疫处理方法

在产地和调运检疫中，可采用直接观察法检查苗木、接穗、叶片等，找到虫体后通过显微镜观察鉴定。确需从疫区调运苗木、接穗时，必须经过严格药剂浸泡熏蒸等灭虫处理。

六、桃小食心虫

(一) 名称与分类地位

学名：*Carposina nipponensis* Walsingham

分类地位：鳞翅目 (Lepidoptera)，蛀果蛾科 (Carposinidae)，蛀果蛾属 (*Carposina*)。

(二) 分布与危害

在我国分布范围较广，黑龙江、内蒙古、吉林、辽宁、北京、天津、河北、山东、山西、江苏、上海、安徽、浙江、福建、河南、陕西、甘肃、宁夏、青海、湖南、湖北、四川、台湾等省份均已发现其为害。在国外只分布于日本、朝鲜和俄罗斯。

为害苹果等仁果，幼虫多由果实胴部蛀入，蛀孔流出泪珠状果胶，俗称滴眼泪，不久干涸呈白色蜡质粉末，蛀孔愈合成小黑点，略凹陷。幼虫蛀果后直达果心，并在果肉中蛀食成隧道，排粪于隧道中。没有充分膨大的幼虫受害多呈畸形，俗称猴头果。被害果品质下降，有的脱落，严重者不能食用，失去经济价值。

(三) 形态特征

成虫：全身淡灰褐色，雌虫体长 7～8mm，翅展 16～18mm，雄虫略小。前翅中央近前缘处有一蓝黑色的近似三角形大斑，后翅灰色。雌蛾触角丝状，下唇须长而直，稍后倾。雄蛾触角栉齿状，下唇须短而上翘。

卵：红色，近孵化时呈暗红色，竖椭圆形，长 0.4～0.41mm，宽 0.31～0.36mm，顶端环生 Y 形外长物。

幼虫：老熟幼虫体长 13～16mm，桃红色，初孵化幼虫乳白色，头及前胸背板黑褐色，腹部有淡黑色小点，无臀栉。

茧：有两种。越冬茧呈扁圆形，长 4.5～6.2mm，宽 3.2～5.2mm，质地紧密，坚韧结实。夏茧呈纺锤形，长 7.8～9.9mm，宽 3.2～5.2mm，质地疏松，一端有羽化孔，幼虫在其中化蛹。

蛹：黄白色，体长 6.5～8.6mm，体壁光滑无刺。

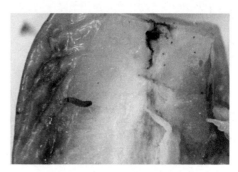

图 6-23　桃小食心虫幼虫

（四）传播途径

近距离传播靠自然迁飞；远距离传播通过人为调运带虫的水果和寄主植物。

（五）检验检疫方法

对可能携带桃小食心虫的入境水果的各部位进行检查，重点检查果实。如发现幼虫，可将幼虫饲养成成虫后再进行鉴定。

（六）检疫处理方法

可参照棉蚜。

七、桃蛀螟

（一）名称与分类地位

学名：*Conogethes punctiferalis*（Guenée）
分类地位：鳞翅目（Lepidoptera），野螟科（Crambidae），多斑野螟属（*Conogethes*）。

（二）分布与危害

桃蛀螟又叫桃蠹螟、桃蛀野螟，食性杂。主要为害苹果、梨、桃、李、杏、石榴等果实，也为害梅、山楂、葡萄、樱桃、柿、核桃、柑橘、板栗、无花果等果实，还为害向日葵、蓖麻、玉米、高粱、棉花等农田作物的果实和松、杉、桧柏等林木的果实。

在我国，桃蛀螟分布北起黑龙江、内蒙古，南至台湾、海南、广东、广西、云南南部，东接前苏联东境、朝鲜北境，西面自山西、陕西西斜至宁夏、甘肃后，折入四川、云南、西藏。

幼虫多从萼洼、梗洼、果与叶的接触部位蛀入，取食果肉和种仁。幼虫孵化后先吐丝和啃食果皮，然后蛀入果内为害。虫孔周围有红褐色颗粒状虫粪，成堆黏附在果面。果实内虫道较粗大，充满红褐色颗粒状虫粪，虫体所到部位果肉和种仁被食空。被害果实虫孔周围往往迅速变黑、腐烂。受害果实失去食用价值。成虫昼伏夜出，有较强趋光性。

（三）形态特征

成虫：体长 12 mm 左右，体金黄色，胸、腹及翅面上有许多大小不等散生的黑色斑点。腹部背面黄色，一、三、六节背面各有 3 个黑斑，七节背面上有时只有 1 个黑斑，二、八节无黑点。雄虫八节末端有黑色毛丛，甚为明显，雌蛾腹末圆锥形，黑色不明显。

卵：长约 0.6 mm，椭圆形，初产时乳白色，后为黄色，最后为红色。

幼虫：体长 22 mm，体色变化较大，有淡灰褐、暗红及淡灰蓝等色，体背具有紫红色彩。头暗褐色，前胸背板灰褐色，臀板灰褐色，各节有明显的黑色毛疣，三龄以后雄虫腹部第五节背面可见灰色性腺。

蛹：长 12～14 mm，初为淡黄绿色，后变为深褐色。头、胸和腹部一至八节背面密布小突起，五至七腹节近前缘各有 1 条隆起线，腹末有臀棘 6 根，细长而卷曲。

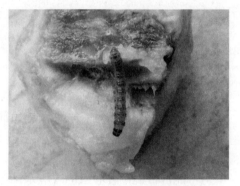

图 6-24　桃蛀螟幼虫及其为害状

（四）传播途径

贸易中传播。以卵和幼虫随被害寄主果实或以蛹随包装物品、运输工具传播。

（五）检验检疫方法

参照桃小食心虫。

（六）检疫处理方法

参照桃小食心虫。

八、西花蓟马

（一）名称与分类地位

学名：*Frankliniella occidentalis* Pergand
英文名：western flower thrip, alaflaf thrip
分类地位：缨翅目（Thysanoptera），蓟马科（Thripidae），花蓟马属（*Frankliniella*）。

（二）分布与危害

西花蓟马现已遍及美洲、欧洲、亚洲、非洲、大洋洲，成为一种世界性害虫。目前已分布在美国、哥斯达黎加、日本、新西兰、荷兰、挪威、德国、匈牙利、冰岛、以色列、意大利、英国、肯尼亚、南非、加拿大、墨西哥等地。在中国台湾、北京、山东、浙江、云南、江苏、贵州和新疆等地也有分布（王海鸿等，2013）。

西花蓟马属于杂食性害虫，其寄主范围非常广，涉及花卉、果树、蔬菜和其他农作物的 60 多个科 500 多种植物。为害的露地植物主要包括花生、番茄、生菜、芹菜、胡椒、豌豆、洋葱、苹果、葡萄等；为害的温室植物及花卉主要有番茄、甜椒、黄瓜、菊花、玫瑰、凤仙花、天竺葵、矮牵牛、大岩桐、兰花、大丽花、樱草、大丁草、倒挂金钟、非洲紫罗兰。

西花蓟马以其锉吸式口器刮破植物表皮，口针插入组织内吸取汁液，喜取食植物的幼嫩部位，如芽心叶、嫩梢、花器、幼果等。被害叶片褪色并留下食痕。叶片初呈白色斑点后连接成片，叶片正面及背面均能为害，叶背则有黑色虫粪，严重为害时叶片变小、皱缩，甚至黄化、干枯、凋谢，影响光合作用。在干燥季节的为害更重，受害植株很快丧失水分而死亡凋落。对花的为害：被害花卉表现为花瓣褪色并留下食痕，花器受害呈白斑点或变成褐色，影响花卉的外观和商品价值，它可能引起雄蕊发生畸变、花不育、花瓣碎色等，受侵染的花蕾、花朵畸形，严重时造成花朵不能正常开放。对果实的为害：取食植物花粉或花的子房，造成果实畸形、发育受阻或果面褪色，成虫还通过吸食果实的汁液在果面形成伤痕，严重影响果实品质和商品价值，也可引起幼果脱落。

（三）形态特征

雌虫：体长约 2mm，体色浅褐色至褐色，触角 8 节，第一节浅黄色，第二节褐色，第三至五节黄色，但端部稍褐，第六至八节褐色。第三、四节上有叉状感觉锥。单眼 3 个，红色，月牙形，呈三角形排列，三角区内一对长鬃与复眼后方的长鬃等长。前胸背板有 4 对鬃，分别位于前缘（1 对），左右前角（1 对），左右后角（2 对）；后缘中央有 5 对鬃，其中从中央向外第二对鬃最长。中后胸背板愈合，后胸背板中央有不规则的网状纹，靠近后方有 1 对钟状感觉器（呈亮点状），后胸背板前缘中央有 2 对长鬃。前翅淡黄色，上脉鬃 20 根，下脉鬃 15 根。腹部第五至八节背板两侧有微弯梳，第八背板后缘有梳状毛 13 根。第九节背板有 2 对钟状感觉器。第三至七节腹板后缘有鬃 3 对，无附鬃。

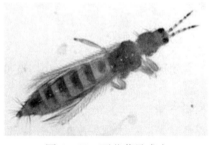

图 6-25　西花蓟马成虫

雄虫：体长约 1.75mm，体黄色，腹部第三至七腹板前部有小的横椭圆形腺室。第八节背板后缘无梳状毛。

（四）传播途径

西花蓟马远距离扩散主要依靠人为携带。种苗、花卉及其他农产品的调运，尤其是切花运输及人工携带是其远距离传播的主要方式。该虫生存能力强，经过辗转运销到外埠后西花蓟马仍能存活。另外，该害虫很容易随风飘散，易随衣服、运输工具等携带传播。

（五）检验检疫方法

对可能携带西花蓟马的入境种苗、花卉及其他农产品进行检查，发现可疑虫体后带回实验室，制成玻片后镜检。

（六）检疫处理方法

参照棉蚜。

九、桃蚜

（一）名称与分类地位

学名：*Myzus persicae*（Sulzer）

英文名：green peach aphid, peach patato aphid

分类地位：同翅目（Homoptera），蚜科（Aphididae），瘤蚜属（*Myzus*）。

（二）分布与危害

以成、若蚜密集在叶背面吸食汁液，使植株生长缓慢或叶片卷缩，其排泄物还可诱发煤烟病。是桃、烟草、油菜、芝麻、十字花科蔬菜、中草药和温室植物的主要害虫，常造成卷叶和减产。可传带马铃薯卷叶病和甜菜黄花网病等上百科植物病毒。

其寄主多达50科400余种，包括桃、李、杏、苹果、木瓜、西瓜、番茄、萝卜、白菜、甘蓝、油菜、芥菜、芜菁、花椰菜、烟、辣椒、茄、枸杞、芝麻、棉、马铃薯、蚕豆、南瓜、甜菜、芹菜、菠菜、芦笋、人参、三七、大黄等，并能传播115种植物病毒病。主要分布在西班牙、埃及、埃塞俄比亚、肯尼亚、澳大利亚、阿富汗、印度、日本、中国等30多个国家。其中，在中国主要分布在广东、广西、四川、山东及香港和台湾等地。

（三）形态特征

无翅孤雌蚜：体长2.2mm，宽0.94mm，卵圆形。活体淡黄绿色、乳白色有时赭赤色。玻片标本淡色，头部、喙端节、触角第五和六节、原生感觉圈前后、第六节鞭部后半段、胫节端部1/4、跗节、腹管顶端、尾片及尾板稍深色。头部表皮粗糙，有粒状结构，但背中区光滑；体侧表皮粗糙，胸部背面有稀疏弓形构造，腹部背面有横轴，有时可见稀疏弓形构造，第七、八节有粒状微刺组成的网纹构造。气门肾形，关闭，气门片淡色。中胸腹岔无柄。各毛淡色尖顶，粗短，为触角第三节直径的1/3～2/3；体背毛数：头部背面8～10根，额瘤每侧2根；前胸8根，中胸14根，后胸10根；腹部第一至八节分别为8、10、8、12、8、6、8、4根。额瘤显著，内缘圆内倾，中额微隆起。触角2.1mm，为体长的0.80倍，第三节0.50mm；第一至六节长度比例为：24：16：100：80：64：30＋108；各节有瓦纹；第一至六节毛数为：5、3、16、11、5、3＋0根，第三节毛长为该节直径的1/4～1/3。喙可达中足基节，第（4＋5）节长为基宽的1.6～1.8倍，为后跗第二节的0.92～1倍。后足腿节0.73mm，为触角第三节的1.5倍；后足胫节1.3mm，为体长的0.59倍，毛长为该节直径的0.70倍；各腿节端半部及各跗节有瓦纹；第一跗节毛序为：3，3，2。腹管长0.53mm，为体长的0.20倍，稍长于触角第三节，与第六节鞭部同长，为尾片的2.3倍；圆筒形，向端部渐细，有瓦纹，端部有缘突。尾片圆锥形，近端部

2/3 收缩，有曲毛 6 或 7 根。尾板末端圆，有毛 8～10 根。生殖板有短毛 16 根。

有翅孤雌蚜：体长 2.2mm，宽 0.94mm，活体头、胸黑色，腹部淡绿色。玻片标本头、胸、触角、喙、腿节端部 1/2、胫节端部 1/5、跗节、翅脉、腹部横带和斑纹、气门片、腹管、尾片、尾板和生殖板灰黑至黑色，其余淡色。腹部第一节有 1 横行零星狭小横斑，第二节有 1 背中窄横带，第三至六节各横带融合为 1 背中大斑，第七、八节各有 1 背中横带；各节间斑明显，第二、四节各有 1 对大缘斑，腹管前斑窄小，腹管后斑大并与第八节横带相接。第八节背中有 1 对小突起。触角长 2.0mm，为体长的 0.78～0.95 倍，第三节长 0.46mm；第一至六节长度比例为：20：16：100：83：67：31＋110；第三节有小圆次生感觉圈 9～11 个，在外缘全长排成一行。后腿节长 0.66mm，为触角第三节的 1.4 倍；后胫节长 1.3mm，为体长的 0.59 倍，毛长为该节直径的 0.69 倍。腹管长 0.45mm，为体长的 0.20 倍，约等于或稍短于触角第三节。尾片长为腹管的 0.47 倍，有曲毛 6 根。尾板毛 7～16 根。

（四）传播途径

近距离扩散主要通过耕作工具、风吹和若虫爬行扩散，远距离主要通过各虫态随苗木、接穗、果实及包装物运输传播。

（五）检验检疫方法

可采用直接观察法检查苗木、接穗及包装物，注意芽接处、树皮裂缝和其他有缝隙的隐蔽处、果实梗洼和萼洼以及根部，找到虫体后通过显微镜观察鉴定。

（六）检疫处理方法

参照棉蚜。

十、柑橘全爪螨

（一）名称与分类地位

学名：*Panonychus citri*（McGregor）
别名：柑橘红蜘蛛
分类地位：蜱螨目（Acarina）、叶螨科（Tetranychidae），全爪螨属（*Panonychus*）。

（二）分布与危害

成螨、若螨和幼螨以口器刺吸叶片、绿色枝梢及果实表皮汁液，以叶片受害最重。在叶片正反两面栖息为害，光强时多在叶背吸食。被害叶片表面呈现许多灰白色小斑点，失去光泽，严重时全叶灰白，大量落叶。在果实上多群集于果萼下为害，果实表面布满灰白色失绿斑点，全果苍白，严重时导致落果，影响产量。

柑橘全爪螨在国内分布于江苏、上海、江西、福建、台湾、湖北、湖南、浙江、四川、贵州、重庆、广东、广西、云南等地。

（三）形态特征

雌成螨：体长为 0.3~0.4mm，暗红色，足 4 对，体呈卵圆形，背面隆起，侧面观半球形，背部及背侧面有红色瘤状突起，其上各生 1 根白色刚毛，共 26 根。

雄成螨：体略小，体长约 0.3mm，腹部后端较狭，鲜红色，足较长。

卵：球形略扁，红色，有光泽，顶端有一垂直卵柄，柄端有 10~12 条向四周散射的细丝，附着于叶、果、枝上。

若螨：初孵时体长 0.2mm，足 3 对，淡红色；第一次蜕皮后，体长 0.2~0.25mm，足 4 对；第二次蜕皮后，体长 0.25~0.3mm。

（四）传播途径

叶螨可凭借风吹、流水、昆虫、鸟兽和农业机具传播，或是随苗木运输而扩散。

（五）检验检疫方法

对可能携带柑橘全爪螨的入境种苗、花卉及其他农产品进行检查，发现虫体后带回实验室，制成玻片后镜检。

（六）检疫处理方法

参照棉蚜。

十一、腹钩蓟马

（一）名称与分类地位

学名：*Rhipiphorothrips cruentatus* Hood
英名：grape-vine thrips，waxapple thrips
分类地位：缨翅目（Thysanoptera），蓟马科（Thripidae），皱针蓟马属（*Rhipiphorothrips*）。

（二）分布与为害

腹钩蓟马杂食性，寄主作物包括莲雾、杨桃、橄榄、柚、柠檬、葡萄、芒果、番石榴、柿、番荔枝、蒲桃、龙眼、荔枝、梨、杏、番茄、榄仁、玫瑰等。

腹钩蓟马多为害成熟的叶片。在中龄叶片上喜集中于中脉附近；在老龄叶片上则分布于叶片两侧，其族群密度较易受植株栽培管理与气候条件影响而变动，一般好发于干燥温暖的季节。腹钩蓟马群聚于葡萄叶背吸食汁液，受害部位出现粗糙的赤褐色斑痕，叶面则呈灰白色或灰黄色，受害严重时叶缘与叶尖干枯卷曲或叶片凋落。为害时常分泌红褐色黏液，污染叶表并阻碍光合作用与植株正常生长，影响树势及葡萄开花结果。葡萄果实着色初期亦常受害，造成果实表面呈现褐色斑驳。

腹钩蓟马分布于印度、斯里兰卡、阿富汗、印度尼西亚、菲律宾、巴基斯坦、孟加拉国、缅甸、阿曼、泰国和中国等国家。其中，中国主要分布在广东、海南和台湾。

（三）形态特征

雌成虫：体长约 1.46mm，暗褐色，复眼褐色；触角 8 节，黄褐色。翅长约 0.8mm，前翅细长淡黄色；腹部 11 节，末节具 3 对长刺毛；足黄色。

雄成虫：体细瘦，长约 1.12mm，色泽除腹部紫红色外，其余与雌虫同。

卵：豆形，长 0.26mm，宽 0.12mm，肉眼看不到。

若虫：胸部淡黄色，腹部橙红色，若虫期 4 龄。第三、四龄若虫为前蛹及蛹。

（四）传播途径

腹钩蓟马远距离扩散主要依靠人为因素。种苗、花卉及其他农产品的调运、人工携带是其远距离传播的主要方式。该虫生存能力强。

（五）检验检疫方法

对可能携带腹钩蓟马的入境种苗、花卉及其他农产品进行检查，发现虫体后带回实验室，制成玻片后镜检。

（六）检疫处理方法

参照棉蚜。

十二、茶黄蓟马

（一）名称与分类地位

学名：*Scirtothrips dorsalis* Hood

英文名：strawberry thrips；chilli thrips

分类地位：缨翅目（Thysanoptera），蓟马科（Thripidae），小黄蓟马属（*Scirtothrips*）。

（二）分布与危害

茶黄蓟马主要以成虫、若虫锉吸嫩叶或嫩梢汁液。被害叶片背面主脉两侧出现 2 条或数条褐色凹陷的纵纹，纵纹相应部位的叶正面隆起。叶片受害后向背面卷曲或边缘不整齐、畸形、僵脆，严重的整片叶变褐。嫩梢或叶柄受害后出现褐色条斑，芽叶干缩，严重时影响果树生长和茶叶品质。

主要分布于日本、印度、马来西亚、巴基斯坦等国家。在我国主要分布于海南、广东、广西、云南、浙江、福建及台湾等地。

（三）形态特征

成虫：雌虫体长 0.9mm，橙黄色。触角 8 节，暗黄色，第一节灰白色，第二节与体色同，第三至五节基部常淡于体色，第三和四节上有锥叉状感觉圈，第四和五节基部均具 1 细小环纹。复眼暗红色。前翅橙黄色，近基部有 1 小淡黄色区。腹部背片第二至八节有暗前脊，但第三至七节仅两侧存在，前中部约 1/3 暗褐色。腹片第四至七节前缘有深色横线。头宽约为长的 2 倍，短于前胸；前缘两触角间延伸，后大半部有细横纹；两颊在复眼后略收缩；头鬃均短小，前单眼之前有鬃 2 对，其中一对在正前方，另一对在前两侧；单眼间鬃位于两后单眼前内侧的 3 个单眼内连线之内。

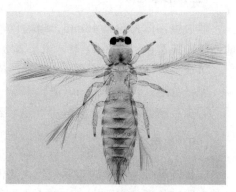

图 6-26　茶黄蓟马成虫

雄虫触角 8 节，第三、四节有锥叉状感觉圈。下颚须 3 节。前胸宽大于长，背片布满细密的横纹，后缘有鬃 4 对，自内第二对鬃最长；接近前缘有鬃 1 对，前中部有鬃 1 对。腹部第二至八节背片两侧 1/3 有密排微毛，第八节后缘梳完整。腹片亦有微毛占据该节全部宽度，第二至七节长鬃出自后缘，无附属鬃。

卵：肾形，长约 0.2mm，初期乳白，半透明，后变淡黄色。

若虫：初孵若虫白色透明，复眼红色，触角粗短，以第三节最大。头、胸约占体长的一半，胸宽于腹部。二龄若虫体长约 0.5~0.8mm，淡黄色，触角第一节淡黄色，其余暗灰色，中后胸与腹部等宽，头、胸长度略短于腹部长度。三龄若虫（前蛹）黄色，复眼灰黑色，触角第一、二节大，第三节小，第四至八节渐尖。翅芽白色透明，伸达第三腹节。四龄若虫（蛹）黄色，复眼前半部红色，后半部黑褐色。触角倒贴于头及前胸背面。翅芽伸达第四腹节（前期）至第八腹节（后期）。

（四）传播途径

茶黄蓟马远距离扩散主要依靠人为因素。种苗、花卉及其他农产品的调运、人为携带是其远距离传播的主要方式。该虫生存能力强，经过辗转运销到外地后茶黄蓟马仍能存活。另外，该虫很容易随风飘散，易随衣服、运输工具等携带传播。

（五）检验检疫方法

对可能携带茶黄蓟马的入境种苗、花卉及其他农产品进行检查，发现虫体后带回实验室，制成玻片后镜检。

（六）检疫处理方法

参照棉蚜。

十三、非洲大蜗牛

（一）名称与分类地位

学名：*Achatina fulica* Bowditch
英文名：giant African snail, giant African landsnail, giant African land snail
分类地位：腹足纲（Gastropoda），柄眼目（Stylommatophora），玛瑙螺科（Achatinidae），玛瑙螺属（*Achatina*）。

（二）分布与危害

原产于东非，广泛分布于亚洲、太平洋、印度洋和美洲等地的湿热地区。在中国，主要分布在广东、广西、云南、福建、台湾等地。

寄主植物主要有木瓜、木薯、仙人掌、面包树、橡胶、可可、茶、柑橘、椰子、菠萝、香蕉、竹芋、甘薯、花生、菜豆、落地生根、铁角蕨、谷类植物等 500 多种植物。

（三）形态特征

成螺：贝壳大型，壳质稍厚，有光泽，呈长卵圆形。壳高 130mm，宽 54mm，螺层为 6.5～8 个，各螺层增长缓慢，螺旋部呈圆锥形，体螺层膨大，其高度约为壳高的 3/4。壳顶尖，缝合线深。壳面为黄或深黄底色，带有焦褐色雾状花纹。胚壳一般呈玉白色。其他各螺层有断续的棕色条纹，生长线粗而明显。壳内为淡紫色或蓝白色。体螺层上的螺纹不明显，各螺层的螺层与生长线交错。壳口呈卵圆形，口缘简单、完整。外唇薄而锋利，易碎。内唇贴覆于体螺层上，形成 S 形的蓝白色的胼胝部，轴缘外折，无脐孔。

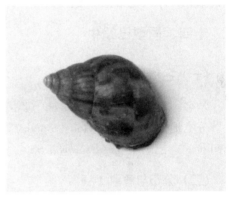

图 6-27　台湾火龙果上截获的非洲大蜗牛

螺体足部肌肉发达，背面呈暗棕黑色，蹠面呈灰黄色，黏液无色。螺体色泽变化很大，一般为黑褐色。

幼螺和成螺均具厣，将该螺置于无食物和水的环境中，则会进入休眠形成膜厣。膜的内缘成＜形，外缘成弓形，轮廓与外套领的形状相似。

卵：卵粒圆形或椭圆形，有石灰质的外壳，乳白色或淡青黄色，卵粒长 4.5～7.0mm，宽 4～5 mm，平均 5 mm 左右。

（四）传播途径

非洲大蜗牛是世界上认为因传播造成广为分布最为典型的事例之一。该螺的自然传播能力是有限的，成螺一昼夜可爬行 50m。远距离传播主要是通过人为方式，其一是通过人为引种传入新区；其二是通过集装箱、轮船、火车、汽车、飞机等运输工具和随观赏植物、苗木、板材、货物包装箱等传播。近年来的国内外疫情分析表明，该螺随集装箱传播的概率很大。

（五）检验检疫方法

（1）认真审核单证，对来自疫区的运输工具和货物实施重点检查。仔细检查运输工具、木质包装物、植物性原材料等是否有蜗牛附着其上，非洲大蜗牛昼伏夜出，尤其要注意阴暗蔽光处的检查，用手电筒仔细寻找蜗牛的行迹。非洲大蜗牛爬行过后，会留下银灰色的丝带状黏液痕迹，这是判断是否有蜗牛污染的重要证据。发现蜗牛标本，随时装入塑料标本袋或标本瓶带回实验室做进一步检验鉴定。发现盆景等携带土壤或其他细碎衬垫材料时，需过筛，检查是否有卵或小蜗牛。

（2）定点定时进行普查。

（3）发现疫情或有必要时，可进行熏蒸处理。灭杀蜗牛的熏蒸剂种类很多，目前常用的有磷化铝、磷化锌、硫酰氟、溴甲烷等。由于溴甲烷的渗透性很强，对各种蜗牛的卵、幼螺和成螺都有很强烈的毒杀作用，灭螺效果可达 100%，所以特别适合于以彻底灭螺为目的的检疫处理。但熏蒸对人畜危险性很大，必须严格按照操作规程进行。

（六）检疫处理方法

如在口岸入境水果中检出非洲大蜗牛，用溴甲烷 128g/m³，在 21℃下熏蒸 24h。

十四、同型巴蜗牛

（一）名称与分类地位

学名：*Bradybaena similaris*（Ferussac）

分类地位：腹足纲（Gastropoda），柄眼目（Stylommatophora），巴蜗牛科（Bradybaenidae），巴蜗牛属（*Bradybaena*）。

（二）分布与危害

国外分布于日本、朝鲜、太平洋及印度洋诸岛。国内分布于山东、河北、内蒙古、陕西、甘肃、湖北、湖南、江西、江苏、浙江、福建、广西、广东、海南、四川、云南、贵州、新疆、山西、安徽、上海、台湾等地。

同型巴蜗牛成螺和幼螺喜食幼苗、嫩叶、花瓣和根，直接造成寄主植物的叶片或花瓣成缺刻、孔洞状或死苗。另外，蜗牛爬过的地方或留下的污迹严重影响花卉的观赏价值。蜗牛身体带有多种病菌、可诱发多种病害的发生。

（三）形态特征

成螺：贝壳中等大小，壳质厚，坚实，呈扁球形。壳高 12mm、宽 16mm，有 5～6 个螺层，顶部几个螺层增长缓慢，略膨胀，螺旋部低矮，体螺层增长迅速、膨大。壳顶钝，缝合线深。壳面呈黄褐色或红褐色，有稠密而细致的生长线。体螺层周缘或缝合线处常有一条暗褐色带（有些个体无）。壳口呈马蹄形，口缘锋利，轴缘外折，遮盖部分脐孔。脐孔小而深，呈洞穴状。个体之间形态变异较大。卵圆球形，直径 2mm，乳白色有光泽，渐变淡黄色，近孵化时为土黄色。

（四）传播途径

同型巴蜗牛的自然传播能力是有限的，远距离传播主要是通过人为方式，其一是通过人为引种传入新区；其二是通过集装箱、轮船、火车、汽车、飞机等运输工具和随观赏植物、苗木、板材、货物包装箱等传播。近年来的国内外疫情分析表明，该螺随集装箱传播的概率很大。

（五）检验检疫方法

参照非洲大蜗牛。

（六）检疫处理方法

参照非洲大蜗牛。

（黄蓬英，吴梅香，熊太文）

◆ 主要参考文献

陈乃中，沈佐锐.2002.水果果实害虫［M］.北京：中国农业科学技术出版社.

陈乃中.2009.中国进境植物检疫性有害生物：昆虫卷［M］.北京：中国农业出版社.

段玮，王芳，刘亚娟，等.2012.果园桃蛀螟为害特点与防治技术［J］.西北园艺，4：33.

付海滨，王芳，林颖，赵晓辉.2008.我国首次截获检疫性有害生物——大洋臀纹粉蚧［J］.植物检疫，22（6），382-384.

韩冬银，齐奎，陈伟，等.2008.螺旋粉虱在海南的分布与寄主植物种类调查［J］.昆虫知识，45（5）：765-770.

黄标，邓业余，郑立权，等.2008.剑麻粉蚧虫发生规律与防治技术研究［C］.中国热带作物学会剑麻学术研讨会.

黄振，黄可辉.2009.检疫性有害生物——辣椒实蝇的形态、危害与检疫对策［J］.武夷科学，12（1）：21-25.

焦懿，余道坚，徐浪，等.2011.从进口泰国莲雾上截获的重要害虫杰克贝尔氏粉蚧［J］.植物检疫，25（4）：63-65.

康芬芬，魏亚东，程瑜，等.2011.新菠萝灰粉蚧辐照检疫处理研究初报［J］.植物检疫，25（5）：25-27.

刘爱勤，孙世伟，桑利伟.2008.番荔枝斑螟的危害特点及防治措施［J］.植物保护，34（6）：152-153.

马骏，梁帆，赵菊鹏，等.2012.菠萝粉蚧和新菠萝灰粉蚧溴甲烷熏蒸处理研究［J］.环境昆虫学报，34（4）：441-446.

谭群英.1993.台湾发现螺旋粉虱［J］.植物检疫，7（3）：196.

汤祊德.1991.中国蚧科［M］.太原：山西高校联合出版社.

汤祊德.1977.中国园林主要蚧虫：第一卷［M］.太原：山西高校联合出版社.

王海鸿，雷仲仁，李雪，等.2013.西藏发现重要外来入侵害虫——西花蓟马［J］.植物保护，39（1）：181-183.

王谨，郭荣芳，郑匀菊.1998.长尾粉蚧的生物学特性及防治［J］.亚热带植物通讯，27（2）：34-38.

王子清.1994.中国经济昆虫志：第四十三册　同翅目　蚧总科［M］.北京：科学出版社.

王子清.1980.常见介壳虫鉴定手册［M］.北京：科学出版社.

吴佳教，黄蓬英.2014.入境台湾水果口岸关注的有害生物［M］.北京：北京科学技术出版社.

吴佳教，梁帆，梁广勤.2009.重要实蝇类害虫鉴定图册［M］.广州：广东科学技术出版社.

徐梅，黄蓬英，安榆林，等.2008.检疫性有害生物——南洋臀纹粉蚧［J］.植物检疫，22（2）：100-102.

徐岩 . 1999. 警惕螺旋粉虱传入中国 [J] . 植物检疫，13（4）：232 - 236.

阎凤鸣 . 2001. 非形态特征在粉虱分类中的运用 [J] . 昆虫分类学报，23（2）：107 - 112.

杨平澜 . 1980. 中国蚧虫分类概要 [M] . 上海：上海科学技术出版社 .

虞国跃，张国良，彭正强，等 . 2007. 螺旋粉虱入侵我国海南 [J] . 昆虫知识，44（3）：428 - 431.

张小冬，陈泽坦，钟义海，等 . 2008. 新菠萝灰粉蚧生活习性初探 [J] . 华东昆虫学报，17（1）：22 - 25.

Ben-Dov Y. 1994. A systematic catalogue of the mealybugs of the world (Insecta：Homoptera：Coccoidea：Pseudococcidae and Putoidae) with data on geographical distribution, host plants, biology and economic importance [M] . Andover：Intercept Limited：686 .

Ben-Dov Y. 1993. A systematic catalogue of the soft scale insects of the world. Flora and Fauna handbook [M] . CRC Press.

Ben-Dov Y, Hodgson C J. 1997. World crop pests：soft scale insects：their biology, natural enemies, and control [M] . Elsevier：252.

Drew R, 1982. Fruit fly collecting [M] // Hooper G, Bateman M. Economic Fruit Flies of the South Pacific Region. 2nd edition. Brisbane, Australia：Queensland department of primary industries：129 - 139.

Neuenschwander P. 1994. Spiraling whitefly, Aleurodicus dispersus, A recent invader and new cassava pest [J] . African crop science Journal, 2 (4)：419 - 421.

Russell L M. 1965. A new species of Aleurodicus Douglas and two close relatives (Homoptera：Aleyrodidae) [J] . The Florida Entomologist, 48 (1)：47 - 55.

White I M, Marlene M. 1994. Fruit flies of economic significance. their identification and bionomics [M]. Wallingford, UK：CABI.

William F, Douglass R, John A. 1974. A systematic revision of the wax scales, genus Ceroplastes, in the United States (Homoptera；Coccoidea；Coccidae) [D] . University of Maryland：85.

Williams D J. 1982. The distribution of the mealybug genus Planococcus (Hemiptera：Pseudococcidae) in Melanesia, Polynesia and Kiribati [J] . Bulletin of entomological research, 72 (3)：441 - 455.

Williams D J, Watson G W. 1990. The Scale insects of the tropical south pacific region：The soft scales (Coccidae) and other families [M] . CABI：267.

第七章
入境台湾果蔬病原线虫的检疫鉴定

　　线虫（nematode）是仅次于昆虫的庞大生物群，个体小，种类多，据估计全世界线虫有 50 万～100 万种，其中植物线虫约有 5 万～10 万种。线虫寄主范围广，适应能力强，可对农业生产构成毁灭性灾害。线虫可通过种苗、种子、种薯等繁殖材料传播，也可通过介体昆虫传播，土壤中的线虫还可随土壤传播。

　　随着我国对外开放的深入和国际贸易的高速发展，人类交往活动日益频繁，通过进境货物、运输工具和入境人员携带物、邮寄物等方式传带线虫的风险越来越大，给我国农林业生产安全和生态环境构成严重威胁。

第一节　短体线虫属的检疫鉴定

　　短体线虫又叫根腐线虫或草原线虫，此属线虫早在 1880 年就由 De Man 在英国伦敦附近的草地发现了，当时他将该线虫命名为 *Tylenchus pratensis*，并进行描述。1936 年 Filipjev 建立了短体线虫属 *Pratylenchus* Filipjev。模式种为草地短体线虫 *Pratylenchus pratensis*（De Man）Filipjev。

　　目前该属已报道了 80 多个种，其中多数种类呈世界性分布。例如，穿刺短体线虫 *Pratylenchus penetrans*（Cobb）Chitwood & Oteifa 几乎全世界分布，但主要分布在美国、加拿大及欧洲、亚洲等温带国家和地区，我国辽宁、山东也有分布。短体线虫属线虫在植物地下部组织内迁移寄生，对植物的根系有很大的破坏性，并能与土壤习居菌一起对植物造成复合侵染。据报道，印度咖啡受到咖啡短体线虫为害，年损失达 300 万美元。我国有些地区苎麻受咖啡短体线虫为害，平均发病率达 83.8%，中度发病的麻地产量损失为 20%～30%。目前，我国将短体线虫（非中国种）列入我国进境植物检疫性有害生物名录。近几年，短体属线虫频繁被我国各口岸截获，已成为目前口岸植物繁殖材料中截获频率最高的有害生物种类之一，仅 2009 年就达 130 余种次（江丽辉，2010）。

一、咖啡短体线虫

（一）名称与分类地位

　　学名：*Pratylenchus coffeae*（Zimmemann，1898）Filipjev & Schuurmans Stekhoven，1941。

　　英文名：banana root nematode，banana meadow nematode，banana root-lesion nematode

　　分类地位：垫刃目（Tylenchida），短体科（Pratylenchidae），短体线虫属（*Pratylenchus*）。

（二）分布与危害

咖啡短体线虫属多食性植物寄生线虫，寄主范围较广，几乎包括所有的科，约 250 多种植物，主要寄主包括柑橘、咖啡、香蕉、红木（桃花心木）、马尼拉麻、苹果、葡萄、马铃薯、甘薯、棉花、红三叶草、草莓、玉米、姜等。

该线虫主要分布在热带地区，以及日本、印度、印度尼西亚、澳大利亚、南非、巴西、美国南部各州和中美洲国家。在国内主要分布于湖南、江西、安徽、浙江、四川、湖北、辽宁和台湾等地。

（三）形态特征

1. 测量数据

据 Sher & Allen (1953)

雌虫：$L=0.45 \sim 0.70$mm；$a=25 \sim 35$；$b=5 \sim 7$；$c=17 \sim 22$；$V=76 \sim 83$；spear$=15 \sim 18 \mu$m。

正模（雌虫）：$L=0.59$mm；$a=34$；$b=6.3$；$c=21$；$V=81.9$；spear$=18 \mu$m。

雄虫：$L=0.45 \sim 0.70$mm；$a=26 \sim 40$；$b=6 \sim 7$；$c=17 \sim 24$；$T=45\% \sim 52\%$；spear$=15 \sim 19 \mu$m。

据 Loof (1960)

雌虫：$L=0.37 \sim 0.76$ (0.53) mm；$a=17.7 \sim 30.5$ (23.7)；$b=5.0 \sim 7.8$ (6.8)；$c=13.7 \sim 23.9$ (19.0)；$V=75.8 \sim 84.2$ (80.1)；spear$=14 \sim 17 \mu$m。

雄虫：$L=0.41 \sim 0.56$ (0.48) mm；$a=23.8 \sim 31.4$ (27.4)；$b=5.9 \sim 7.7$ (6.5)；$c=17.6 \sim 23.3$ (19.1)；$T=37\% \sim 58\%$ (48%)；spear$=14 \sim 15 \mu$m。

据 Loof (1991)

雌虫：$L=0.37 \sim 0.83$mm；$a=18 \sim 35$；$b=5.0 \sim 8.7$；$b'=3.8 \sim 6.5$；$c=14 \sim 28$；$c'=1.5 \sim 2.5$；$V=74 \sim 84$；spear$=14 \sim 18 \mu$m；食道重叠为（$24 \sim 54$）40μm。

据段玉玺（1994）

雌虫（$n=20$）：$L=650 \sim 684 \mu$m；$W=21 \sim 24 \mu$m；$a=18.2 \sim 21.3$；$b=6.8 \sim 8.1$；$b'=4.8 \sim 5.2$；$c=14.3 \sim 23.2$；$c'=2.4 \sim 2.7$；唇高$=2.0 \mu$m；唇宽$=8.6 \sim 8.8 \mu$m；spear$=16.3 \sim 17.5 \mu$m；DGO$=2.0 \mu$m；$M=52.2 \sim 54 \mu$m；ex$=84 \sim 88.5 \mu$m；$V=77 \sim 81.4$；pus$=28 \sim 42 \mu$m；Tail$=28.2 \sim 32.5 \mu$m；尾纹$=20 \sim 25$ 条；phas$=18 \sim 23.2 \mu$m；口针基部球高$=2.2 \sim 2.4 \mu$m；口针基部球宽$=4.2 \sim 4.8 \mu$m。

雄虫（$n=10$）：$L=504 \sim 646 \mu$m；$W=20.5 \sim 22.3 \mu$m；$a=21 \sim 28.2$；$b=5.4 \sim 7.6$；$b'=3.8 \sim 5.5$；$c=18.2 \sim 23.1$；$c'=2.4 \sim 2.6$；唇高$=2.0 \mu$m；唇宽$=14.8 \mu$m；spear$=16.3 \sim 17.5 \mu$m；DGO$=2.5 \mu$m；AM$=48.5 \sim 54.2 \mu$m；ex$=80 \sim 86.2 \mu$m；spi$=20$；$G=4 \sim 5$；Tail$=23 \sim 28 \mu$m；phas$=8 \sim 10$；口针基部球高 2.0μm；口针基部球宽 $4.0 \sim 4.6 \mu$m。

2. 形态描述

雌虫：年幼的雌虫较细长，老熟的雌虫较肥胖，虫体环纹明显；温和热杀死后虫体僵直或呈宽 C 形；侧区有 4 条侧线（偶尔有 5 条或 6 条侧线），侧带光滑，非网状；唇区低，稍缢缩，前缘平，2 个唇环清晰，偶尔在唇区一侧有 3 个唇环，顶端唇环与第二条唇环宽度几乎相等，唇角钝圆，整个唇区呈梯形。头骨中度骨化，向虫体后延伸约一个体环的宽度；口针发达，粗短，口针基部球圆至椭圆形，背食道腺开口距口针基部球约 2μm；中食道球卵圆形，食道腺从腹面和侧面覆盖肠的前端，覆盖长度为 1～2.5 倍的体宽。排泄孔位于食道—肠瓣门的前方，半月体紧挨在排泄孔的前部，约占 2 个体环的宽度；前生单卵巢，卵母细胞单行排列，在生殖区偶尔双行排列，前端较直或有回折。受精囊明显，呈长卵圆形，受精囊中充满精子；后阴子宫囊为体宽的 1～1.5 倍，有时可达 90μm，末端有分化，是一个退化的卵巢，有时可以看到明显的细胞分化；阴道较直。年幼的雌虫尾长为肛门处体宽的 2～2.5 倍，而老熟的雌虫尾长为肛门处体宽的 1.5～2 倍；尾亚圆柱形，末端无纹，多数尾端具一明显的凹痕，少数平截，钝圆或不规则的齿状。侧尾腺孔较小，位于尾的中前部。

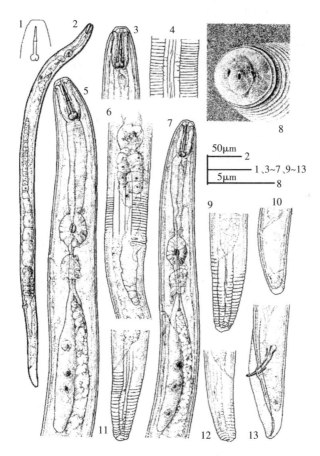

图 7-1　咖啡短体线虫（仿 Inserra，2001）
1. 雌虫头部　2. 雌虫虫体　3. 雌虫前部　4. 雌虫侧区　5. 雌虫颈部　6. 阴门区　7. 雄虫前部
8. 雌虫头部（SEM）　9～12. 雌虫尾部　13. 雄虫尾部

雄虫：雌、雄虫所占比例大体相当。雄虫前部略窄，口针基部球较雌虫窄。其他特征与雌虫相似。交合刺纤细，成对，基干膨大部和向腹面略弯的主干明显，腹弓 16～20μm，交合刺边缘有弱的锯齿状纹，引带长 4～7μm。

(四) 传播途径

咖啡短体线虫幼虫和成虫在土壤内仅可作短距离移动；而农事操作、农具、交通工具可携带传播咖啡短体线虫；植物种苗及其携带的土壤可将咖啡短体线虫传播到新区，因此，寄主植物种苗及其携带的土壤是咖啡短体线虫远距离传播的主要途径。

(五) 检验检疫方法

可采用改良贝尔曼漏斗法、浅盘法等分离线虫，然后再镜检。

(六) 检疫处理方法

1. 在 52.7℃的热水中浸泡 2min，适用草莓属等植物。
2. 在 47.8℃的热水中浸泡 30min，适用葡萄属等。

二、穿刺短体线虫

(一) 名称与分类地位

学名：*Pratylenchus penetrans* Filipjev & Schuurmans Stekhoven
英文名：root-lesion nematode
分类地位：垫刃目 （Tylenchida），短体科 （Pratylenchidae），短体线虫属 （*Pratylenchus*）。

(二) 分布与危害

寄主多达 350 余种植物，主要有苹果、樱桃、烟草、甘薯、蒺藜、梨、核桃等。国外分布于所有的温带地区国家；国内分布于辽宁省海城市、山东省高唐县。

穿刺短体线虫是一种根部迁移性内寄生线虫，被侵染的植株特征是：①地上部分表现为生长不良，发生矮化、褪绿，过早凋萎甚至死亡，产量减少；②地下部分引起根部变褐色、坏死，根茎和块茎往往也会遭受侵害；③幼虫和成虫都可侵入寄主根部组织，在病痕区和健康组织的交界处可见各个发育阶段的线虫。

(三) 形态特征

1. 测量数据

雌虫：L＝343～811μm；a＝19～32；b＝5.3～7.9；c＝15～24；V＝75～84；St＝15～17μm。

雄虫：L＝305～574μm；a＝23～34；b＝5.4～7.3；c＝16～32；T＝36%～58%；St＝13～16μm。

2. 形态描述

雌虫：热杀死时虫体近直线形，虫体中等大小，体表环纹较细，侧线 4 条，中食道球近圆形，宽度为该处体宽的一半。食道腺从腹面覆盖肠的前端，覆盖长度为 30～40μm。排泄孔约在食道与肠交界的相对位置上，离虫体前端 74～101μm 处；头骨高度骨化，唇区稍高，稍缢缩，唇环3个，口针基部球宽圆形，背食道腺开口在口针基部球2.5μm处；受精囊近圆形，内充满精子，宽为该处体宽的2/3。阴道直且短，肠长约为阴门处体宽的1/4。后阴子宫囊短，长约为阴门处体宽的1～1.5倍。肛门与阴门的距离约为尾长的2.5倍；尾近圆筒形，末端光滑（偶尔有1～2个线纹），尾腹面有15～27条体环。

雄虫：与雌虫体形相似，普遍发生；侧线4条，排泄孔约在离虫体前端66～79μm处；交合刺骨化略成弓形，长为14～17μm；引带长为3.9～4.2μm；交合伞包到尾端。

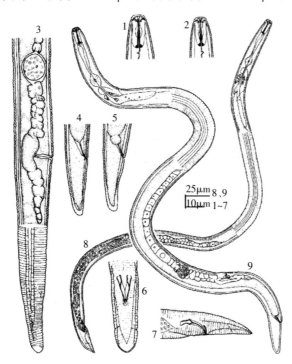

图7-2　穿刺短体线虫模式图（仿Corbett，1973）

1. 雌虫头部　2. 雄虫头部　3. 雌虫阴门区和尾长　4、5. 雌虫尾端　6. 雄虫尾部腹面
7. 雄虫尾部侧面　8. 雄虫整体　9. 雌虫整体

3. 与近似种区别　鉴定过程应注意该线虫与咖啡短体线虫、伤残短体线虫和卢斯短体线虫的形态区别，四者的主要区别见表7-1。

表7-1　四种主要短体线虫的主要形态区别对照表

根腐线虫种	唇环数	口针长度（μm）	侧线数（条）	受精囊形状	尾形	后阴子宫囊长度（μm）
穿刺短体线虫	3	15～17	4	近圆形	锥形，末端钝圆，无纹	1～1.5倍阴门处体宽
咖啡短体线虫	2	15～18	4（个别5～6）	长卵圆形	圆柱形，末端无纹	17～50
伤残短体线虫	3～4	13～19	4	长椭圆形	锥形，尾尖细圆	21～64
卢斯短体线虫	2	14～18	4（个别5～6）	长卵形	锥形，尾端无纹，钝尖	18～26

（四）传播途径

同咖啡短体线虫。

（五）检验检疫方法

同咖啡短体线虫。

（六）检疫处理方法

46℃热水处理 120min。

三、最短尾短体线虫

（一）名称与分类地位

学名：*Pratylenchus brachyurus*（Godfrey，1929）

分类地位：垫刃目（Tylenchida），短体科（Pratylenchidae），短体线虫属（*Pratylenchus*）。

（二）寄主与分布

寄主广泛，如菠萝、甘薯、水稻、棉花、咖啡、玉米、马铃薯、烟草、车前草、柑橘、大豆、花生、谷类等。广泛分布于热带地区，如埃塞俄比亚、几内亚、尼日利亚、巴西、古巴、澳大利亚、日本、印度。

（三）形态特征

1. 测量数据

雌虫：

（n=7）：L=550（400～700）μm；a=21（17～25）；b=7（5～8）；c=21（15～26）；c'=2.0（1.7～2.2）；V=85（82～88）；St=20（19～22）μm（Ryss）。

（n=12）：L=560（520～560）μm；a=20（18～23）；b=3.9（3.4～5.2）；c=19（16～23）；V=86（84～87）；St=19（18～21）μm（Van den Berg）。

雄虫：未见。

2. 形态描述

雌虫：虫体粗短，热杀死后虫体直或略腹弯。虫体体环明显，头环2个，头部有缢缩，头部边缘有棱角。口针粗壮，长约18μm，口针基部球强壮、圆。食道腺腹面、侧面覆盖肠，背食道腺开口距口针基部球约为2～3μm。排泄孔在半月体之后，位于食道与肠连接处。侧线4条，虫体中部的中间侧带偶尔有1～2条纵线或斜纹，或中间的两条侧线呈不连续的斜纹。生殖腺前伸，卵母细胞基本单行排列，受精囊不明显，未见精子；阴门横裂，靠近虫体后部；后阴子宫囊长度不超过阴门处体宽，无分化。尾圆锥形，端圆、平截或斜截，尾端光滑、无环纹，尾端角质层增厚，尾腹环18～21个。

雄虫：未见。

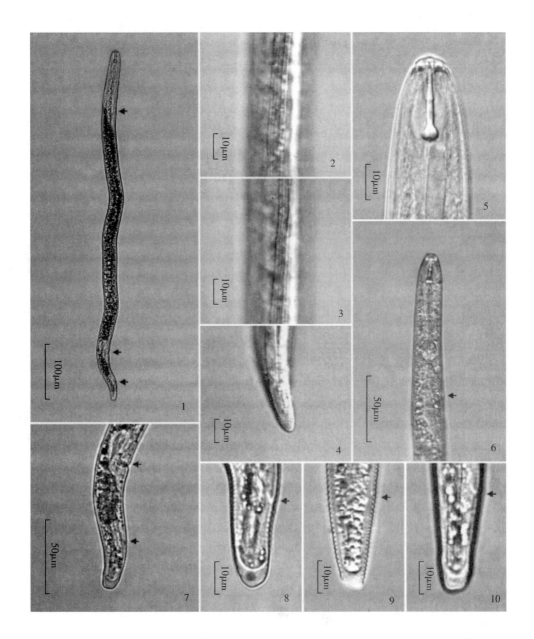

图 7-3　最短尾短体线虫［*Pratylenchus brachyurus*（Godfrey，1929）Filipjev &
Schuurmans Stekhoven，1941］光学显微照片

1. 雌虫（从上至下箭头所指位置分别为排泄孔、阴门和肛门）　2～4. 雌虫虫体各部位的侧区及侧线
头部及口针　6. 雌虫前部（箭头所指位置为半月体）　7. 雌虫后部（从上至下箭头所指位置分别为阴门和肛门）
8～10. 各种形状的尾部末端（箭头所指位置为肛门）

（四）传播途径

同咖啡短体线虫。

（五）检验检疫方法

同咖啡短体线虫。

（六）检疫处理方法

46℃热水处理 120min。

第二节　南方根结线虫的检疫鉴定

根结线虫（*Meloidogyne* spp.）是一类非常重要的植物病原线虫，广泛分布于世界各地。在热带和亚热带雨量充沛、气候温和的地区，根结线虫的为害尤为严重。根结线虫的寄主范围广泛，涉及 2 000 多种植物，包括草本植物和木本植物在内的 114 个科，其中尤以十字花科、葫芦科、茄科等发病较为普遍。为害番茄、黄瓜、丝瓜、南瓜、苦瓜、甜瓜、西瓜、甜瓜、茄子、芹菜、辣椒、花生、菜豆、黄麻、番石榴、葡萄等，其中以瓜类和番茄受害最严重。

植物受害后发育不良，叶发黄，干旱时植株萎蔫枯死。发病植株根膨大形成或大或小且形状不规则的根结，根结初期黄白色，椭圆形，微透明，后期呈褐色，严重时多个根结连在一起形成肿瘤，少有根结重叠现象，有的根结上生有短的须根，须根上又形成绿豆或小米大小串珠状的瘤状物或小根结，有时侧根也形成巨大的根结，根结内有根结线虫卵囊和多个雌虫虫体。晚期根粗糙易腐烂。显微镜下解剖根结可见梨状或柠檬状的雌虫和椭圆形的卵。

（一）名称与分类地位

学名：*Meloidogyne incognita*（Kofold & White）

分类地位：垫刃目（Tylenchida），异皮科（Heteroderidae），根结线虫属（*Meloidogyne*）。

（二）分布与危害

分布：欧洲、非洲、中南美洲、北美洲、澳大利亚、中国、印度、日本、马来西亚、前苏联。

寄主：豆科（大豆、利马豆、菜豆、豌豆及车轴草属、苜蓿属）及芸薹属、黄杨属、美人蕉属、苋属、木属、仙人柱属、南瓜属、大丽花属、马蹄金属、龙血树属、卫茅属、无花果属、棉属（陆地棉）、萱草属、番薯属（甘薯）、百合属、锦葵属、芭蕉属、齐墩果属、天竺葵属、喜林芋属、非洲紫苣苔属植物，以及洋葱、金鱼草、石刁柏、甜菜、辣椒、藜、西瓜、朝鲜蓟、胡萝卜、麝香石竹、澪茄、桑、烟草、油橄榄、欧洲防风、刚毛莲菜、扁桃、油桃、桃、石榴、僧大黄、茄、马铃薯、葡萄、姜等。

根结线虫为害主要发生在植株根部，以侧根和须根最易受害，地上部分也能表现明显症状。为害根部，一是直接的机械损伤，破坏寄主表皮细胞；二是以吻针刺伤寄主，分泌唾液，破坏寄主细胞的正常代谢功能而产生病变，使根部产生变形或使植株内部组织受到破坏。根系受害后形成大小和形状不同的瘤状根结，有的呈串珠状，初为白色，质地柔软，后变为淡褐色，表面有龟裂。发病后根系吸收、输送养分和水分的能力下降，形成弱苗，影响产量；重病株地上部分表现营养不良，植株大小不一，不整齐，多矮、瘦弱、生长缓慢，中午萎蔫，早晚恢复，严重者全株枯死；叶片小、叶色变浅、变黄、似缺素症；落花落果，果实小而畸形。

（三）形态鉴定

1. 测量数据

雌虫：n＝15，体长（L）＝575μm（487～676）μm；最大体宽（W）＝398μm（324～519）μm；口针长（ST）＝13.9μm（13～15.6）μm；DGO＝3.3μm（2.8～4.1）μm；中食道球长（MEL）＝49μm（33～54）μm；中食道球宽（MEW）＝42μm（34～47）μm；中食道球瓣膜长15.3μm（14.4～16.7）μm；中食道球瓣膜宽13.1μm（11.7～13.5）μm。

雄虫：L＝1347μm（1 108～1 626）μm；ST＝24.7μm（22.3～29.8）μm；DGO＝2.2（1.6～2.7）；交合刺长32.9（27.1～41.2）μm；a＝40.8（30.1～51.7）；b＝16.3（13.0～21.2），c＝151（96～211）。

幼虫：L＝391（363～465）μm；口针长11.0（10.1～11.8）μm；尾长49（44～58）μm；尾透明区长（TTL）15.0（12.3～21.6）。

2. 形态特征

雌虫：膨大成球形或洋梨形，白色或淡黄色，有突出的颈部，较短；无蠕虫形成虫前期（未成熟期），角质层中等，无胞囊期。唇区稍突出，略呈帽状。头部不发达，头架弱，口针细，口针锥体部前半部明显向背面弯，口针杆部后部稍宽，口针基部球缢缩，圆到横向延伸。腹部膨大，表皮薄，有环纹；头部与身体接合部往往弯侧一边；阴门和肛门在尾末端，呈裂缝状。排泄孔位于口针基部球处，口针的针锥向背面弯曲。会阴部有指纹状花纹，会阴花纹变异较大，一般背弓高，花纹明显呈椭圆形，花纹常与体纹融合，背弓顶部圆或平，有时呈梯形，背纹紧密，背面和侧面的纹呈波浪形或平滑，侧区常不清楚。在侧线上的纹常分叉。卵不留在体内，而是产在一角质囊中，刺激寄主形成根瘤。

雄虫：雌雄异形，线形，唇区平到凹，不缢缩，常有2～3条不完全的环纹。口针圆锥体部尖端到钝圆，杆状体部常为圆柱形，靠近基部球位置较窄，基部球圆。二龄幼虫蠕虫形，头架和口针细弱，尾透明区短，侧面观头区有两条环纹，口针纤细、直，基部球明显，中食道球呈椭圆形，尾透明且稍尖；三、四龄幼虫由二龄幼虫蜕皮后形成，虫体稍膨大。

（四）传播途径

根结线虫在土壤中活动范围很小，一年内移动距离不超过1m。因此，初侵染源主要是病土、病苗及灌溉水。线虫远距离的移动和传播，通常是借助于流水、风吹、病土搬迁和农机具携带的病残体和病土、带病的种子和其他营养材料以及各项农事活动完成。

(五) 检验检疫方法

可采用改良贝尔曼漏斗法或浅盆法分离收集线虫。这类线虫的密度通常较低，要注意避免漏检。

(六) 检疫处理方法

1. 合理轮作 病田与水田轮作。可种植甜椒、葱、蒜、韭菜等抗病蔬菜，或种植受害轻的速生小白菜减少土壤中的线虫量，控制发病或减轻对下茬的为害。

2. 无病土育苗 用稻田土或草炭育苗或播前苗床消毒，培育无病苗，严防定植病苗。

3. 土壤消毒 种植前土壤用 1.8% 阿维菌素乳油每平方米 1～1.5mL，对水 6L 消毒，或每 667m² 用 3% 氯唑磷颗粒剂 4～6kg，拌干细土 50kg 撒施，沟施或穴施；生长期再用 1.8% 阿维菌素乳油 1 000～1 500 倍液灌根 1～2 次，间隔 10～15d。

4. 改良土壤 深翻土壤 25cm 以上，施用充分腐熟的有机肥通过增施有机肥、石灰和换土的办法来改良土壤，是防治根结线虫病简单易行而有效的措施。

5. 清除病残株 收获后田间彻底清除病残株，集中烧毁或深埋，绝不可用以沤肥。

第三节 香蕉穿孔线虫的检疫鉴定

(一) 名称与分类地位

学名：*Radopholus similis* (Cobb) Thorne
英文名：burrowing nematode，banana toppling disease nematode
中文别名：香蕉烂根病
分类地位：垫刃目 (Tylenchidae)，短体科 (Pratylenchidae)，穿孔线虫属 (*Radopholus*)。

(二) 为害与分布

1. 分布 广泛分布世界五大洲的 30 多个国家和地区。如亚洲的菲律宾、马来西亚、印度尼西亚、斯里兰卡、印度、文莱、阿曼、日本、韩国、越南。大洋洲及太平洋岛屿的澳大利亚、新西兰、斐济、汤加、夏威夷群岛、西萨摩亚。欧洲的法国、意大利、匈牙利、西班牙、比利时、德国、荷兰。

非洲的毛里求斯、尼日利亚、加纳、索马里、布隆迪、喀麦隆、中非、刚果（金）和刚果（布）、科特迪瓦。美洲的美国、古巴、巴西、厄瓜多尔、尼加拉瓜、危地马拉、多米尼加、巴拿马、牙买加、洪都拉斯、萨尔瓦多、哥伦比亚、格林纳达。

香蕉穿孔线虫侵害 200 多种作物，引起幼苗死亡，成年树生长衰弱而减产，田间损失率一般可达 30%～60%，曾在国外导致多种重要经济作物损失惨重。

香蕉穿孔线虫的寄主多达 350 多种，主要侵染单子叶植物的芭蕉科（芭蕉属和鹤望兰属植物）、天南星科（喜林芋属、花烛属植物）和竹芋科（肖竹芋属植物），但也可为害双子叶植物。主要为害的作物包括香蕉、胡椒、芭蕉、椰子、槟榔、可可、芒果、咖啡、茶树、美洲柿、鳄梨、油柿、生姜、花生、大豆、高粱、甘蔗、茄子、番茄、马铃薯、甘薯、薯蓣、酸豆、姜黄、小豆蔻、肉豆蔻、蚕豆、油棕、山葵、王棕等。

2. 危害　香蕉穿孔线虫对香蕉和胡椒的为害是毁灭性的。在其分布地区，香蕉产量的损失主要是由其为害引起的，一般能造成香蕉减产 40%～80%。1969 年苏里南的香蕉由于该线虫为害减产 50%以上。在印度尼西亚的邦加岛，该线虫为害胡椒，造成 90%的胡椒树死亡，20 年内毁掉 2200 万株胡椒树。香蕉穿孔线虫还可严重为害大豆、小豆蔻、生姜、玉米、高粱、甘蔗、茄子、番茄、马铃薯、咖啡和一些观赏植物。由于该线虫为害严重，因此，有 55 个国家对其实施官方控制，中国也将该线虫列入检疫性病原名录中。

3. 症状特点　不同的寄主被害后所表现的症状不完全相同。香蕉穿孔线虫为害香蕉主要是侵害香蕉根部，穿刺皮层，引起根部外表出现暗红色的条状病斑，与周围坏死斑融合后形成红褐色至黑色的条状病斑。根部皮层组织有凸起的裂缝，将受害的根部纵切，可见皮层红褐色的病斑。随着病害的发展，根系生长衰弱，最终导致根部变黑腐烂。香蕉地上部表现为生长缓慢，叶片小，枯黄，坐果少，果实小。由于根系被破坏，固着能力弱，蕉株易摇摆、倒伏或翻蔸，故香蕉穿孔线虫病又有黑头倒塌病（black head toping disease）之称。线虫虽不侵入根的中柱，但可穿透根皮层，形成空腔，并聚集在韧皮部、形成层内取食，使根部死亡，由于根系受到破坏，地上部叶缘干枯，心叶凋萎，坐果少，果实呈指状。

香蕉穿孔线虫为害胡椒会导致胡椒黄化病或缓慢萎蔫病的发生，白色幼嫩的胡椒根被线虫为害后，产生橘黄色至紫色的坏死斑，老根上为褐色，病根大量腐烂，须根和侧根大量坏死，主根生长越来越弱。地上部叶片下垂，呈黄白色，逐渐发展为全部叶片黄化脱落，生长发育停滞。而在线虫侵染胡椒 3～5 年后，黄化的叶片、花序完全脱落，主茎死亡，即胡椒慢性萎蔫病。

香蕉穿孔线虫为害柑橘会导致柑橘地下部组织过度生长，呈肿胀状，根表皮易脱落，根系萎缩，营养根极少或无，植株地上部叶片稀少、小、僵硬、黄化，重病株枯枝多，淹水时容易枯萎，季节性新梢生长差，开花少，坐果稀疏，染病的果树一般不会死，但树势衰退。香蕉穿孔线虫侵染椰子树引起非转化性的衰退症状，椰子树苗受害严重时，幼嫩根组织呈海绵状，主根表面常开裂。椰子树的根部皮层被线虫穿刺破，形成空腔，导致根死亡。受害椰子树的地上部主要表现为植株矮化，叶片小、少并变黄，开花推迟，芽脱落，产量降低。

（三）形态特征

雌虫：虫体呈线形，热杀死后虫体直或稍腹弯，体环纹清楚，侧区有 4 条侧线，在近尾部愈合成 3 条，尾区侧带区完全网格化。头部低，不缢缩或略缢缩，头环 3～4 个，6 片唇片，头前端圆、偶尔平，头架骨化强。口针强壮，基部球发达，食道发育正常，中食道球瓣明显，后食道腺从背面覆盖肠。阴门位于虫体中后部，阴门唇平或稍微突起，双生殖腺对伸，受精囊圆形，有杆状的精子。尾通常呈长圆锥形，偶尔呈近圆柱形，尾的平均长度通常超过 $52\mu m$，尾的透明区平均长度一般超过 $9\mu m$，尾端形态变化多样，多数呈规则或不规则圆锥形、末端钝，光滑或有不规则环纹，少数有一指状突。侧尾腺开口于尾前的 1/3 尾长处。

雄虫：虫体呈线形，热杀死后虫体直或略腹弯。头部高圆、呈球形、显著缢缩，头架骨化不明显。口针弱，基部球不明显，食道明显退化。单精巢，前伸；交合刺刺头发达，远端尖细；引带常伸出泄殖腔、末端有细尖突，整体呈匙状；泄殖腔唇无或仅有1～2个生殖乳突。交合伞伸到尾部约2/3处，尾末端钝圆。

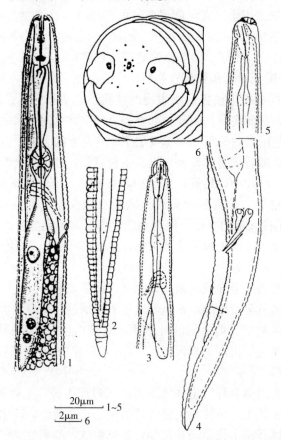

图 7 - 4　香蕉穿孔线虫形态特征（仿 Cobb Baldwin，et al.）

1. 雌虫前部　2. 雌虫尾部　3. 雄虫前部　4. 雄虫尾部　5. 蜕皮雄虫前部　6. 雌虫唇区

（四）传播途径

香蕉穿孔线虫极易随香蕉、观赏植物和其他寄主植物的地下部分以及所黏附的土壤远距离传播。在田间，农事操作和流水也可以传播，另外，在发病的果园里，还可以通过植物根系生长和相互接触以及线虫自身的移动作近距离传播。

（五）检验检疫方法

1. 检验　先将根表皮黏附的土壤洗净，仔细观察挑选根皮有淡红褐色痕迹，有裂缝，或有暗褐色、黑色坏死症状的根，剪成小段，放入玻皿内加清水，置解剖镜下，用漏斗法或浅盘法分离。

2. 样本中线虫的分离　香蕉穿孔线虫是迁移性内寄生线虫，存在于寄主植物根内和根际土壤（或介质）中，可以用浅盘漏斗法将线虫从根内和土壤中分离出来。

3. 线虫标本的制作、保存和鉴定　将分离所得的线虫悬浮液放在试管中，置于 60～65℃的水浴箱中 2～3min 杀死线虫。已杀死的线虫及时用 4％甲醛固定，制作成玻片，在显微镜下对线虫标本的形态进行观察和测量，并与上述的香蕉穿孔线虫形态特征进行比较，若相符，则可以确定所鉴定线虫为香蕉穿孔线虫。

（六）检疫处理方法

1. 疫情的控制和铲除　一旦发现香蕉穿孔线虫传入，要立即向政府和检疫部门报告，并及时采取封锁和铲除措施。对发生疫情地区，禁止可能受污染的植物和土壤、工具外传，防止疫情扩散蔓延。清除土壤中植物的根茎残体并集中销毁，土壤用熏蒸性杀线虫剂处理，并覆盖黑色薄膜，保持土壤无杂草等任何活的植物至少 6 个月，在侵染区和非侵染区之间建立宽 5～18m 的缓冲带，在缓冲带中不得有任何植物，并阻止病区植物的根延伸进入缓冲带。

2. 发生区的防治　在香蕉穿孔线虫定殖且难以铲除的地区，一方面要加强检疫防止疫情扩散蔓延；另一方面应加强防治工作以减少损失。主要措施包括农业防治、种苗处理和化学防治。

农业防治：加强栽培管理，增施有机肥，对于观赏植物，要用经过有效消毒的介质，并将花盆上架；对大田作物，可通过培育浅根系植株减少线虫的侵染。

种苗处理：采用温水或杀线虫剂浸种苗，不同的作物所用的温度、处理时间不同，不同的药剂处理时间也不同。

（1）温水处理种植材料。如香蕉的球茎小于 13cm，则在 55℃温水中浸 20min，可以杀死球茎内线虫。

（2）切削防治法。当根状茎基部直径大于 10cm 时，采取切削防治法，即先剥除假茎，再切除所有变色的内生根和根状茎组织，然后削去周围一部分健康组织，将切削后留用的球茎或根状茎组织用 0.2％的二溴乙烷浸泡 1min 再种植。

（3）化学药剂法。对基部直径小于 10cm 的根状茎或球茎，可直接用药液浸渍杀死线虫，如用 320g 克线磷原药，加 100kg 水和 12kg 黏土，混匀后浸渍包裹根状茎，移栽后待蕉苗生长成活，每株根部再施 2.5～3g 上述浆拌剂，3～4 个月用药 1 次。

（4）销毁严重感病的香蕉植株后，种植香蕉穿孔线虫非寄主植物，12 个月后再移植香蕉苗，可以消除土壤中的线虫。休闲 6 个月以上，或灌水淹没 5 个月，也可以消除土壤中的线虫。

第四节　菊花滑刃线虫的检疫

（一）名称与分类地位

学名：*Aphelenchoides ritzemabosi*（Schwartz，1911）Steiner & Buhrer. 1932

英文名：chrysanthemum leaf nematode

中文别名：腋芽滑刃线虫、菊花叶枯线虫、里泽马博斯滑刃线虫

分类地位：滑刃目（Aphelenchidae），滑刃科（Aphilenchoidae），滑刃属（*Aphelenchoides*）。

（二）分布与危害

分布：目前在欧洲及前苏联、北美洲、巴西、斐济、新西兰、澳大利亚、南非、毛里求斯和日本均有菊花滑刃线虫的分布。我国曾报道重庆的北碚、云南的昆明有发生。

寄主：寄主范围非常广，能寄生观赏植物、蔬菜、小果类植物和杂草等200多种植物，菊花是其典型寄主，其他重要的寄主有大丽花、福禄考、金丝桃、绣线菊、秋海棠、大岩桐、蒲包花、草莓、烟草、西瓜、莴苣、番茄和芹菜等。

菊花滑刃线虫主要为害植物地上部的花、叶、芽。线虫在叶片脉间取食，致使叶片在脉间形成黄褐色角斑或扇形斑，病斑最后变为深褐色、枯死，病叶自下而上枯死，枯死叶片下垂不脱落；花和芽受害则畸形、变小或不开花、枯死，表面有褐色伤痕，芽下的茎及叶梗上也出现同样的伤痕。若幼苗末梢生长点被害，则植株生长发育受阻，严重的很快死亡。烟草被侵染后，叶片上形成格状花纹。

（三）形态特征

雌虫：虫体较细，体环清楚，宽 $0.9\sim1.0\mu m$；侧区宽为体宽的 $1/6\sim1/5$，具有4条侧线。头部近半球形，缢缩，头部略宽于相连的体部，在光学显微镜下环纹不明显，头架骨化弱。口针长约 $12\mu m$，有小但明显的基部球，口针锥体部急剧变尖；食道前体部较细，中食道球大、略呈卵圆形、肌肉发达，中食道球瓣显著，背、腹食道腺开口于中食道球，食道腺长叶状，长度约为4倍体宽，从背面覆盖肠；食道与肠的连接处位于中食道球后约 $8\mu m$ 处，交接处不明显，无贲门瓣。排泄孔位于神经环后 $0.5\sim2$ 倍体宽处。阴门稍突起、横裂、单生殖腺、前伸，卵母细胞多行排列；后阴子宫囊长于肛阴距的 $1/2$，通常有精子；尾长圆锥形，末端具有尾突，其上有 $2\sim4$ 个小尖突，使尾端成刷状，其各部分测量值见表7-2。

雄虫：热杀死后虫体后部向腹面弯曲超过 $180°$；头部、口针和食道腺特征与雌虫相似。单精巢、前伸。有3对腹面近中尾乳突，第一对位于泄殖孔区，第二对位于尾中部，第三对位于近尾端；交合刺平滑弯曲、玫瑰刺形，基端无明显的背、腹突，背肢长 $20\sim22\mu m$；尾突上有 $2\sim4$ 个小尖突，形状多样。

表7-2　菊花滑刃线虫测量值

测量项目	雌虫	雄虫
测量的标本数（n）	12	5
体长（μm）	520～880（690）	590～670（630）
体长/最大体宽（a）	22～30（27）	31～44（35）
体长/体前端至食道与肠连接的距离（b）	4.7～7.4（6.5）	6.1～6.6（6.4）
体长/体前端至食道腺末端的距离（b'）	3.5～5.2（4.5）	无
体长/尾长（c）	8～13（10.6）	8～10（9）
尾长/肛门处体宽（c'）	2.9～4.0（3.4）	5.1～6.7（5.7）
口针长（μm）	17～20（19）	12～17（14）

（续）

测量项目	雌虫	雄虫
体前端至阴门处体宽（v）	55～61（65）	无
交合刺长（μm）	无	19～22（20）
尾长（μm）	52～74（59.8）	63～72
尾透明区长（μm）	9～17	5～9
引带长（μm）	无	8～12（9）

注：以上的测量数据引自 William，1973。

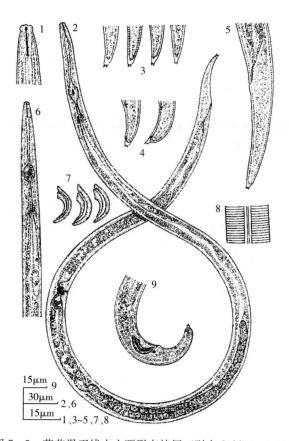

图 7 - 5　菊花滑刃线虫主要形态特征（引自 Siddiqi，1974）

1. 雌虫前体部　2. 雌虫虫体　3、5. 雌虫尾部　4. 雄虫尾部　6. 雌虫食道区　7. 交合刺　8. 侧区　9. 雄虫尾部

（四）传播途径

菊花滑刃线虫是一种专性寄生植物地上部分的线虫，寄生寄主植物的叶、芽、生长点和匍匐茎、鳞球茎等。菊花滑刃线虫主要随植物繁殖材料和鲜切花进行远距离传播；在田间可通过风吹、雨淋、枝叶接触和农事操作等途径传播。

（五）检验检疫方法

1. 采样　采集表现上述症状的花、叶、芽等植物组织。采集的样品放在塑料袋中并封好袋口，防止不同样品相混，并做好记录。

2. 样品的保存　将采集的样品带回实验室分离，若不能及时分离，可将样品保存于 4～10℃的冷藏箱中。

3. 样品中线虫的分离　菊花滑刃线虫是迁移性植物寄生线虫，可以用直接浸泡法或浅盘漏斗法（改进贝曼漏斗法）分离此线虫。

4. 线虫标本的制作、保存和鉴定　将分离所得的线虫悬浮液放在试管中，置于 60～65℃的水浴箱中 2～3min 杀死线虫。已杀死的线虫及时用 4％甲醛固定，制作成玻片，在显微镜下对线虫标本的形态进行观察和测量。

（六）检疫处理方法

1. 检疫　严格执行检验制度，严禁带虫苗木、母株、插条、切花和土壤及有关材料进入无病区，或不从疫区调运寄主植物和相关材料。

2. 温水处理　将一定量的菊花病苗母株放入 48℃热水中，使水温下降到约 46.6℃，不必再增温，约过 5min，温度下降到 46.1℃，取出母株。对菊苗插条，可以用 50℃温水处理 10min，或 55℃温水处理 5min。

3. 化学防治

（1）化学药剂防治。对菊花嫩枝上的菊花滑刃线虫，用 0.05％的碘液浸泡 10min 可有效防治；在菊花生长期间，用 0.005％的克线磷对植株进行喷雾，每隔 1 个月施用 1 次，共施用 2 次，可有效防治菊花滑刃线虫；用 0.07％克线磷处理 5min，可有效防治草莓上的菊花滑刃线虫；用 0.03％的克线磷或 0.05％的速灭磷喷雾 3 次，每隔 1 周喷 1 次，可有效防治秋海棠上的菊花滑刃线虫；每 378.5 L 的水中加入 283.49g 的 48％克线磷乳液，对植株灌根 2 次，每 2 周灌 1 次，也可有效防治该线虫。在发病初期，叶面喷施 50％杀螟硫磷乳油的 0.15％药液、0.1％三唑磷、0.15％氯唑磷，也能较好地防治菊花滑刃线虫。

（2）农业防治措施。选种无虫种苗、母株；及时清除枯枝、落叶、死株和杂草，并集中到花圃外烧毁；避免植株过湿和相连植株间的重叠；盆栽花卉使用经药剂熏蒸或蒸气消毒的介质、盆钵；在保护地中，也可通过药剂熏蒸或蒸气消毒处理被侵染的土壤；在露地，冬季通过 2～3 个月无杂草的土地休闲，可减少田间菊花滑刃线虫的虫量。

第五节　逸去剑线虫的检疫鉴定

剑线虫属（*Xiphinema* Cobb，1913）隶属于矛线目（Dorylaimida）长针线虫科（Longldoridae），是长针线虫科同时也是矛线目中最大的一个属，至今全世界描述的属内种已达 296 种（Coomans et al.，2001）。剑线虫是一类重要的植物外寄生线虫，可寄生于植物根部，影响根系长势，甚至造成根部肿大或坏死等症状；属内的许多种（群体）还是一些植物病毒的传播介体，对许多经济作物如花卉、果树等都造成严重的经济损失。

剑线虫属形态：虫体粗、长（L=1.5～6mm），热杀死后虫体直或腹弯呈 C 形、开螺旋形。头部圆、连续或缢缩；侧器口宽裂缝状，侧器囊倒马蹄形或漏斗形；齿针细长、针状、高度硬化，齿针基部呈叉状，齿针延伸部后部呈显著的凸缘状；齿针诱导环为双环，后环高度硬化，导环位于齿针后部靠近齿针与齿针延伸部相连接处；背食道腺核位于背食道腺开口附近、大于腹亚侧腺核。雌虫生殖腺有 4 种类型：前后生殖腺均发育完全的双生殖腺型、前生殖腺退化但结构尚完整的双生殖腺型、前生殖腺退化且结构不完全的假单生殖腺型和无前生殖腺的单生殖腺型等，有些种类的子宫内有骨化结构。尾部形态多样：短、半球形、圆锥形，有或无 1 个指状尾突，前部圆锥形后部渐变细成丝状等。雄虫双生殖腺，对伸；交合刺矛线型，粗壮，有侧附导片；斜纹交配肌发达，由泄殖腔向前延伸；泄殖腔区有 1 对交配乳突，其前有 1 列腹中交配乳突（最多 7 个），尾形与雌虫相似。

（一）名称与分类地位

学名：*Xiphinama elongtum* Stekhoven & Teunissen

分类地位：属于矛线目（Dorylaimida），长针科（Longiridae），剑亚科（Xiphinematinae），剑线虫属（*Xiphinema*）。

（二）分布与危害

可为害荔枝、龙眼、核桃、甘蔗、香蕉、石榴等多种经济作物。逸去剑线虫不仅可以直接寄生植物，致根肿大、坏死等症状，更严重的是它可作为植物病毒的传播介体，对许多经济作物如花卉、果树等都造成严重的经济损失。

分布于台湾等地。

（三）形态特征

雌虫：虫体粗而长，体长 2.1～2.6 mm；热杀后虫体明显向腹面弯曲，呈 C 形；前端从齿针基部开始变细，后端从肛门处明显变细（图 7-6，1）。头部较圆，唇区微缢缩，头高约 4.5μm，唇宽约 12.6μm。口针和诱导环结构为典型的剑线虫属特征：齿针细长、针状，高度硬化，长 88～99μm，齿针基部叉状；齿针延伸部后部呈凸缘状，齿针延伸部长 48～63μm；齿针诱导环位于齿针和齿托连接处附近，约在齿针的 2/5～1/2 处，导环为双环，后环高度硬化。食道球长圆柱状，长 83～90μm，宽 18～20μm，食道腺长约为宽的 5 倍（图 7-6，2）。双向双生殖腺，前后生殖腺均发育完全，子宫内未见特殊分化的结构物，卵巢回折；阴门位于虫体的前约 2/5 处（图 7-6，3）。尾部向腹面弯曲，呈匀称的圆锥形，末端钝圆，长为肛门处体宽的 2.6～2.8 倍，透明尾长 12～23 mm，尾孔每侧 3 个（图 7-6，4）。

雄虫：未发现。

（四）传播途径

可随植物引种、调运传播和扩散。

（五）检验检疫方法

可采用改良贝尔曼漏斗法或浅盆法分离收集线虫。这类线虫的密度通常较低，要注意避免漏检。

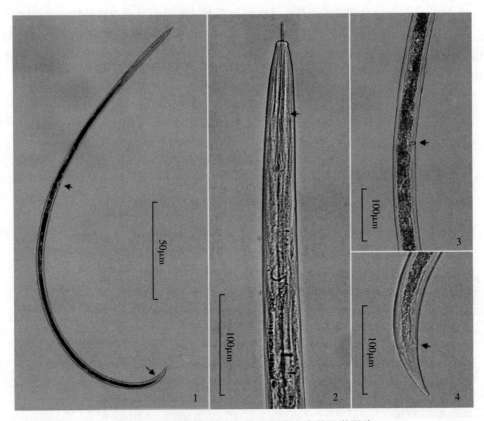

图 7 - 6　台湾罗勒苗上的逸去剑线虫光学显微照片

1. 雌虫虫体，上下箭头所指分别为阴门和肛门所在的部位　2. 雌虫前部，箭头所指为诱导环所在的位置
3. 雌虫生殖系统，箭头所指为阴门所在的部位　4. 雌虫尾部，箭头所指为肛门所在的部位

（六）检疫处理方法

参照南方根结线虫。

第六节　装饰小环线虫的检疫鉴定

（一）名称与分类地位

学名：*Criconemella ornate*（Raski，1958；Luc & Raski，1981）

分类地位：垫刃目（Tylenchida），垫刃亚目（Tylenchina），环总科（Criconema-toidea），小环线虫属（*Criconemella*）。

（二）分布与危害

不但可以为害玉米、水稻、花生等大田作物，而且还可以侵染梨、葡萄、胡桃等果树。在国内分布于广东、广西。

（三）形态特征

雌虫：经温和热杀死后，虫体圆筒形，较直，头尾两端钝圆略尖，体长为 400～498μm，体环数（R）为 85～95 条（图 7-7，1）。体环粗大后翻，偶有愈合，体中部体环宽 5～6.1μm。头部宽圆形，唇区略隆起。口针强壮，长为 69～74μm，锥体长 55～60μm，锥体占口针长度的比例为 79%～80%，口针基部球略呈锚形或圆球形（图 7-7，2）。前食道体与中食道体合并，中食道球肌肉质发达。瓣门骨化明显。食道基球呈梨形，基球与肠平截。排泄孔位于食道基球末端，到头端的体环数（Rex）为 34～35 条。肠不清晰，成熟雌虫阴门略张开，阴门到尾端的体环数（Rv）为 13～14 条（图 7-7，5）；尾部钝圆，尾端平截或裂叶状。卵巢可达到中食道球附近，卵母细胞单行排列，依次成熟，受精囊卵圆形，囊内有精子。

雄虫：未见。

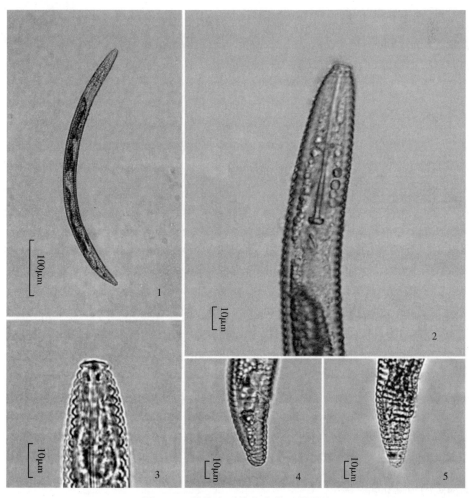

图 7-7　装饰小环线虫光学显微照片

1. 雌虫虫体　2. 雌虫头部及口针　3. 雌虫体环　4. 雌虫尾部　5. 尾部体环

（四）传播途径

可随植物引种、调运传播和扩散。

（五）检验检疫方法

可采用改良贝尔曼漏斗法或浅盆法分离收集线虫。这类线虫的密度通常较低，要注意避免漏检。

（六）检疫处理方法

参照南方根结线虫。

第七节　小尾盾线虫的检疫鉴定

（一）名称与分类地位

学名：*Scutellonema brachyurum*（Steiner，1938；Andrassy，1958）

分类地位：垫刃目（Tylenchida），垫刃总科（Tylenchidea），纽带科（Hoplolaimidae），纽带亚科（Hoplolaiminae），盾线虫属（*Scutellonema*）。

（二）分布与危害

寄主广泛，为害烟草、甘蔗、多种果树和花卉，普遍引物这些植物生长不良，矮小、黄化，严重的导致死亡。国内分布于江苏等地。

（三）形态特征

雌虫：热杀后虫体呈螺旋形（图7-8，1）；体环较为明显，体中部环纹宽1.4 μm，侧区在虫体前部和盾片处网格化，头部骨质化明显，唇区半球形，略微缢缩，具有3个唇环，基唇环具6个纵纹；口针发达，口针基部球卵圆形，前缘平，口针针锥和针杆几乎等长（图7-8，2）；中食道球为卵圆形；背食道腺位于口针基部球后7.0～7.2 μm，排泄孔明显，位于食道腺与肠连接处，距虫体前端112.6～113.9 μm。食道腺从背面和背侧面覆盖肠前端（图7-8，4）。阴门唇双，盾片位于肛门后2体环到肛门前2体环间，盾片直径3.5～3.9 μm。尾短，尾端宽圆，长9.9～11.2 μm，有9～14个腹环。

雄虫：未见。

（四）传播途径

可随植物的引种、调运传播和扩散。

（五）检验检疫方法

参照南方根结线虫。

（六）检疫处理方法

参照南方根结线虫。

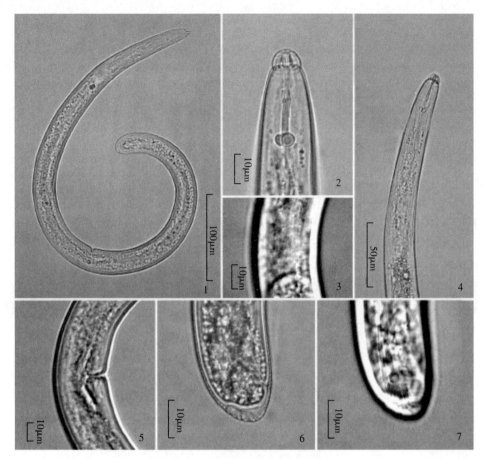

图 7 - 8　小尾盾线虫光学显微照片

1. 雌虫虫体　2. 雌虫头部及口针　3. 侧线　4. 雌虫前体部　5. 雌虫阴门　6. 雌虫尾部　7. 雌虫尾部侧线及盾片

（王宏毅，吴佳霖）

◆ 主要参考文献

陈勇，李增华 . 1995. 香蕉穿孔线虫研究概况（一）[J] . 植物检疫 . 9（2）：91 - 94.

方羽生，尹淦镠 . 1994. 植物病原线虫短体属种类的研究 [J] . 华南师范大学学报：自然科学版，4：32 - 41.

江丽辉，边勇，汪万春 . 2010. 短体线虫 *Pratylenchus* sp. 非中国种问题探讨 [J] . 中国线虫学研究（3）：116 - 122.

CIH. 1978. Descriptions of plant-parasitic nematodes [M] . UK：CAB International：18.

Koshy P K，Somamma V K，Sundararaju P. 1997. *Radopholus similis*，the burrowing nematode of coconut [J] . Journal of Platation Crops，19（2）：139 - 152.

Marin D H，Sutton T B，Barker K. 1998. Dissemination of banana in latin americaa and the caribbean and its relationship to the occurrence of *Radopholus similis* [J] . Plant Disease，82（9）：964 - 974.

Pablo C，Nicola V. 2007. Pratylenchus（Nematoda：Pratylenchidae）：diagnosis，biology，pathogenicity and managenment [M] . Leiden：Koninklijke Brill NV：77 - 81.

第八章
入境台湾果蔬病原真菌的检疫鉴定

真菌是最重要的一类植物病原生物，60%以上的植物病害是由真菌引起。因而，在检疫性植物病原中真菌为最多。

真菌是一类具有真正细胞核的、产孢繁殖的、没有叶绿素的生物有机体。多数真菌的营养体为长管状物，称为菌丝。在合适的基质上菌丝分枝形成菌丝体，进而发育成菌落。根据隔膜的有无将菌丝分为有隔菌丝和无隔菌丝。真菌菌丝可潜伏在植物组织中，并可作远距离传播。真菌的细胞组织类型有两种，即拟薄壁组织和疏丝组织。拟薄壁组织的细胞近圆形、排列致密。疏丝组织细胞长条形，排列疏松。由真菌组织演化出的真菌结构有菌核、子座、菌索和各种孢子器、子实体等，其中菌核常与植物种子等组织混杂在一起。菌核大小、颜色和形状等特征可作为病原真菌的检验和鉴定依据。

第一节　炭　疽　病

一、火龙果炭疽病

(一) 病原

学名：有性型为 *Glomerella cingulata*（Stonem.）Spauld. et Schrenk（围小丛壳），无性型为 *Colletotrichum gloeosporioides*（Penz.）Sacc.（胶孢炭疽菌）。

分类地位：球壳目（Sphaeriales）日规壳菌科（Gnomoniaceae）小丛壳属（*Glomerella*）。

分类特征：菌落圆形，边缘整齐，气生菌丝白色、灰白色，后变深灰色，絮状或绒状。载孢体盘状，散生，黑褐色，直径 $100\sim300\mu m$，顶端不规则开裂。刚毛少，直立，褐色，1~2个隔膜，大小为（64~71）$\mu m \times$（5~6）μm。分生孢子梗短小，密集，圆柱形，大小为（12~21）$\mu m \times$（4~5）μm，无色，无隔膜；分生孢子圆柱形或近椭圆形，无色，单胞，（11~18）$\mu m \times$（4~6）μm。附着胞扁球形、棒形或不规则形，褐色，大小为（6~20）$\mu m \times$（4~12）μm。

(二) 分布与危害

火龙果炭疽病菌分布于古巴、加拿大、美国、澳大利亚、夏威夷群岛、南非、乌干达、巴西、哥伦比亚、秘鲁、委内瑞拉、荷兰、西班牙、意大利、马来西亚、印度、印度尼西亚、中国等90多个国家。其中，在中国分部于广东、广西、海南、河南、湖南、江苏、江西、陕西、香港和台湾等。

火龙果炭疽病在火龙果种植区发生较普通，初感染时产生茎组织病变，形成大量红色病斑，而后病斑扩大而相互愈合连成片，逐渐变为黄色或白色，而后产生小黑点。严重时，植株出现干枯或腐烂现象，影响产量和品质，甚至导致失收。

（三）果实症状

果实感病后，出现凹陷及水渍状斑点，凹陷病斑呈现淡褐色，病斑会扩大而相互愈合，后期产生小黑点，有时形成同心轮纹，潮湿时可产生橙红色黏质小点。

（四）传播途径

火龙果炭疽病菌主要通过寄主的果实、种苗等调运作远距离传播，也可随气流和雨水等传播。

（五）检验检疫方法

1. 症状检查　对于有病征出现的病部，用解剖针挑取或用刀片刮取病组织表面的小黑点或分子孢子团制片，置于显微镜下镜检。

2. 保湿培养　无上述明显症状或看似健康的寄主组织材料，进行保湿培养。具体方法是，将寄主组织材料充分湿润后，置于垫有 3 层湿滤纸的塑料盒或塑料袋中，在 25℃、密闭条件下培养，观察症状的变化，进行显微镜检及病原菌的分离培养。

3. 分离培养　直接挑取病部的分生孢子器或分子孢子团，置于 APDA 平板上；或采用组织分离培养法。即用 75% 乙醇对果实表面消毒，晾干后用消毒过的刀片切取病健交界处组织，切成 5mm 见方小块后放置于 APDA 上，置于 25℃ 且在黑暗中进行培养。长出菌丝后，分别转到 PDA 培养基、OA 培养基、MEA 培养基上进行再培养、纯化。

（六）检疫处理方法

针对口岸发现的带病原菌的火龙果，须按双边有关协议或中国法律法规的规定进行退运、销毁、除害处理或采取其他处理方法。除害处理时，可选用熏蒸处理、热处理或喷洒杀菌剂进行化学处理。

二、芒果炭疽病

（一）病原

学名：有性型为 *Glomerella acutata* Guerber & J. C. Correl，无性型为 *Colletotrichum acutatum* Simmonds ex Simmonds；另一病原有性型为 *Glomerella cingulata*（Stonem.）Spauld. et Schrenk，无性型为 *Colletotrichum gloeosporioides*（Penz.）Sacc.

分类特征：有性型子囊壳形成时，呈倒洋梨形，从顶端开口释放出子囊孢子，子囊孢子单胞无色，两端尖，中央略宽，大小为（16～22）$\mu m \times 5\mu m$，从病斑释出子囊孢子感染新伤口，形成新的感染源。无性型以分生孢子出现在叶片及果实表面，分生孢子黏稠，常借雨水、露水传播。分生孢子短杆状，单胞，两端钝圆，大小约为（20～24）$\mu m \times 5\mu m$，生于分生孢子盘或分生孢子堆上。

（二）分布与危害

芒果炭疽病菌分布于加拿大、美国、澳大利亚、新西兰、埃塞俄比亚、津巴布韦、肯尼亚、南非、阿根廷、巴西、厄瓜多尔、哥伦比亚、乌拉圭、智利、丹麦、德国、意大利、英国、韩国、马来西亚、日本、泰国、印度和中国等40多个国家和地区。其中，在中国分布于广东、海南、湖北、江苏、香港和台湾等地。

芒果炭疽病菌寄主包括柑橘属（橘、橙）、番石榴、枇杷、苹果、芒果、桃、扁桃、欧洲李、葡萄及辣椒属、草莓属、桑属植物等。病原菌在寄主植物叶片、花序、果实和枝梢上均可发生。病叶初期出现褐色小斑点，周围有黄晕。病斑扩大后成圆形或不规则形，黑褐色，数个病斑融合后形成大斑，使叶片大部分枯死。嫩叶受害后病斑突起，最后穿孔。花序感病后产生黑褐色小点，扩展形成圆形或条形斑，多在花梗上，严重时整个花序变黑干枯，花蕾脱落。嫩枝感病产生黑色病斑，病斑向上下扩展，环绕全枝后形成回枯症状，病部以上部分枝叶枯死。

未熟果实感病后，产生黑褐色小斑点。若果柄、果蒂感病，则果实很快脱落；接近成熟或成熟果实感病，初期形成黑褐色圆形病斑，扩大后呈圆形或不规则形，黑色，中间凹陷。有时病斑联合，果面变黑。该病害可对果实产量和品质造成重大影响。

（三）果实症状

果实在生理落果期至采收前，一般不出现大型黑色斑点，但遇连续降雨时，亦偶有发生。果实成熟后，此类病斑常不继续扩展。果实于采收3～5d后，果皮上开始陆续出现潜伏感染的病斑。病斑初为黑色圆形，稍凹陷，而后扩大，且侵入果肉。病部果肉初期变硬，后期变软腐烂。

（四）传播途径

芒果炭疽病菌主要通过寄主的果实、种苗等调运作远距离传播。在生长季节，尤其是在高湿条件下病原可产生大量分生孢子，借助雨水、风和昆虫传播。病菌在幼果期侵染多数为潜伏侵染。采收时受潜伏侵染的果实，外表与健康的果实无明显差异，但在储运期，受潜伏侵染的果实才会呈现出病症，成为病原传播途径之一。

（五）检验检疫方法

参见火龙果炭疽病菌检验检疫方法。

（六）检疫处理方法

针对口岸发现的带芒果炭疽病菌的芒果，须按双边有关协议或中国法律法规的规定进行退运、销毁、除害处理或采取其他处理方法。此外，为了降低该病原传带风险、减少储运期的腐烂和延长芒果果实的货架寿命，可采取以下处理措施：采果时尽量减少损伤果实；采后用水清洗果面，然后放在50～55℃热水中浸泡5～15min；必要时，还可在热水中加入1 000mg/kg的噻菌灵或苯菌灵药液，以提高消除潜伏侵染病菌的效果；随后，迅速取出放在冷水中降温，风干后用薄塑料袋单果包装。

第二节　果腐病

一、番石榴焦腐病

(一)病原

学名：有性型为 *Physalospora rhodina*（Berk. et Curt）Cooke，无性型为 *Botryodiplodia theobromae* Pat

分类地位：黑盘孢目（Sphaeropsidales），球壳孢科（Sphaeropsidaceae），球色单隔孢属（*Botryodiplodia*）。

分类特征：分生孢子器为洋梨形，黑色，光滑，具孔口，大小为（289.8～522）μm×（189～510）μm。分生孢子梗圆柱形，不分枝，无色。未成熟的分生孢子单胞，无色，近球形、卵形至长椭圆形，光滑；成熟的分生孢子长椭圆形，双胞，暗色，分隔处稍缢缩，光滑，有线纹，大小为（21～29.4）μm×（11.9～15.4）μm。

(二)分布与危害

番石榴焦腐病菌分布于美国、墨西哥、澳大利亚、埃及、阿根廷、巴拉圭、比利时、丹麦、印度、印度尼西亚、中国等90多个国家。其中，在中国分布于海南、云南、广东、广西、福建和台湾等地。

番石榴焦腐病菌的寄主包括洋香瓜、木瓜、芒果、香蕉、菜豆、番荔枝、番石榴、苹果、梨、莲雾等。果实发病，多自果蒂或伤口处开始，在干燥条件下成黑色僵果；在潮湿条件下病果表面长出气生菌丝，初时灰污色，渐变近黑色并长出黑色小点粒（分生孢子器）。病菌可沿果心向果肉侵入蔓延，使整个果实腐败。影响产量和品质。

(三)果实症状

番石榴焦腐病菌为害果实时，多自果柄处开始，初呈水渍状、软化，不久全果腐烂。香瓜果实受感染时，首先在果面出现水渍斑，并快速扩大，3～4d后在表皮上开始出现灰白色粉状物，最后表面会产生灰色粉状物，可分离出分生孢子。香蕉受感染时，病斑自果轴开始出现，然后延伸至果肉，最后整体变黑腐烂。木瓜果实受感染时，表皮上首先出现水渍状斑并快速扩大，3～4d后，在表皮上开始出现灰黑色菌丝，最后表面产生许多粉状物，可分离出分生孢子。番荔枝果实受感染时，表皮上出现褐黑斑块，黑斑快速扩大，并

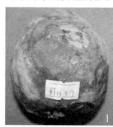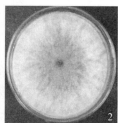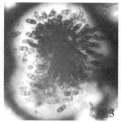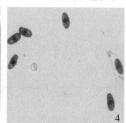

图 8-1　番石榴焦腐病果实症状及病原形态特征
1. 果实症状　2. 菌落形态　3. 分生孢子器　4. 分生孢子

分泌胶质物，最后果实病部表面产生许多黑色粉状物，可分离出分生孢子。

（四）传播途径

番石榴焦腐病菌主要通过寄主的果实、种苗等调运作远距离传播，也可随气流和雨水等传播。

（五）检验检疫方法

取下具病斑的果实组织做分离培养；对无明显症状的果实或看似健康的果实做保湿培养，再做分离培养和镜检鉴定，以防漏掉不显症的被潜伏侵染的果实。

用真菌通用引物 ITS1/ITS4 和 BF1/BR1 进行巢式 PCR 扩增后，可检测到 1 pg 葡萄座腔菌基因组 DNA。结合碱裂解法快速提取发病组织的 DNA，采用番石榴焦腐病菌的特异引物 BF1/BR1 进行 PCR 检测，可从自然感染焦腐病果实中检测到葡萄座腔菌。

（六）检疫处理方法

口岸发现的感染番石榴焦腐病的番石榴，须按双边有关协议或中国法律法规的规定进行退运、销毁、除害处理或采取其他处理方法。此外，必要时喷洒波尔多液可收到防控该病害效果，喷洒咪鲜胺可收到抑菌效果。52℃持续 10min 的热处理可导致菌丝体失活。

二、美澳型核果褐腐病

（一）病原

学名：有性型为 *Monilinia fructicola*（Wint）Rehm，无性型为 *Monilia fructicola* Poll

分类地位：子囊菌门柔膜菌目（Helotiales），核盘菌科（Sclerotiniaceae），链核盘菌属（*Monilinia*）真菌。

分类特征：菌丝壁薄，长 $250\mu m$，宽 $7\sim10\mu m$，1 个或多个分枝，随后的分枝很窄。分生孢子芽生，链状排列，椭圆形或卵形，有时顶部平截，大小为（8 ～ 28）$\mu m \times$（5～19）μm，大多数为（12～16）$\mu m \times$（8 ～ 11）μm，透明，聚集时为灰黄色。分生孢子梗较短，分枝或不分枝，顶端串生分生孢子。微酸性培养基上，孢子萌发产生的芽管较长，约 $700\sim 900\mu m$，在远离孢子处可有分枝，此特征有别于核果褐腐病菌（*M. laxa*）的芽管短且近孢子处分枝多的特征。

（二）分布与危害

美澳型核果褐腐病菌分布于加拿大、美国、澳大利亚、新西兰、巴拉圭、巴西、奥地利、韩国、日本、印度、中国等 20 多个国家。其中，在中国分布于北京和台湾等。其寄主包括苹果、梨、木瓜、枇杷、樱桃、李、杏、扁桃、桃、梅、葡萄、山楂等。据报道，该病曾在北美和澳大利亚核果类果树上发生严重，并导致巨大损失。

（三）果实病症

成熟果受害时，病斑常出现在伤口部位。发病初期，果面生成圆形、褐色水渍状病斑，而后病斑逐渐扩大蔓延至果实大部分或全果。其中，扩大的病斑边缘为深褐色，其余部分为浅褐色，软腐状。发病后期，果面布满灰色霉层，并形成明显波浪状轮纹病斑。病果早期脱落，或干缩成僵果悬挂树上。

（四）传播途径

美澳型核果褐腐病菌主要通过寄主的果实、种苗等调运作远距离传播，也可随气流和雨水等传播。

（五）检验检疫方法

取下具病斑的果实组织做分离培养；对无明显症状的果实或看似健康的果实做保湿培养，再做分离培养和镜检鉴定，以防漏掉不显症的被潜伏侵染的果实。

保湿培养检查方法是：果实放在密闭的塑料盒中，20～25 ℃下保湿培养，7d 后开始每天检查，直到第 14 天出现褐腐病斑症状的果实做分离培养。分离培养的方法是：从病健交界处切取边长为 5～10mm 的样品，70 ％酒精消毒 10～30s，放在微酸性琼脂培养基上，25 ℃培养，待菌落出现，镜检。

通过致病性测定、形态特征和分子生物学鉴定可将该病菌与核果褐腐病菌和欧洲种仁果褐腐病菌（*M. fructigena*）区分开。

（六）检疫处理方法

口岸发现的感染美澳型核果褐腐病菌的核果类水果，须按双边有关协议或中国法律法规的规定进行退运、销毁或除害处理。

三、梨蒂腐病

（一）病原

学名：*Diplodia natalensis* Evans
分类地位：属子囊菌门真菌。
分类特征：分生孢子器黑色，扁球形至洋梨形，光滑，大小为 290～522μm，具孔口，内壁上密生分生孢子梗和分生孢子；分生孢子梗圆柱状，无色，不分枝，大小为（8.4～19.0）μm×（2.8～5.6）μm；成熟的分生孢子暗褐色，椭圆形，双胞，分隔处缢缩，表面具纵条纹，大小为（21～29）μm×（12～15.4）μm。

（二）分布与危害

梨蒂腐病菌分布于法国、意大利、俄罗斯、西班牙、英国、印度、伊朗、以色列、日本、老挝、巴基斯坦、新加坡、土耳其、埃及、肯尼亚、墨西哥、巴拿马、澳大利亚和中国等 50 多个国家。其中，在中国分布于广东和台湾。

梨蒂腐病菌寄主有香蕉、鳄梨、芒果、菠萝、椰子、葡萄、棉花、洋葱、大蒜、韭菜、茄子、木薯、山药、玉米、甜椒等。梨树枝干发病常自小枝端开始，迅速向下蔓延。病部红褐色，树皮开裂，流胶。发病严重时，枝干枯死，其上密生黑色小粒点。为害西瓜时，该病主要发生在子叶、真叶及运输储藏期的果实上。叶片染病，初生水渍状小褐点，后扩展成不规则形浅褐色或褐色斑，病斑融合成大斑时，致叶片干枯。运输储藏期的果实染病，可见果实上出现不明显的暗褐色病变，仔细观察可见疣状小黑点，即病菌的分生孢子器。剖开病瓜可见皮下褐变。

（三）果实症状

梨蒂腐病菌主要为害果实。果实罹病，幼果期即见发病。最初在梨果萼洼周围出现淡褐色稍浸润晕环，后逐渐扩展，颜色渐深，严重的病斑波及果顶大半部，病部坚硬黑色，中央灰褐色，有时被杂菌感染致病部长出霉菌，造成病果脱落。

（四）传播途径

梨蒂腐病菌主要通过寄主的果实、种苗等调运作远距离传播，也可随气流和雨水等传播。梨蒂腐病菌主要以分生孢子器随病残体在土壤中或田间草丛中越冬，翌年条件适宜时，从分生孢子器内释放出分生孢子，通过风、雨传播到植物叶片上或由伤口侵入果实和枝干。病菌萌发侵入后引致初侵染和再侵染。

（五）检验检疫方法

取下具病斑的果实组织做分离培养；对无明显症状的果实或看似健康的果实做保湿培养，再做分离培养和镜检鉴定。不同培养基对菌落形态、菌丝生长速率及产孢量都有很大影响，其中以马铃薯蔗糖培养基上菌丝生长旺盛，生长速度最快，产孢量最大。

（六）检疫处理方法

口岸发现的感染梨蒂腐病的梨，须按双边有关协议或中国法律法规的规定进行退运、销毁或除害处理。此外，果实采前喷药或采后处理可有效抑制该病害的发生。果实采收前7～10d用50％甲基硫菌灵1 500～2 000倍液或50％多菌灵可湿性粉剂2 000倍液喷洒防治。果实采收后1～3d内用0.02％的2，4-滴加0.1％硫菌灵或0.02％的2，4-滴加0.05％多菌灵，浸果1～2min。

四、莲雾果腐病

（一）病原

学名：有性型为 *Pestalosphaeria* sp.，无性型为 *Pestalotiopsis eugeniae* Thuem。

分类特征：分生孢子纺锤形，5室，中央3室暗褐色，最中央色泽最深且较粗，两端细胞透明无色，未成熟孢子偶为4室，顶端有2～3根附属丝；分子孢子大小为（19～24）μm×（6～7）μm，附属丝6～12μm，底细胞连接一梗；梗透明无色，约5μm；分生孢子在分生孢子盘内形成，成熟的分生孢子堆突破组织表皮，表皮开口呈船形或纺锤形，浓度高时，释出分生孢子。病原菌喜高温，24～32℃为生长适温，28℃为最适生长温度。

（二）分布与危害

莲雾果腐病在中国仅分布于台湾，是莲雾上的重要病害之一。近年来，该病发生和为害有加重的趋势。

(三) 果实症状

被害果实初期形成水渍状、淡紫色小斑点。当病斑逐渐扩大时，则成不规则紫红色凹陷斑，表面散生分生孢子堆，呈黑色小点状突起，果肉逐渐转变为淡黄褐色或淡紫色，而后逐渐转变成深紫色或黑色。部分病果皱缩裂开，后期病果干枯皱缩，成木乃伊状，或垂挂于树枝上，或掉落地面。

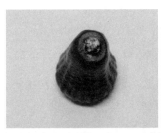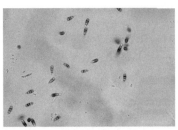

图 8-2　莲雾果腐病症状及病原菌分生孢子

(四) 传播途径

莲雾果腐病菌主要通过寄主的果实、种苗等调运作远距离传播，也可随气流和雨水等传播。

(五) 检验检疫方法

取下具病斑的果实组织做分离培养；对无明显症状的果实或看似健康的果实做保湿培养，再做分离培养和镜检鉴定，以防漏掉不显症的被潜伏侵染的果实。

(六) 检疫处理方法

口岸发现感染莲雾果腐病的莲雾，须按双边有关协议或中国法律法规的规定进行退运、销毁或除害处理。

五、木瓜褐色蒂腐病

(一) 病原

学名：*Phomopsis caricae-papayae* Petrak. & Cif.

分类地位：黑盘孢目 (Sphaeropsidales) 球壳孢科 (Sphaeropsidaceae)，拟茎点霉属 (*Phomopsis*) 真菌。

分类特征：分生孢子器扁球形或三角形，孔口突起，褐色，埋生，宽 $120\sim260\mu m$，高 $110\sim230\mu m$；分生孢子梗无色，分枝，$(18\sim24)~\mu m\times(1.6\sim2.0)~\mu m$；产孢细胞瓶梗形。分生孢子长卵圆形，两端略尖，油球 $0\sim3$ 个，无色，大小为 $(6.5\sim10)~\mu m\times2.5\mu m$。

(二) 分布与危害

木瓜褐色蒂腐病菌分布于美国、澳大利亚、南非、尼日利亚、巴西、古巴、加纳、委内瑞拉、巴基斯坦、印度尼西亚、印度，中国等。其中，在中国分布于广东和台湾。该病菌以为害木瓜为主。果实受害后发生果腐或蒂腐而大量脱落，从而对产量和果实品质造成影响。

(三) 果实症状

木瓜褐色蒂腐病多发生在果蒂附近。病斑水渍状，灰至淡褐色，病健分界不明显。病部后期密生小褐点，子实体颜色较浅不如焦腐病的分生孢子器突起明显，病部也无显著皱缩现象。

(四) 传播途径

木瓜褐色蒂腐病菌主要通过寄主的果实、种苗等调运作远距离传播，也可随气流和雨水等传播。

(五) 检验检疫方法

取下具病斑的果实组织做分离培养；对无明显症状的果实或看似健康的果实做保湿培养，再做分离培养和镜检鉴定，以防漏掉不显症的被潜伏侵染的果实。

(六) 检疫处理方法

口岸发现感染木瓜褐色蒂腐病的木瓜，须按双边有关协议或中国法律法规的规定进行退运、销毁或除害处理。

第三节 芒果疮痂病

(一) 病原

学名：有性型为 *Elsinöe mangiferae* Bitancourt & Jenkins，无性型为 *Sphaceloma mangiferae* Jenk

分类地位：子囊菌门多腔菌目 (Myriangiales)，多腔菌科 (Myriangiaceae)，痂囊腔菌属 (*Elsinöe*) 真菌。

分类特征：分生孢子盘褐色，有时为分生孢子座。分生孢子较小，圆柱形，极少卵形，无色，直或略弯曲，中央无油球，大小为 (5.0~7.5) μm× (1.9~2.5) μm，后期淡褐色。

(二) 分布与危害

芒果疮痂病菌分布于美国、加拿大、巴拿马、古巴、圭亚那、巴西、澳大利亚、肯尼亚、印度和中国等。其中，在中国分布于广东、台湾等地。该病原只侵染芒果，但危害性较大，严重发生时，对芒果产量和品质影响较大。

(三) 果实症状

芒果疮痂病主要为害果实，幼嫩新梢、叶片亦可受害。被害部均呈木栓化粗糙稍隆起的疮痂斑。果面初现黑褐色木栓化稍隆起小斑，后病斑密生并连接成斑块，斑面粗糙，具黑色不规则边缘。中央凹陷或呈星状开裂，严重时果皮龟裂。潮湿时，果实病斑上产生孢子，呈现一种灰色到褐色绒毛状。

(四) 传播途径

芒果疮痂病菌主要通过受感染的果实等调运作远距离传播，也可随气流和雨水等传播。

(五) 检验检疫方法

取下具病斑的果实组织做分离培养；对无明显症状的果实或看似健康的果实做保湿培养，再做分离培养和镜检鉴定，以防漏掉不显症的被潜伏侵染的果实。

对芒果疮痂病的组织分离时，由于①病菌生长缓慢，极易被杂菌首先夺取生长基质；②不熟悉其菌落特征，易误认为细菌菌落而舍弃，故分离成功率很低。根据研究报道认为，PDA 较适合于该菌分离，它初期比在所试验的其他培养基上生长稍快而旺盛。该菌的鉴定所需的人工培养亦以 PDA 较适宜。培养温度宜用 28℃，pH 调节到 5.0，尽可能采用黑光灯光照，培养基中适量加入维生素 A（50μg /L），有望进一步促进生长和产孢。该菌的人工接种，需采取套袋措施，以保证无炭疽病菌等其他病原感染。以胡萝卜块作培养基的产孢面积高于 PDA，是良好的产孢培养基，可做接种量大的致病性、抗性或越冬试验。但室内小量接种可采用 PDA 或 PDA＋牛肉浸膏培养基。此外，接种时配制 1% 葡萄糖孢子悬浮液可提高萌发率。

(六) 检疫处理方法

口岸发现感染芒果疮痂病的芒果，须按双边有关协议或中国法律法规的规定进行退运、销毁、除害处理或采取其他处理方法。

第四节　梨黑星病

(一) 病原

学名：有性型为 *Venturia nashicola* Tanaka et Yamamoto

分类地位：子囊菌门格孢腔菌目（Pleosporales），黑星菌科（Venturiaceae），黑星菌属（*Venturia*）真菌。

分类特征：子囊壳扁球形或圆球形，黑色，颈部较肥短，有孔口，周围无刚毛，大小为（52.5～138.7）μm×（50.5～150）μm，平均 11μm×91μm。壳壁黑色，革质，由 2～3 层细胞组成子囊。子囊棍棒状，聚生于子囊壳底部，无色透明，长 35～60μm，内含 8 个子囊孢子。子囊孢子淡褐色，鞋底形，双胞，上大下小，大小为（10～15）μm×（3.8～6.3）μm。分生孢子梗单生或丛生，从寄主角质层下伸出，呈倒棍棒状，暗褐色，直立或弯曲，常不分枝，孢痕多而明显。分生孢子淡褐色，卵形或纺锤形，两端略尖，单胞，萌发前少数生 1 横隔，大小为（7.5～22.5）μm×（5～7.5）μm。

(二) 分布与危害

梨黑星病菌分布于加拿大、美国、澳大利亚、新西兰、南非、乌拉圭、丹麦、俄罗斯、英国、日本、中国等 50 多个国家和地区。其中，在中国分布于河北、河南、四川、云南和台湾等地。

梨黑星病菌寄主有苹果、梨属植物（杜梨、白梨、西洋梨等）。

该病为害叶片、果实、芽、花、新梢、叶柄和果梗等，主要为害果实和叶片。病部产生黑色霉层为该病的主要特征。芽是发病最早的部位，暴芽后在芽鳞重合处绿色部分产生黑色有光泽的病斑，后期覆盖黑霉。叶片发病时，初在叶背沿主脉和侧脉之间形成圆形、椭圆形或不定形的淡黄色病斑，不久病斑沿主脉边缘长出黑色的霉，严重时叶背布满黑色霉层。果实发病初期，以皮孔为中心形成近圆形水渍状淡黄色小斑，后变成褐色病斑并逐渐扩大，其上长出黑色霉层，病斑凹陷、木栓化、龟裂。幼果受害畸形。该病严重发生时，受害叶片达50%，果实发病病果率轻则30%，重则达80%以上，发病果实丧失商品价值。

（三）果实症状

初期果面出现圆形或不规则形淡黄色斑点，条件适合时病斑上长满黑霉；条件不合适时则呈现绿色斑。成熟果实受害，病斑淡黄绿色，稍凹陷，上生稀疏的霉层。

（四）传播途径

梨黑星病菌主要通过受感染的果实等调运作远距离传播，也可随气流和雨水等传播。

（五）检验检疫方法

果实上大都有黑星病的特征，容易鉴别。用放大镜检查，可见由菌丝组成的小块霉层。在显微镜下检查鉴定。

（六）检疫处理方法

口岸发现梨黑星病感染的梨，须按双边有关协议或中国法律法规的规定进行退运、销毁、除害处理或采取其他处理方法。

第五节　十字花科蔬菜病害

一、黑胫病

（一）病原

学名：有性型为 *Leptosphaeria maculans* (Desm.) Ces. et D. E. Not，无性型为 *Phoma lingam* (Tode) Desmaz.

分类地位：属子囊菌门，子囊菌纲，座囊菌亚纲（Dothideomycetidae），格孢腔菌目（Pleosporales），小球腔菌科（Leptosphaeriaceae），小球腔菌属（*Leptosphaeria*）。

分类特征：病菌产生两种菌丝体：菌丝较细的直径约 $2\mu m$，通常在早期生长季无症的植株上出现；菌丝较粗的直径 $7.5\mu m$，在生长季节后期发生。在病部叶片和茎上产生小黑点状的分子孢子器。据 Punithalingam, E. 及 Holliday, P. (1972) 的报道，病菌产生两种分子孢子器，类型1：分生孢子器初埋生，后突破表皮，聚生，形状多样，球形突起，很快变扁平，凹入，孔口窄，横径 $200\sim500\mu m$；器壁由多层厚壁细胞组成；类型 2：分生孢子器球形，黑色，直径 $200\sim700\mu m$，通常 $250\mu m$，器壁由数层细胞组成，最外一层较厚，具有乳突状突起，成熟时分生孢子从分生孢子器中涌出，在分生孢子器孔口形成外观为红色、粉红色或白色的凝胶状溢出物。分生孢子透明，单细胞，短圆桶形，多数直，有的弯曲，孢子两端各有 1 个油球，平均 $(2.5\sim5)$ $\mu m\times$ $(1\sim2)$ μm，多数 $(3.5\sim4.5)$ $\mu m\times$ $(1\sim2)$ μm。子囊果形成于叶片、茎和根组织上，或受病植物的木质残体上。子囊果黑色，先埋生后突出，通常圆锥形，直径 $300\sim500\mu m$；具伸出的孔口。子囊间有丝状具分隔的假侧丝，子囊圆柱形至棍棒状，无柄或具短柄，双囊壁，$(80\sim125)$ $\mu m\times$ $(15\sim22)$ μm，子囊孢子 8 个，双行排列，5 个分隔，圆柱形至近椭圆形，两端圆，黄褐色，有油球，$(35\sim70)$ $\mu m\times$ $(5\sim8)$ μm。

（二）分布与危害

十字花科蔬菜黑胫病在欧洲、亚洲、非洲、北美洲、南美洲及大洋洲均有分布，在中国局部有分布。十字花科蔬菜黑胫病早在 20 世纪中期就已成为世界性病害，但在我国只局部发生。长期以来，该病病原以无性型真菌为主，直到 1957 年在新西兰发现了其有性阶段。黑胫病在欧洲为害冬播十字花科蔬菜，造成严重损失，在澳大利亚对春季作物为害严重。病菌为害寄主植物的幼苗、成株，茎、叶及荚果均可受害，菌丝体在受害种子内休眠并进行域外传播，种子为病害远距离传播的重要途径。寄主植物包括印度芥、油菜、黑芥、甘蓝、花椰菜、芜菁等十字花科植物。

（三）病害症状

十字花科蔬菜黑胫病为害主要表现为叶斑、茎坏死、茎溃疡和黑茎。侵染初期，叶片产生细小的淡褐色病斑，病斑周围有黄色晕环；病斑逐渐扩大，叶片变老时，病斑呈圆形至不规则形坏死，污白色或淡黄色；病斑上可见黑色的分生孢子器，后期病斑中央破裂或完全脱落。

（四）传播途径

十字花科蔬菜黑胫病主要通过寄主的植物及其种子等调运作远距离传播，也可随气流和雨水等传播。病残体是十字花科黑胫病的主要越冬场所，大多数的侵染源来自于上年度种植的病株残体。受害植物收获 $1\sim10$ 个月后，子囊果在病株残体上形成，并长期存活于病残体上，子囊孢子是最重要的初侵染源。此外，菌丝体可在受害种子内休眠，并随种子调运进行远距离传播。

（五）检验检疫方法

采用吸水纸法。待检种子培养 6d 后，在体视显微镜下检查，可以见到在种子表面的吸水纸上有疏散的银白色菌丝体和分子孢子器，培养 11d 后第二次检查，在接近感病种子表面的吸水纸上，可见到成熟的分子孢子器，分生孢子器孔口出现紫色溢出物，根据病菌形态学特征进行鉴定。

(六) 检疫处理技术

(1) 禁止从十字花科蔬菜黑胫病菌疫区输入十字花科蔬菜种子。

(2) 输入贸易性种子的合同应明确规定禁止带有十字花科蔬菜黑胫病菌,进口时需带有输出方的植物检疫证书。

(3) 引进十字花科蔬菜种子,应严格控制数量,并在指定地点进行试种,试种期间由检疫部门进行监测,发现该病即采取措施扑灭,防止疫病扩散。

(4) 加强口岸检疫,对检出带有十字花科蔬菜黑胫病菌的种子,需按双边有关协议或中国法律法规的规定进行退运、销毁或除害处理。

(5) 种子种植期间,应进行十字花科蔬菜黑胫病疫情监测,如发现十字花科蔬菜黑胫病,需进行紧急处理,划分并封锁疫区,采取各种有效防治措施扑灭病害。

二、黑斑病

(一) 病原

学名:*Alternaria brassicicola* (Schwein.) Wiltshire

分类地位:属无性型真菌 (Anamorphic Fungi) 丝孢群 (Hyphomycetes) 丝孢目 (Hyphomycetales) 暗色菌科 (Dematiaceae)。

分类特征:分生孢子梗单生或簇生,直或弯曲,有分隔,淡青褐色至褐色,(31.0~80.0) μm× (4.5~7.10) μm。分生孢子长链状排列,单个分生孢子柱状,具 3~10 个横隔膜,0~8 个纵、斜隔膜(通常纵、斜隔膜无或少),分隔处缢缩明显,淡青褐色至褐色,表面光滑,大小为 (25.0~93.0) μm× (13.5~20.5) μm,喙通常不发达,多为单细胞假喙。

在 PCA 培养基上的菌落黑褐色,分子孢子梗从菌丝产生,直立,不分枝或少分枝,孢子梗上部因产孢而形成屈膝状弯曲,淡褐色,分子孢子梗大小为 (20.0~75.0) μm× (5.0~6.0) μm。分生孢子链生,培养 5d 后的分子孢子链常超过 10 个孢子,孢子链有时分枝,在单生分子孢子梗上形成树状分生孢子链。处于孢子链中下部的孢子,特别是初生孢子一般个体较大,孢子链中上部的孢子一般较小。较大的孢子卵形或倒棍棒状,大小为 (40.0~63.0) μm× (11.5~15.5) μm;较小的次生分生孢子广卵形、近椭圆形或倒棒状,大小为 (14.0~43.0) μm× (7.5~16.0) μm。成熟分生孢子具 3~7 个横隔膜和 0~3个纵、斜隔膜,分隔处明显缢缩。无论初生或次生分生孢子,一般无喙,顶细胞直接分化为产孢细胞,偶尔也从侧面产生短的次生分生孢子梗。

(二) 分布与为害

黑斑病是为害十字花科蔬菜的世界性病害,在欧洲、亚洲、非洲、美洲和大洋洲均有分布,在我国部分省份有发生。主要为害十字花科植物,如印度芥菜、油菜、甘蓝、花椰菜、萝卜等;也有报道在山葵、鹰嘴豆、甜瓜、黄瓜、桂竹香、啤酒花、扁豆、亚麻、白芥、蚕豆等非十字花科植物上为害。

（三）病害症状

黑斑病主要为害寄主叶片，也能为害叶柄、花梗和荚果。子叶发病初期，初生褐色小点，后发展成为褪绿斑点，病斑近圆形，暗褐色，扩大后直径可达 5～10mm，斑上有同心轮纹，上生黑色霉状物，病斑叶片变薄，周围有或无黄色晕圈，叶破裂或脱落。病害严重时，可使大部或整个叶片干枯。叶柄上的病斑长椭圆形至梭形，暗褐色，凹陷，大小不一。花梗受害时，病斑椭圆形，暗褐色。种荚上的病斑近圆形，中心灰色，边缘褐色，周围淡褐色，有或无轮纹。气候潮湿时发病部位容易产生黑褐色霉状物，即病菌的分子孢子梗和分子孢子。

（四）传播途径

黑斑病主要通过寄主的植物体、种子等调运作远距离传播，也可随气流、雨水、耕作、昆虫等传播。

（五）检验检疫方法

可用吸水纸法进行检测并按病理形态学特征进行鉴定。检测方法是，每个培养皿铺 3 张吸水纸，用灭菌蒸馏水浸透，后倒去多余的水。在无菌条件下，种子用 1‰次氯酸钠或其他消毒剂表面消毒处理 10min，在 18～20℃，近紫外光和黑暗交替 12h 条件下培养 6d，检查子叶有无黑褐色条斑，收取带有橄榄绿色至黑褐色的分子孢子，进行镜检鉴定。

（六）检疫处理技术

（1）禁止从十字花科蔬菜黑斑病疫区输入十字花科蔬菜种子。

（2）输入贸易性种子的合同应明确规定不得带有十字花科蔬菜黑斑病菌，进口时需出具输出方的植物检疫证书。

（3）引种时，需控制数量，并在指定隔离圃进行试种，试种期间进行十字花科蔬菜黑斑病的监测，防止疫情扩散。

（4）加强口岸检疫，对检出带有十字花科蔬菜黑斑病菌的种子，需按双边有关协议或中国法律法规的规定进行退运、销毁或除害处理。

（5）种子种植期间，应进行十字花科蔬菜黑斑病的疫情监测，如发现十字花科蔬菜黑斑病，需进行紧急处理，划分疫区并封锁疫区，采取各种有效防治措施扑灭病害。

（陈庆河，翁启勇，许文耀）

◆ 主要参考文献

陈丽锋，邓佰勋，闵晓芳，等 .2007. 柑橘黑色蒂腐病菌的分离鉴定及生物学特性［J］. 植物保护，33（6）：48 - 51.

何胜强，戚佩坤 .1997. 芒果疮痂病菌生物学特性研究［J］. 植物病理学报，27（1）：149 - 155.

林正忠，黎淑芬 .2001. 高雄地区莲雾果园 *Pestalotiopsis* 病害发生调查［J］. 植物病理学会刊，

10：123-128.

吴佳教，黄蓬英．2014．入境台湾水果口岸关注的有害生物［M］．北京：北京科学技术出版社．

吴品珊，严进，国立耘．2007．美澳型核果褐腐病菌的检疫鉴定方法［J］．植物检疫，21（4）：215-216．

徐凌飞，马锋旺，黄文江，等．2000．梨黑星病研究进展［J］．中国农学通报，16（4）：32-34．

张慧丽，张建成，顾建锋，等．2008．李褐腐病病原菌的分离和鉴定［J］．中国果树，2：68-70．

章正．2010．植物种传病害与检疫［M］．北京：中国农业出版社．

第九章
入境台湾果蔬病原细菌的检测鉴定

引起植物病害的病原生物中，细菌是重要的类群之一。细菌的基本形态有球状、杆状、螺旋状。植物病原细菌多为杆状，大小为 $1.5\mu m \times (13\sim14)$ μm，有些杆菌一端较粗，另一端较细，呈棒状。细菌的基本结构包括细胞壁、细胞膜、细胞质、核质和质粒。细胞壁外有荚膜或黏质层，它与细菌的存活有关。采用革兰氏染色方法将细菌分成革兰氏阳性细菌和革兰氏阴性细菌。细菌以分裂的方式进行繁殖，形成菌落。不同种类细菌的菌落形状、大小、光泽、颜色、硬度、透明程度和表面结构不同，是细菌分类和鉴定的重要依据。迄今已知由细菌引起的植物病害在 500 种以上，其中青枯病、软腐病、马铃薯环腐病以及水稻白叶枯病等都是世界性重要病害。

第一节　十字花科蔬菜细菌性黑斑病

（一）病原

学名：*Pseudomonas syringae* pv. *maculicola*（McCul.）Young et al.

英文名：bacterial cabbage leaf spot

分类地位：原核生物域细菌界（Bacteria），薄壁菌门（Gracilicutes），假单胞菌属（*Pseudomonas*）。

分类特征：十字花科细菌性黑斑病菌短杆状，大小为 $(1.3\sim3.0)$ $\mu m \times (0.7\sim0.9)$ μm。有 1~5 根极生鞭毛，革兰氏染色阴性。在肉汁陈琼脂平面上菌落平滑有光泽，白色至灰白色，边缘为圆形光滑，质地均匀，后具皱褶。在 KB 培养基上产生蓝绿色荧光。该菌生长适温为 25~27℃，最高 29~30℃，最低 0℃，致死温度为 48~49℃，适应为 pH 6.1~8.8，最适为 pH 7，对氨苄青霉素尤其敏感。

（二）分布与危害

十字花科蔬菜细菌性黑斑病是十字花科蔬菜的世界性病害，1911 年被国外首次报道。在国内，2002 年在湖北首次报道。主要在欧洲、亚洲、非洲、美洲和大洋洲及在我国部分省份有发生。可为害至少 25 科以上十字花科植物，如花椰菜、萝卜、芥菜、芜菁、菠菜和甘蓝等。

主要为害寄主叶、茎和荚。病菌感染叶片时先在叶片上形成 1 mm 大小的水渍状小斑点，最初为暗绿色，扩展后呈不规则淡褐色斑，边缘紫褐色，大小为 3~4mm。斑点多发生在气孔处，因受叶脉限制表现为角斑，病斑中间色深发亮具油光，数个病斑常融合成不规则坏死大斑，严重的叶脉变褐，叶片变黄脱落或扭曲变形，只剩叶梗和主叶脉，导致植株死亡。茎和荚染病，可产生深褐色不规则条状斑。

（三）症状

细菌性黑斑病的识别特征：①病斑初期呈水浸状/水渍状；②叶面病斑扩展受到叶脉限制呈多角形的角斑；③部分病斑表面有菌脓溢出；④病部的切片镜检可见明显的喷菌现象。

（四）传播途径

该病菌主要在种子上、土壤中及寄主病残体上越冬，在土壤中可存活 1 年以上，主要在莲座期至结球期侵染。病菌可通过灌溉水、雨水或昆虫带菌侵染。

（五）检验检疫方法

1. 直接观察法　用清水冲洗病叶以除去表面的尘土。取小块病健交界处的褐变组织，在低倍显微镜下观察，看有无喷菌现象或细菌溢出，如有，就是细菌性病害。然后对病菌进行分离纯化，鉴定其是否为 *Pseudomonas syringae* pv. *maculicola*。

2. 血清学检测　应用十字花科蔬菜细菌性黑斑病的抗血清来检测病菌，如样品出现抗血清阳性反应，就可快速鉴定样品是否是十字花科蔬菜细菌性黑斑病，该方法具有快速、简便的优点。

（六）检疫处理技术

首先要加强对甘蓝等十字花科蔬菜种子的进口检疫，杜绝带菌种子进境，防止在我国传播蔓延。选育和种植抗病品种也是控制该病的可行措施。另外，在播种前对种子进行消毒，即用 50℃ 温水浸种 20 min 后移入凉水中冷却，催芽播种；或用种子质量 0.4％ 的 50％ 琥胶肥酸铜或福美双可湿性粉剂拌种；亦可用硫酸链霉素或氯霉素 1 000 倍液浸种 2 h，晾干后播种。

第二节　瓜类细菌性果斑病

（一）病原

学名：*Acidovorax citrulli*（Schaad et al.，2008）

英文名：bacterial fruit blothch of cucurbits

分类地位：原核生物界（Procaryota），薄壁菌门（Gracilicutes），嗜酸菌属（*Acidovorax*）。

分类特征：菌体直杆状，两端钝圆，大小为（0.45～0.51）μm×（2.0～2.2）μm，不产生芽孢和荚膜，革兰氏染色阴性，单根极生鞭毛。菌体不能在 4℃下生长。

在 KB 培养基上 28℃下培养 24～28h 后，菌落圆形，光滑，隆起，不透明，乳白色，直径为 1～2mm；培养 24～72h 后，在 365nm 紫外光照射下，菌落不发亮，即不产生荧光色素。在 YDC 培养基上菌落为白色，耐盐性为 3％，于 41℃下也能生长。在 NYGA 平板上 48h 后出现肉眼可见的圆形菌落，初期为乳白色，透明，中间稍隆起，边缘整齐，1周后菌落中间颜色稍深，不透明，对光观察中间呈棕红色，菌落边缘弥散状，菌落直径

2～4mm。NYGA 斜面培养，菌苔线状，生长中等，基物不变色。马铃薯薯块斜面培养48h，菌苔线状，生长量中等，薯块不会变褐。NA 培养液静置培养 48h，生长良好，培养液浑浊。在 KB 培养基上菌体能在含 1‰～3‰NaCl 的 NA 培养液中生长，培养液浑浊，不能在含 4‰NaCl 的 NA 培养液中生长。菌体能在 pH 为 6.2、5.7、4.8 的 NA 培养液中生长，也能在含 0.1‰TTC 的 NA 培养液中生长。

（二）分布与危害

西瓜细菌性果斑病菌寄主广泛，包括西瓜、甜瓜（罗马甜瓜、网纹甜瓜、哈密瓜、香瓜）、黄瓜和南瓜等葫芦科作物，另外还可以侵染番茄、胡椒和茄子等作物。主要分布在美国、印度尼西亚、韩国、土耳其、澳大利亚、关岛、智利、日本、泰国及中国（台湾、福建、甘肃、内蒙古、新疆、吉林）等国家和地区。

（三）症状

该病开始在果实上部表面有几毫米大小灰绿色至暗绿色水渍斑点，后迅速扩展成大型不规则水渍状斑，变褐或龟裂，引起果实腐烂，分泌出琥珀色黏质物。该病多始于成瓜向阳面，瓜蔓不萎蔫。病瓜周围病叶上有褐色小斑，病斑通常在叶脉边缘，有时被 1 个黄色组织带包围，病斑周围呈水渍状，这一特征是该病区别于其他细菌性病害的重要特征。

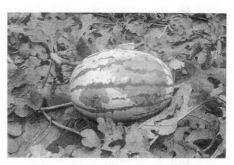

图 9-1　西瓜细菌性果斑病症状

（四）传播途径

主要通过带菌种子或果实作远距离传播。在田间则通过雨水、农事操作、昆虫等传播。

（五）检验检疫方法

1. 种植观察　将待检的瓜类种子种植于温室或实验室内的育苗钵（纸杯或塑料杯）中，每一育苗钵中种植 2 粒种子，每份种子样品种植 5 000 粒左右，最低不少于 3 000 粒种子，生长环境为 25～35℃，相对湿度大于等于 70％，种子出苗后 15d 内观察幼苗发病情况。如果种植期间有发病幼苗，且表现出西瓜细菌性果斑病苗期的典型症状，则采集可疑病株进行分离培养及常规检测，或直接用病叶提取核酸作 PCR 检测。

2. 分离培养

（1）种子中病原菌的分离培养。将待测的瓜类种子样品各 100g，分装于干净纸袋中，做好标记，供检测用。无菌操作条件下，将供试样品置于 0.1％升汞溶液中表面消毒 30～80s（也可用含有效氯 1％的次氯酸钠表面消毒 2～4min），无菌水清洗 3 次，然后将种子移至无菌的小型电动粉碎机中，破碎种子，将处理好的种子装入灭菌的广口瓶中，加入200mL 灭菌的 0.1 mol/L 磷酸钠缓冲液，混匀，25℃下过夜，次日用该溶液在事先制备好的 KB 平皿培养基上划线，每一样品做 3 个皿，28℃恒温培养 48h。西瓜细菌性果斑病菌在 KB 培养基上生长的菌落淡白色，光滑，不黏稠，无荧光。

（2）病叶中病原菌的分离培养。用灭菌剪刀剪取病叶上的病斑，用含有效氯 1％的次氯酸钠溶液表面消毒 50～60s，无菌水清洗 3 次，然后将其移至灭菌培养皿中，加 5～10 滴无菌水，用灭菌镊将病斑夹碎，使病组织液溶于无菌水中。用灭菌的移植环蘸取该液，在 KB 培养基上划线，每一处理做 3 个皿，28℃下恒温培养 48h。

（3）氧化酶反应测定。无菌操作条件下，在一个无菌培养皿中放一张灭菌滤纸，滤纸上加 5 滴现配的 1％二甲基对苯二胺盐酸盐溶液，挑取生长 24h 的菌苔涂在滤纸上，若测试菌株的菌苔在 20s 内变成红色或紫色则为阳性反应，西瓜细菌性果斑病菌标准菌株呈阳性反应；若菌苔颜色不变则为阴性反应。

（4）高温培养。将供试菌株的菌落在 KB 平皿培养基上划线，每一处理做 2 个皿，40℃恒温培养 48h，观察细菌生长情况。西瓜细菌性果斑病菌标准菌株在 40℃下可以生长，而该菌的几个近似种在 40℃下不能生长。

（5）半选择性培养基培养。将供试菌分别在 BFB-08、TWZ 和 EBB 等半选择性培养基所制备的平皿培养基上划线，每一处理做 3 个皿。28℃恒温培养 48h。西瓜细菌性果斑病菌标准菌株在 BFB-08 培养基上产生红褐色、凹陷、光滑的菌落，在 TWZ 培养基上产生深红色、光滑、球形凸起的菌落，在 EBB 培养基上产生淡蓝色、光滑菌落。

（6）PCR 方法

①病叶中总 DNA 的提取：将待检的新鲜病叶约 0.2g 用剪刀剪碎，置于一灭菌研钵中，加入适量液氮，迅速研磨，使叶片成粉状。然后将其转移至 1.5mL 离心管中，加入 1.2mL DNA 抽取液（含 2％β-巯基乙醇），充分混匀，65℃水浴中孵育 30min。室温 12 000r/min 离心 10min，取上清液 700μL 移至另一 1.5mL 离心管中，加入等体积的 CTAB 沉淀液，混匀，室温 12 000r/min 离心 10min，弃上清液。加入 600μL 氯化钠（1.2mol/L）溶解沉淀，室温静置 5min，加入等体积的三氯甲烷—异戊醇（24∶1），颠倒混匀。室温 12 000r/min 离心 10min，取上清液 600μL 移至另一 1.5mL 离心管中，加入 0.6 倍体积的异丙醇，混匀，室温下静置 30min。12 000 r/min 离心 10min，弃上清液。用 70％冷乙醇洗涤沉淀 2 次，无水乙醇洗涤沉淀 1 次，晾干。加入 50μL TE 缓冲液溶解 DNA 沉淀。−20℃长期保存。

②病原细菌 DNA 的提取：将供试菌株在试管中的 KB 斜面培养基上培养 48h（28℃）。在每一试管中加入 0.1mol/L 磷酸钠缓冲液 10mL 洗下菌苔。将细菌悬浮液移至一干净的 12mL 离心管中，12 000r/min 离心 15min，弃上清液。在沉淀中加入 TE 缓冲液 5mL、10％SDS 溶液 300μL，20mg/mL 蛋白酶 K30μL，混匀，37℃水浴孵育 1h。加入等体积的酚-三氯甲烷-异戊醇（25∶24∶1），混匀，10 000r/min 离心 5 min，将上清液移至一个新管中。加入 0.6 体积的异丙醇，轻轻混合至 DNA 沉淀，10 000r/min 离心 5min，弃上清液，用 70％乙醇洗涤沉淀，晾干，加入 50μL TE 缓冲液溶解 DNA 沉淀，−20℃长期保存。

③PCR 检测：PCR 特异引物：

上游引物：5′-GACCAGCCACACTGGGAC-3′

下游引物：5′-CTGCCGTACTCCAGCGAT-3′

PCR 反应体系：

检测试剂	加样体积（μL）
10×PCR 缓冲液	4
50 μmol/L 引物对	0.5
25 mmol/L dNTPs	2.5
25 mmol/L 氯化镁	1.5
5U/μL Taq DNA 聚合酶	0.5
DdH$_2$O	14
待测样品液或模板 DNA	1.5
总体积	25

PCR 反应程序：95℃/2min；94℃/20s，55℃/20s，72℃/35s，35 个循环；72℃/7 min，4℃保存。每次检测时同时设阴性对照、阳性对照及空白对照。

电泳：用 TAE 电泳缓冲液制备 1.5％的琼脂糖凝胶，按比例混匀电泳上样缓冲液和 PCR 扩增产物，将混有上样缓冲液的 PCR 扩增产物加入样品孔中，用 DNA Maker 做分子量标记，进行电泳分析，电泳结束后，在凝胶成像分析仪下观察是否扩增出 360bp 的特异性 DNA 电泳带。

（六）检疫处理方法

1. 与有关国家签订的植保植检双边或多边协定中，应明确规定禁止从任何渠道输入可能传播瓜类果斑病菌的植物源性材料。

2. 禁止输入产自瓜类果斑病疫区的贸易性瓜类及有关感病寄主种子，如因特殊需要，必须从疫区进口种子时，中国应派专业检疫人员在病害活动期进行输出国原产地调查，确认原产地未发生疫情，才可限量试进。

3. 引进国外葫芦科品种资源时，必须提前申报，入境时提交全部引种材料，经核准后应在核定的隔离检疫圃试种 1 年，未发现任何可疑症状后，才能交付有关单位试用，并在试用期间继续监测。

第三节　柑橘溃疡病

（一）病原

学名：*Xanthomonas campestris* pv. *citri*（Hasse）

分类地位：原核生物域细菌界（Bacteria），薄壁菌门（Gracilicutes），黄单胞菌属（*Xanthomonas*）。

分类特征：菌体短杆状，两端钝圆，大小为（1.5～2.0）μm×（0.5～0.7）μm，极生单鞭毛，有荚膜，无芽孢，革兰氏染色阴性，好气。在蔗糖蛋白胨培养基上培养菌落呈圆形，黄色，表面光滑，隆起，黏稠状。在牛肉汁蛋白胨培养基上，菌落圆形，蜜黄色，全缘，有光泽，表面稍隆起，黏稠状。病菌生长适温为 20～30℃，最低为 5～10℃，最高为 35～38℃，致死温度为 55～60℃/10min。

（二）分布与危害

主要寄主是芸香科植物，在经济上造成损失最大的是柑橘、甜橙、酸橙、来檬和柚，自然侵染仅发生在柑橘属植物上（包括杂交品种和栽培品种），也发生在枸橘、金橘、乌柑和菲律宾木橘上。

在国外分布于亚洲的阿富汗、孟加拉国、印度、印度尼西亚、日本（包括冲绳岛）、柬埔寨、朝鲜、韩国、老挝、马来西亚、马尔代夫、缅甸、尼泊尔、巴基斯坦、菲律宾、沙特阿拉伯、斯里兰卡、泰国、阿拉伯联合酋长国、越南、也门；非洲的科摩罗群岛、科特迪瓦、加蓬、马达加斯加、毛里求斯、留尼汪、塞舌尔、扎伊尔；北美洲的墨西哥、美国，南美洲的阿根廷、巴西等地。国内分布于台湾、福建、江西、四川、香港等地。

柑橘溃疡病是世界性病害，是一种严重为害柑橘的检疫性细菌病害，列入我国禁止进境的检疫性病害名录。该病通过带菌种子、苗木、砧木、接穗等繁殖材料，以及带菌果实、土壤、包装物、运输工具等远距离传播。柑橘溃疡病菌可侵染柑橘的叶片、枝梢和果实。叶片受害初期出现针头大黄色油渍状斑，扩大后呈圆形病斑，向叶正反两面隆起，木栓化、粗糙，中央开裂呈火山口状，病斑周围有黄色晕圈；枝梢和果实受害状与叶片相似，枝梢上病斑无黄色晕圈，常连成不规则状，青果上病斑有黄色晕圈，果实成熟后晕圈消失。植株受害后，树势衰弱，叶片、果实容易早落，以致减产和影响果品品质，给柑橘生产造成毁灭性灾害。2010年12月9日，厦门检验检疫局首次在进口台湾柠檬上截获检疫性病害柑橘溃疡病菌。该批货物共计20箱，360kg，为防止检疫性病害的传入，对该批货物进行了销毁处理。

（三）症状

1. 叶片症状　病斑初期针头大、黄色、油渍状，扩大后叶的正反面都隆起、破裂，呈海绵状，灰白色，后来病部木栓化，表面粗糙，呈灰褐色火山口状开裂。病斑多近圆形，周围有黄色晕圈和釉圈，老叶上病斑的黄色晕圈有时不明显。

2. 枝条症状　病斑近圆形，灰褐色，表面粗糙、突起、无黄色晕环，几个病斑常连成不规则的斑块。干燥情况下，溃疡病斑海绵状、木栓化、隆起、表面破裂；潮湿时溃疡迅速扩大，表面完整，边缘油状。

3. 果实症状　病斑与叶片上的相似，但火山口状开裂更显著，木栓化程度更高，坚硬粗糙，一般没有黄色晕圈，病部只限于果皮上，不发展到果肉。果实生育前期发生的病斑多隆起，中、后期发生的则较扁平。

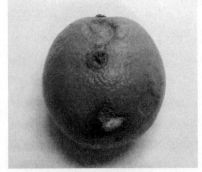

图9-2　橙子上的柑橘溃疡病症状

（四）传播途径

柑橘溃疡病菌主要通过带病苗木、接穗和果实调运远距离传播，在田间主要通过风、雨、昆虫传播。

（五）检测鉴定方法

柑橘溃疡病菌检测方法有分子检测技术和血清学检测技术。

1. 分子检测技术

（1）制样

①无症样品：取无症样品（叶片 10～20 片，枝条、果实剪成 5mm×10mm，50～100 块）放入自封式塑料袋中，加入 1 mL 制样液振荡混匀后，置于 25～28 ℃摇床上振荡培养 3h，吸取浸泡液 2 mL，经 8 000r/min 离心 5 min。弃去上清液，以试管底部约 200μL 残存液，振荡混匀后取 1～5μL 作为待测模板。

②典型症状或可疑症状样品：将病斑 1～2 个浸入 0.2mL 制样液中，用灭菌牙签捣碎后，室温浸泡 15 min，静置上清液直接作为待测模板，亦可按常规方法提取 DNA 后进行分子检测。

③纯培养菌株：用接种环挑取少量纯培养菌株的菌悬液（约 $1×10^6$ cfu/mL），在离心管中用 0.5mL 制样液稀释混匀后作为待测模板。

（2）PCR 检测

①PCR 特异性引物

上游引物：5′- ACGAGAAAGAACTTCGCCCC - 3′

下游引物：5′- TCTGACCACATCGCATAGGA - 3′

②检测体系

检测试剂	终浓度	每管加入量（μL）
10×PCR 缓冲液	1×	2.5
50 μmol/L 引物对	0.25μmol/L	0.125
25 mmol/L dNTPs	0.2 mmol/L	0.2
25 mmol/L 氯化镁	2 mmol/L	2
5U/μL Taq DNA 聚合酶	1 U/25μL	1
DdH$_2$O	—	17.175
待测样品液或模板 DNA	$1×10^5$～$1×10^6$ cfu/mL	2
总体积		25

③PCR 反应：依次将 PCR 缓冲液、引物对、dNTPs、氯化镁、Taq DNA 聚合酶、DdH$_2$O 和待测模板按照检测体系浓度要求加入 PCR 反应管，混合均匀后放入 PCR 扩增仪。PCR 反应程序为 95℃/4min；94℃/30s，58℃/30s，94℃/30s，58℃/30s，72℃/30s，35 个循环；72℃/7 min，4℃保存。每次检测时同时设阴性对照、阳性对照及空白对照。

④电泳：取出反应管，将 PCR 产物 8μL 与样品缓冲液 2μL 混合，加入琼脂糖凝胶的点样孔中，同时设 DNA Ladder 作为片段大小的标准。在 1 倍 TBE 电泳缓冲液中，3～4V 电压，电泳 30～40min。

⑤凝胶成像：样品 PCR 扩增产物在凝胶成像系统的紫外光下观察，凝胶上阳性对照出现一条 278bp 特异性条带，阴性对照或空白对照没有该特异性 DNA 条带，供试样品出现与阳性对照相同大小的特异性 DNA 条带，判定为阳性反应，供试样品未出现与阳性对

照相同大小的特异性条带，判定为阴性反应。

2. ELISA 法检验 已有商品化 ELISA 检测试剂（美国 AGDIA 公司，德国 DAMZ 公司），检测方法为 DAS - ELISA。

（六）检疫处理方法

可使用喷洒杀菌剂的方法进行处理。

第四节　杨桃细菌性斑点病

（一）病原

学名：*Pseudomonas syringae* pv. *averrhoi*

分类地位：原核生物域细菌界（Bacteria），薄壁菌门（Gracilicutes），假单胞菌属（*Pseudomonas*）。

分类特征：菌体短杆状，个别菌体稍弯，两端钝圆，大小为（0.3～0.5）μm×（1.3～1.9）μm，多数单个，少数双链。不产生芽胞和荚膜，革兰氏染色反应阴性，菌体有鞭毛，1～3 根极生。菌株在 PDA 上生长时，菌落为乳白色、圆形略凸，周围平滑；在 KB 培养基上培养 48 h，菌落乳白色，圆形，细小，表面光滑，边缘完整，稍凸起，菌落大小为 0.8～1.2mm（直径）。在 365 nm 紫外线照射下菌落发亮，即产生荧光色素。在 NA 斜面培养基上培养 72h 菌苔丝状，表面光滑，边缘微皱，培养基不变色。液体培养和耐盐度测定表明，菌体能在含 0.5％NaCl 和 1％NaCl 的 NA 培养液中生长，培养液混浊，不透光，液面环状生长，但不能在含 3％ NaCl 的 NA 培养液中生长。菌体能在 12～32℃ 条件下生长，26～30℃ 生长最好，32℃生长较慢，34℃ 以上不生长。生理生化测定：LOPAT 测定结果杨桃各菌株能在含 5 蔗糖培养基上形成黏稠菌苔即为果聚糖反应阳性；氧化酶反应阴性；马铃薯片不腐烂；精氨酸双水解酶阴性；杨桃各菌株能使葡萄糖氧化产酸；能利用果糖、甘露醇、棉籽糖、半乳糖、蔗糖、甘油、肌醇和木糖产酸，不产气；不能利用乳糖、麦芽糖、海藻糖、山梨醇和赤藓醇；能利用琥珀酸盐和乙酸盐作为唯一碳源，并使其呈碱性反应，不能利用乳酸盐、酒石酸盐、草酸盐和邻氨基苯甲酸盐作为唯一碳源；菌株产氨，不产吲哚和硫化氢，甲基红反应阴性，乙酰甲基甲醇反应阴性，硝酸盐还原阴性，石蕊牛乳产碱弱胨化，不液化明胶，不水解淀粉、脂肪和七叶灵。

（二）分布与危害

杨桃细菌性斑点病是杨桃生产上最重要的病害之一，可为害杨桃叶片、枝条及果实，导致杨桃严重落叶，果实畸形萎缩，从而导致杨桃减产。在我国最早于 1995 年首次从杨桃上发现和鉴定该病害。

在中国大陆和台湾均有分布。

（三）症状

杨桃细菌性斑点病叶片上的病斑初期为红色针状小点，之后逐渐扩大为直径 2～3mm 的圆形病斑，病斑外围为红色，后期中央逐渐转为暗红色，病斑周围会产生黄色晕环，严重者造成整个叶片黄化并提早落叶。枝条感病后，初期为红褐色凸起斑点，后期病斑逐渐扩大成椭圆形或条状不规则病斑。4 月下旬新叶大量出现老叶逐渐脱落时，有个别新病斑出现，5 月中旬病斑数量急剧增加。至 6 月中旬以后，随着温度升高，新长的叶片不再感病，病情指数迅速下降，之后保持较低的水平。

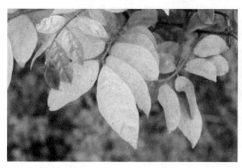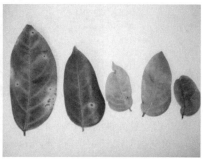

图 9-3　杨桃细菌性斑点病症状

（四）传播途径

主要通过带菌种子或果实作远距离传播。在田间则通过雨水、农事操作、昆虫等传播。

（五）检测鉴定方法

利用林静等（2011）设计的杨桃细菌性斑点病菌的特异性引物 PSaveF 和 PSaveR，（PSaveF：5′CTTATCGACGACTCAGCTGCG3′；PSaveR：5′TCATGCGTTGATCGT-CAGGATC-3′），可以从杨桃细菌性斑点病菌中扩增出 373bp 的特异性片段，而其余参试的细菌 PCR 反应结果均为阴性（图 9-4），该检测技术的灵敏度可达 10pg（图 9-5）。该方法可以应用于杨桃细菌性斑点病菌的快速、可靠检测。

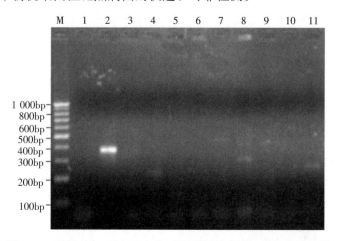

图 9-4　引物 PSaveF/ PSaveR 对不同测试病原细菌的扩增结果

泳道 M 为 100bp ladder 分子量 marker，泳道 1 为阴性对照（H₂O）；泳道 2 为阳性对照（杨桃细菌性斑点病菌 DNA）；泳道 3 为丁香假单胞菌丁香致病变种；泳道 4 为水稻细菌性叶鞘褐腐病菌；泳道 5 为十字花科黑腐病菌；泳道 6 为番茄细菌性髓部坏死病菌；泳道 7 为黄单胞菌；泳道 8 为马铃薯青枯病菌，泳道 9 为柑橘溃疡病菌，泳道 10 为番茄青枯病菌，泳道 11 为番茄青枯菌

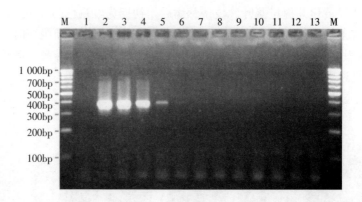

图 9-5   特异性引物 PSaveF / PSaveR 对杨桃细菌性斑点病菌的灵敏度检测结果

泳道 M 为 100bp ladder 分子量 marker，泳道 1 为阴性对照（H_2O），泳道 2～13 分别为：
100ng、10ng、1ng、100pg、10pg、1pg、100fg、10fg、1fg、100ag、10ag、1ag

（六）检疫处理技术

（1）杨桃细菌性斑点病主要由杨桃接穗、种苗传播，为防止细菌性斑点病的入侵或蔓延，应避免由发病地区采取接穗或购买发病地区生产的种苗。

（2）生理落叶期、修剪后新梢长出时、春雨、梅雨及台风雨季来临前进行细菌性斑点病的预防性施药。发病初期每周施药 1 次，连续喷 3～4 次。常用药剂有 72% 农用链霉素可溶性粉剂 3 000 倍液，或 30% 氧氯化铜悬浮剂 600 倍液、77% 氢氧化铜可湿性粉剂 400～500 倍液、70% 噻菌铜悬浮剂 500 倍液。

（3）彻底做好田间卫生工作，随时清除并烧毁田间罹病叶片、枝条及果实，或加以处理使其发酵分解，以减少感染源等。

（4）采用自动喷灌的园区，应尽量降低喷灌高度，以避免杨桃细菌性斑点病菌由水滴向四方飞溅传播，而使病害在田间快速蔓延。

（邱思鑫，占志雄，陈启建）

◆ 主要参考文献

中华人民共和国国家质量监督检验检疫局 . 2005. SN/T 1465 - 2004   西瓜细菌性果斑病菌检疫鉴定方法
　　［S］. 北京：中国标准出版社 .
王华杰，史晓晶，赵廷昌，等 . 2009. 十字花科蔬菜细菌性黑斑病研究概述［J］. 菌物研究，7（3 - 4）：
　　218 - 220.
章正 . 2011. 植物种传病害与检疫［M］. 北京：中国农业出版社 .
林静，陈庆河，李本金，等 . 2011. 杨桃细菌性斑点病菌的 ITS 序列分析及 PCR 检测［J］. 农业生物技
　　术学报，19（4）：777 - 784.
徐世典，黄德昌 . 1998. 瓜类细菌性果斑病——西瓜"黑面"瓜农"黑脸"［J］. 农业世界
　　（173）：36 - 39.

Bull C T，Boer S H，Denny，T P. 2012. List of new names of plant pathogenic bacteria（2008—2010）
　　［J］. Journal of plant pathology，94（1）：21 - 27.

Schaad N W，et al. 1978. *Pseudomonas pseudoalcalilgenes* subsp. *citrulli* subsp. Nov. ［J］. Int. J. Syst.
　　Bacterial，39（4）：479 - 485.

第十章
入境台湾果蔬病毒的检测鉴定

植物病毒病是果树、蔬菜上的重要病害，常给农业生产带来巨大损失。在已知的 970 多种植物病毒中，260 种能通过植物种子传播，大部分能通过介体传播和苗木传播。随着两岸经贸往来和人员流动量的持续扩大，以及绿色通关、快速通关措施的实施，植物病毒的传入风险加大。植物病毒是一类超显微无细胞结构，具有专性活细胞寄生的、由蛋白质和一种核酸（DNA 或 RNA）组成的分子生物。植物病毒的基本形态可分为球状、杆状、线状、杆菌状、弹状、双联体和细丝状。

第一节　黄瓜绿斑驳花叶病毒

(一) 名称与分类

学名：*Cucumber green mottle mosaic virus*，CGMMV

分类地位：植物杆状病毒科（*Virgaviridae*），烟草花叶病毒属（*Tobamovirus*）。

分类特征：CGMMV 基因组全长 6.3kb，共 4 个开放阅读框。病毒粒体 300nm× 18nm，10min 致死温度 80～90℃，稀释限点 10^{-6}。体外保毒期 240d 以上（20℃），病毒生物学特性稳定。该病毒存在株系分化，通过不同株系在鉴别寄主曼陀罗和苋色藜上不同的症状表现对其进行划分，可分为 6 个株系：典型株系、黄瓜桃叶珊瑚花叶株系、西瓜株系、日本黄瓜株系、Yodo 株系和印度 C 株系。

(二) 分布与危害

黄瓜绿斑驳花叶病毒分布于英国、德国、希腊、罗马尼亚、匈牙利、沙特阿拉伯、保加利亚、捷克、巴西、爱尔兰、摩尔多瓦、瑞典、芬兰、朝鲜、波兰、日本、韩国、印度、俄罗斯、丹麦、荷兰、巴基斯坦、以色列和我国部分地区等，是世界上许多国家和地区葫芦科作物上的重要检疫性病毒。

黄瓜绿斑驳花叶病毒可侵染黄瓜、西瓜、甜瓜、丝瓜、苦瓜、南瓜等葫芦科植物，造成产量下降，果实质量降低，甚至绝收。1971 年，日本静冈县洋甜瓜因该病损失 1 亿日元；关东地区西瓜发病面积 1 250hm²，损失 9 亿日元。2005 年，我国辽宁盖州市大棚西瓜受害面积达 333hm²，绝收 13hm²。

(三) 症状

CGMMV 在不同的寄主植物上引起的症状存在差异。如在黄瓜上为害（图 10-1），主要表现在：新叶出现黄色小斑点，后出现花叶并带有浓绿色突起，叶片上引起色斑、水泡及变形，叶脉间褪色呈绿带状，植株矮化，结果延时，果实大部分黄化或变白并产生墨绿色水疱状的坏死斑，损失产量甚至导致不育而绝产。再如，为害西瓜主要表现为：早期受侵染的西瓜，植株生长缓慢，出现不规则的褪色或淡黄色花叶，绿色部位突出表面，叶面凹凸不平，叶缘上卷，其后出现浓绿凹凸斑，随叶片老化症状减轻；病蔓生长停滞并萎蔫，严重时整株变黄，不能正常生长而死亡。果梗部常出现褐色坏死条纹，果实表面有不明显的浓绿圆斑，有时长出不太明显的深绿色瘤疱。与健果相比，病果有弹性，拍击时，声音发闷。果肉周边接近果皮部呈黄色水渍状，内出现块状黄色纤维，果肉纤维化，种子周围的果肉变紫红色或暗红色水渍状，成熟时变为暗褐色并出现空洞，呈丝瓜瓤状，俗称"血果肉"，味苦不能食用，丧失经济价值。

病毒的潜伏期也因寄主植物及寄主感染病毒后气温的不同而不同，在早春季节，病毒的潜伏期长，感病植物出现症状的时间较长，通常需要约20d。而在夏季气温较高时，病毒的潜伏期明显缩短，被病毒侵染的植物短则数天就可出现明显的症状。

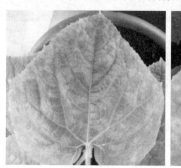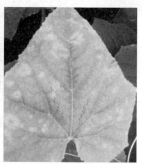

图 10 - 1　黄瓜绿斑驳花叶病毒（CGMMV）在黄瓜上的症状

（四）传播途径

CGMMV 主要传播方式是种子带毒传播和病汁液传播，长距离传播主要是通过带毒种子，病毒粒体可存在于种子外部表皮、种皮及花粉中，黄瓜种传率达8%，西瓜 0～3%，瓠子 1%～5%。土壤中的病残体和田间病健株叶片间的接触是病害传播蔓延的主要途径。此外，病毒还可通过菟丝子传播。

（五）检测鉴定方法

CGMMV 的检测方法主要有基于血清学的酶联免疫法、基于分子生物学的 RT - PCR 法和斑点杂交法。

1. 酶联免疫法　采用双抗夹心法（DAS - ELISA）可检测该病毒。试剂盒可使用德国 DSMZ 的 AS - 0190。

2. RT - PCR 检测法　根据 GenBank 中报道的 CGMMV 外壳蛋白（CP）的基因序列设计特异性引物，上游引物序列为：5′- CGGGATCCATGGCTTA CAATCCGATCA-CAC - 3′，下游引物序列为：5′- GTCGACCTAAGCTTTCGAGGT GGTAGCC - 3′。提取病叶组织的总 RNA，将浓度为 2.5 μg/mL 的总 RNA 从 $1\times10^{0}\sim1\times10^{10}$ 进行梯度稀释后，进行 RT - PCR 扩增。结果显示，RNA 稀释 $1\times10^{0}\sim1\times10^{6}$ 均可扩增出明显的目的条带，而 CK 和 1×10^{7} 以后的条带都不明显（图 10 - 2）。因此，RT - PCR 可以检测到的 RNA 稀释限点为 1×10^{6}，RT - PCR 的检测灵敏度为 2.5 pg/mL。

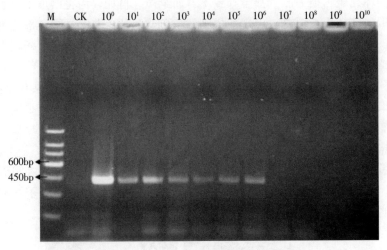

图 10 - 2　RT - PCR 检测 CGMMV

M：marker；CK：健康叶片；$10^0 \sim 10^{10}$：稀释度

3. 斑点杂交法　以病毒外壳蛋白基因设计的引物进行扩增，扩增产物测序后，以该基因产物为模板，根据地高辛标记试剂盒（DIG High Prime DNA Labeling and Detection Starter Kit Ⅰ）说明合成探针。分别提取病叶及健叶组织的总 RNA，将浓度为 5.0 μg/mL 的总 RNA 从 $1 \times 10^0 \sim 1 \times 10^{10}$ 进行梯度稀释，取 1μL 总 RNA 进行斑点杂交检测试验。从图 10 - 3 可以看出，由 $1 \times 10^0 \sim 1 \times 10^6$ 的稀释液是阳性反应，而 CK 和 10^7 后的稀释液为阴性反应。因此，地高辛斑点杂交可以检测到的 RNA 稀释限点为 1×10^6，说明斑点杂交法的检测灵敏度可达 5.0 pg/mL。

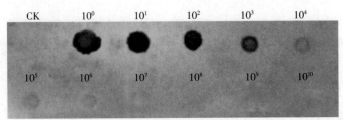

图 10 - 3　地高辛斑点杂交检测 CGMMV

CK：健康叶片；$10^0 \sim 10^{10}$：稀释度

（六）检疫处理方法

（1）在对外引种或地区间种子、苗木和繁殖材料调运过程中要加强检疫，避免将病毒传入新区。

（2）使用健康的繁殖材料，播种前进行种子消毒（在 70℃下干热处理 3d 或在 3％～10％亚磷酸三钠溶液中浸种 10min），定植前用抗血清检测剔除病株，确保无带毒苗进入田间，用于繁殖的无病毒母本植株应与其他果园的寄主植物保持一定距离。

（3）对土壤及农事操作工具进行消毒处理，连作的土壤用溴甲烷 $40 \sim 80$g/m² 熏蒸，嫁接所用的工具需全部消毒（蒸汽、溴甲烷熏蒸或福尔马林 100 倍液消毒），避免接触传染。

（4）禁止从病区引进可能受害的农作物和观赏植物的无性繁殖材料。

第二节　南芥菜花叶病毒

(一) 名称与分类

学名：*Arabis mosaic virus*，ArMV

分类地位：伴生豇豆病毒科（*Secoviridae*），线虫传多面体病毒属（*Nepovirus*）。

分类特征：ArMV 是单链 RNA 双分体基因组病毒。病毒粒体为球状正二十面体，等径，直径为 25～30nm，外观有 5 或 6 个角，蛋白质外壳有 42 个形态亚基组成（图 10-4）。ArMV 为单链 RNA 病毒，核酸大约占粒体重的 27%（M）和 41%（B），RNA 基本比例为 A＝24.9%，C＝25.6%，G＝21.6%，U＝27.9%。蔗糖密度梯度离心后，病毒制剂可分为 3 层，最上层（T）为蛋白外壳，没有侵染性，而下面两层（M 和 B）有侵染性，且显示出典型的核蛋白吸收光谱。A2650/A280 比率底部成分为 1.71±0.03，顶部成分为 1.56±0.06。

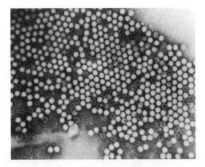

图 10-4　ArMV 粒体形态

沉降系数分别为 53S（T）、93S（M）、126S（B）。可分为葡萄株系（典型株系）、黄瓜株系、水仙株系、卷丹株系、啤酒花株系和白芷株系。

病汁液中病毒的致死温度为 55～61℃/10min，稀释限点为 $1×10^{-3}$～$1×10^{-5}$，体外存活期为室温下 7～14d。发病的适宜温度 25℃左右。

(二) 分布与危害

该病毒主要分布在欧洲。近年检疫部门曾在进境葡萄种苗、水仙球茎和郁金香球茎上检测出该病毒。2014 年 5 月，福建出入境检验检疫局技术中心从一批台湾邮寄进境的花卉种球（郁金香、洋水仙）中检测出 ArMV。

南芥菜花叶病毒寄主范围广，约有 170 多属的 200 多种植物。可自然侵染野生和栽培的单子叶、双子叶植物，人工机械接种能侵染 28 科的 93 种双子叶植物。感染几乎所有的草本植物，其寄主包括：黄瓜、莴苣、芹菜、胡萝卜、芦苇、香石竹、水仙、郁金香、茉莉、唐菖蒲、卷丹、月季、常春藤、矮牵牛、福禄考、瑞香、大麻、薄荷、啤酒花、甜菜、烟草、草木樨、樱桃、桃、葡萄、草莓、悬钩子、大黄、辣根、西洋接骨木、树番茄、白蜡、橄榄、玫瑰、红醋栗、马铃薯、菠菜、白菜、花椰菜、芜菁、芥菜、菜豆、豇豆、蚕豆、豌豆、大豆等。

(三) 症状

ArMV 主要表现为叶片斑驳、点斑、矮化以及畸形（包括耳突），不同寄主上的症状表现不同，而且随株系、栽培品种、季节以及年份不同而变化。葡萄上表现"软皮"和茎沟槽症状。悬钩子黄矮。草莓花叶和黄化皱缩。黄瓜上病叶表现黄色斑点，绿色部分呈不正常的黑色，花"软木化"并且不形成果实。莴苣表现为矮化、褪绿、坏死和心部退化。芹菜矮化坏死。啤酒花（蛇麻草）根部表现为不正常的黑色，且叶片变小。树番茄上早春表现为轻微褪绿环斑驳，以后随着季节的延续逐渐消失，果实症状为黄色褪绿斑驳。欧洲白蜡树的叶片表现为褪绿斑驳，叶形呈锯齿状或栎树叶状。烟草表现环斑，叶片缺刻破损，心叶卷曲（图 10-5）。ARMV 与李矮缩病毒或者李属坏死环斑病毒混合侵染樱桃，产生"樱桃锉叶病"。

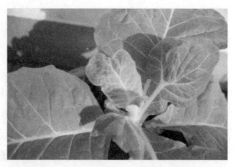

图 10-5　烟草感染 ArMV 的症状

（四）传播途径

　　南芥菜花叶病毒的传播途径很广，可由土壤中介体线虫传播，也可经带毒植物的病汁液传播，还可通过种子传播、嫁接传播、机械接种传播，对于非栽培植物，首先是种子传毒，其次是通过剑线虫（*Xiphinema*）进行短距离的传播。

　　1. 介体传播　模式株系由裂尾剑线虫（*X. diversicaudatum*）和麦考岁剑线虫（*X. coxi*）传播。剑线虫的幼虫和成虫都能传播 ArMV，但成虫不能自母代传往子代，且病毒随线虫脱皮而排除。线虫从受侵染植物根部获毒只需 1d（获毒饲育期 1d），接毒饲育期为 3d。线虫在休耕土壤中生长可保毒至少 31d。

　　2. 种子传播　至少有 12 科的 15 种植物能通过种子传播 ArMV，有些寄主中，10% 以上甚至 100% 传给后代。许多植物种传侵染后症状不明显。对于无性繁殖的农作物如啤酒花、芍药等，这种传播途径不重要。

　　3. 其他传播途径　植物无性繁殖材料是南芥菜花叶病毒最主要的传播途径。种植期间，ArMV 侵染可能是随机分布的，也可能是呈块分布，或者两者都有。随机分布是由于使用了部分受害植物材料所致。呈块分布是因为传毒线虫在土壤中不规则分布，或由于种用部分受害植物材料使获毒的线虫分布不均所致。

　　在田间，很少发现该病毒在植物间的接触传播，尽管在啤酒花上发现花粉传染现象，但没有证据说明带毒花粉能够侵染健康植株。

（五）检测鉴定方法

　　1. 指示植物法　指示植物昆诺藜（*Chenopodium ouinoa*）或苋色藜（*C. amaranticolor*）上首先出现局部褪绿，然后系统斑驳，顶枯；接种番茄后 4~6d，接种叶片出现褪绿点，直径 1~2mm，以后发展成中空的圆形坏死环斑，环纹细，然后融合成片，其后长出的叶片无症，但带毒；黄瓜表现局部褪绿斑，然后系统性黄斑或沿脉变色，植物停止生长；烟草、白肋烟表现褪绿或坏死斑，有些株系产生系统性黄环、黄斑、线形斑，病毒侵染后长出的新叶无病症；菜豆上表现微弱褪绿坏死斑，后系统性坏死、畸变；矮牵牛上表现局部褪绿斑或坏死环斑，接着系统明脉，褪绿环斑，后期叶片无症状，但带毒。并非所有毒株（如啤酒花株系 ArMV-H）都产生这些明显症状，或所有传染都能产生症状，基于这种原因，又由于 ArMV 通常是和草莓潜环斑病毒（SLRV）混合侵染，并具有相同的线虫介体且产生常相似的症状，因此利用血清学鉴定更为准确。

　　2. 血清学检测　酶联免疫吸附试验（ELISA）已广泛用于病毒检测，ArMV 的多克隆抗体及单克隆抗体均已制备出来。有一种单克隆抗体能够专一检测比利时的 ArMV-H

株系，另一种单克隆抗体用于检测从不同植物上分离到的 11 种 ArMV 株系。

3. 免疫电镜检测　ArMV 也可利用免疫电镜进行检测，甚至是对单个线虫检测，这种方法比普通电镜至少灵敏 1 000 倍以上。

4. 快速分子检测方法　根据 NCBI 基因库的南芥菜花叶病毒 CP 基因序列（GenBank：D10086），利用 Primer5.0 软件设计特异引物 ArMV - F/ArMV - R。将南芥菜花叶病毒 RNA 模板含量为 1 700ng/μL 的储存液以 10 倍梯度稀释 6 次后，各取 2μL 进行 RT - PCR 检测。结果表明，在稀释浓度为 1 700pg/μL 时仍可检测到 PCR 产物，说明本方法的检测灵敏度为 1.7 pg/mL（图 10 - 6），该技术可有效地从植物病组织中检测到 ArMV（图 10 - 7）。

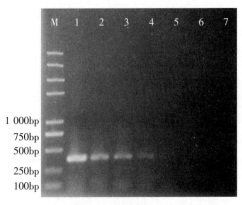

图 10 - 6　ArMV 灵敏度检测

M：Trans 2K™ PlusⅡDNA marker；1：1 700ng/μL；
2：170ng/μL；3：17ng/μL；4：1.7 ng /μL；
5：0.17 ng/μL；6：0.017 ng /μL；7：0.001 7 ng /μL

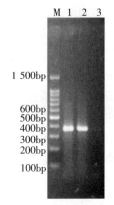

图 10 - 7　ArMV - CP 的 PCR
扩增产物

M：100bp maker；

1、2：病叶；3：健叶

5. 其他方法　侵染啤酒花的英国 ArMV - H 的分子结构中含有额外的卫星核酸，可应用聚丙烯酰胺凝胶电泳进行检测。另一种检测方法是利用 cDNA 克隆斑点杂交试验。

（六）检疫处理方法

（1）繁殖植物或植物材料只能来自有严格检疫证书管理制度的果园，幼株不带土壤，不带线虫介体。

（2）进境后在检疫圃内试种，并做好后续监管工作。

（3）对植物材料进行脱毒处理，必要时，采取土壤熏蒸处理或土地至少休耕 1 年的措施，以控制病害传播。种植抗性品种可作为防控该病毒的措施之一。

第三节　番茄斑萎病毒

（一）名称与分类

学名：*Tomato spotted wilt virus*，TSWV

分类地位：布尼亚病毒科（*Bunvaviridae*），番茄斑萎病毒属（*Tospovirus*）。

分类特征：番茄斑萎病毒粒体扁球状，直径 80～96 nm，为 RNA 病毒，具包膜，存在于内质网和核膜腔里，膜内物质由被称为 G1 和 G2 的两种多糖蛋白组成，易变形，有的具尾状挤出物，质粒含 20%类脂、7%碳水化合物、5%RNA。碱基摩尔比为：G38、A35、C9、U19，碱基组分异常。除组氨酸和赖氨酸的含量偏高外，其他氨基酸的比例类同其他病毒。致死温度 40~46℃，10min；稀释限点 100~1 000 倍，体外存活期3~4 h。病毒的标准沉降常数 S（20W）为 530S、583S。病毒包裹三分子线形 ssRNA，为三分体基因组，基因组总长约为 16 600 nt，其中 ssRNA－L 长 8 897 nt，ssRNA－M 长 4 821 nt，ssRNA－S 长 2 316 nt，核酸约占病毒粒体重量的 1%～2%，其中 ssRNA－L 为负义，ssRNA－M 和 ssRNA－S 为双义，各个基因组片段具共有末端序列，在 3′端是 UCUCGUUA……，在 5′端是 AGAGCAAU……，区域互补而形成锅柄状结构。

含有 4 种结构蛋白，L 片段编码一个 331ku 的多聚酶；M 片段的互补链 RNA 编码两个糖蛋白 G1 和 G2，病毒链 RNA 编码 33.6ku 非结构蛋白 NSm，NSm 蛋白在病毒系统侵染中起到胞间运动作用；糖蛋白 G1 的分子质量为 78ku，G2 的分子质量为 58ku，S 片段的互补链 RNA 编码 28.8ku 的外壳蛋白，病毒链 RNA 编码 52.4ku 非结构蛋白 NSs。NSs 在寄主细胞中可形成拟结晶状或纤维状内含体，其功能未知。

病毒存在于寄主植物的根、茎、叶和花瓣中，在一些金莲花（*Tropaeolum majus*）植物中，仅发现在花药室内壁，而不在绒毡层或花粉细胞中。近圆形的病毒粒体分布于感病植物的细胞质中，常成簇分布在广泛延伸的内质网池内，有的也出现在膨胀的核膜空隙中，其他细胞器内未见病毒粒体。在感染早期的细胞质中可见无定形电子致密病毒基质，是核衣壳物质，有时较大的病毒基质出现在细胞核附近，具包膜的病毒粒体也出现在病毒基质中。在细胞质内还观察到许多特殊的病理性管状膜结构，有的还看到成束的长线状物分散在细胞质中。

（二）分布与危害

番茄斑萎病毒被列为世界危害最大的十种植物病毒之一（Krik，2003），分布广泛，危害严重，寄主范围广，可侵染 100 多个科 1 000 多种植物（Pappu et al.，2009；Scholthof et al.，2011；Dong et al.，2013），尤其是茄科、菊科和豆科的部分植物（Lucas，1975）。可系统侵染番茄、辣椒、烟草、心叶烟、百日草、莴苣等。

TSWV 在欧洲、北美洲、南美洲、亚洲和大洋洲等多个国家和地区广泛分布，热带、亚热带、温带地区均有发生。属于欧洲及地中海植物保护组织（EPPO）A2 类检疫性有害生物，同时也是中国进境植物检疫性有害生物。

1941 年前后，TSWV 成为影响欧洲烟草种植者经济收入的一种重要病毒（Ivancheva-Gabroska，1979；Mickovski，1981）；在巴西东南部也广泛流行；1956 年和 1969 年，在保加利亚因 TSWV 的严重发生而造成估计超过 2 000 万美元的损失（Ivancheva-Gabroska，1979）；1969 年，希腊（Katis et al.，1992）和南斯拉夫（Mickovski，1981）也报道了 TSWV 的流行。TSWV 可侵染所有类型的烟草，病株叶片往往质量很差难以使用。1975 年和 1986 年，分别在美国路易斯安那州和佐治亚州的 Perique 烟草上确认了 TSWV 的发生。20 世纪 60~80 年代，TSWV 曾在欧美及非洲的烟草和番茄上大流行，每年的发病率为 20%～50%，每年造成高达数十亿美元的损失。20 世纪 80～90 年代某些年份 TSWV 在美国夏威夷、巴西、意大利和南非的流行曾导致番茄、莴苣等作物近乎绝产。

（三）症状

番茄斑萎病毒在不同寄主植物上，有不同的危害症状。番茄苗期染病，幼叶变为铜色上卷，后形成许多小黑斑，叶背面沿脉呈紫色，有的生长点坏死，茎端形成褐色坏死条斑，病株仅半边生长或完全矮化或落叶呈萎蔫状，发病早的不结果。坐果后染病，果实上出现褪绿环斑，绿果略凸起，轮纹不明显，青果上产生褐色坏死斑，呈瘤状突起，果实易脱落。成熟果实染病轮纹明显，红黄或红白相间，褪绿斑在全色期明显，严重的全果僵缩，脐部症状与脐腐病相似，但该病果实表皮变褐坏死区别于脐腐病。辣椒染病叶片表现褪绿线纹或花叶，并常伴有坏死斑。果实上产生坏死条纹或斑点，成熟果实黄化（图 10-8）。

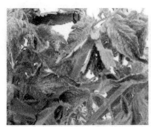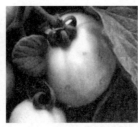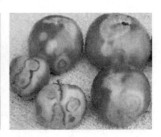

图 10-8　番茄斑萎病毒侵染番茄症状

（四）传播途径

番茄斑萎病毒可通过汁液传播、带毒种子传播和蓟马等媒介昆虫传播。其中，千里光属植物和番茄种子带毒率可达 96%，但仅发现 1% 是感染性的，病毒带在外种皮上而不在胚内。烟蓟马（*Thrips tabaci*）、豆蓟马（*T. setosus*）、蓟马（*Frankliniella schutzei*）、烟草褐蓟马（*F. fusca*）及苜蓿蓟马（*F. occidentatis*）等均可进行持久性传毒。

蓟马只能在幼虫期获得病毒，成虫不能获毒，但只有成虫才能传毒。烟蓟马最短获毒期为 15～30 min，豆蓟马需 30 min。获毒时间越长，传毒效率越高。蓟马一旦带毒，具终生传毒能力，但不能把病毒传给子代。

（五）检测鉴定方法

1. 酶联免疫法检测　采用三抗夹心法（TAS-ELISA）可检测该病毒。试剂盒可使用德国 DSMZ 的 AS-0105-0106/3。

2. RT-PCR 检测　根据 TSWV N 基因序列设计特异性引物，上游引物序列为：5′-ATGTYTAAGGTTAAGCTCACTAAG -3′，下游引物序列为：5′-TTAAGCAAGYYCTGYGAGTTTTGCC -3′。利用常规 RT-PCR 可扩增到一条约 700bp 的片段。

（六）检疫处理方法

1. 选用抗病品种　目前尚未育出抗 TSWV 的专用品种，但可试用抗 TMV 的品种。如佳粉 15、中杂 7 号、中杂 9 号、毛粉 802、西粉 3 号、秦菜 1 号、L40z、吉农早丰、中蔬 6 号、薯叶早番茄、晋番茄 3 号、烟粉 1 号、霞粉、粤星、皖红 1 号、浙杂 7 号、陇番 5 号、兰优早红、渝抗 4 号、红杂 16 等品种。

2. 及时清除田间中间寄主 发病地区要及时铲除苦苣菜、野大丽花及田间杂草。

3. 防控介体 番茄苗期和定植后要注意防治媒介昆虫——蓟马，由于蓟马获毒后需经一定时间才传毒，因此可以使用杀虫剂治虫进行防病，喷药时最好喷到茎基部，以杀灭生活在根际的蛹，防治效果更好。梅雨季前用药 1～2 次，以后随着蓟马种群数量增多，每隔 10 d 左右用药 1 次以消灭媒介昆虫。

4. 药剂防治 喷洒 VS 诱抗宁 2 号病毒疫苗或 0.5％抗毒剂 1 号（菇类蛋白多糖）水剂 300 倍液、20％菌毒克星可湿性粉剂 400～500 倍液、83 增抗剂 100 倍液。植物病毒钝化剂 912 用法是：每 667m² 用药粉 75g，加少量温水调成糊状，用 1kg 开水浸泡 12h，混匀，凉后再对水 15kg 喷洒。

第四节　番木瓜环斑病毒

（一）名称与分类

学名：*Papaya ringspot virus*，PRSV

分类地位：马铃薯 Y 病毒科（*Potyviridae*），马铃薯 Y 病毒属（*Potyvirus*）。

分类特征：PRSV 粒子为长 760～800 nm、宽约 12 nm 的线状病毒颗粒，无包膜。病毒基因组为一条单链正义 RNA 分子，全长约为 10.3 kb，5′端核苷酸连接一个约 24 ku 的蛋白质 VPg，3′端具有一个 PolyA 尾，5′端和 3′端各有一段非编码区（UTR），整个基因组由单一阅读框编码出一个大的多聚蛋白（Polyprotein），该阅读框经翻译加工后形成 P1、HC - Pro、P3、6K1、C1、6K2、Nia、Nib 和外壳蛋白 CP 等具有不同功能的蛋白质（Ward et al.，1991；Bateson et al.，1992）。依寄主范围的不同，PRSV 分为 PRSV - P 型和 PRSV - W 型两大株系。W 型和 P 型株系之间的血清学关系甚密，在血清学上无法区分，但两者侵染的寄主范围不同。PRSV - P 型可侵染番木瓜以及一些葫芦科植物，而 PRSV - W 型只能侵染葫芦科植物，不能侵染番木瓜。各地又依 PRSV - P 型株系的特点，将 PRSV - P 型分为不同的株系，如我国蔡建和等人根据 PRSV 在西葫芦上产生的症状不同，将 PRSV 分为 4 个株系，分别为引起叶面出现黄色斑点的 Ys 株系、使叶脉出现灰白色褪绿的 Vb 株系、引起叶片花叶的 Sm 株系和造成叶片卷曲的 Lc 株系（蔡建和和范怀忠，1994）。

（二）分布与危害

番木瓜环斑病毒是番木瓜和葫芦科植物上为害最为严重的一种病毒。该病毒广泛分布于全世界各番木瓜产区，包括澳大利亚、巴西、哥伦比亚、德国、厄瓜多尔、法国、加纳、夏威夷群岛、印度、意大利、肯尼亚、尼日利亚、泰国、坦桑尼亚、美国、委内瑞拉、也门、加勒比地区、印度、中国（Tennant et al.，2007），是制约热带和亚热带地区番木瓜生产的主要因素（Gonsalves，1998）。PRSV 对我国台湾、海南、广东、广西、云南和福建等地的番木瓜生产也造成严重威胁。

番木瓜环斑病毒的寄主范围为番木瓜科（Caricaceae）、葫芦科（Cucurbitaceae）、豆科（Fabaceae）和藜科（Chenopodiaceae）植物。在番木瓜科植物中，PRSV 除了可以为害栽培品种番木瓜以外，还可侵染 *C. goudotiana*、*C. horovitziana*、*C. microcarpa*、秘鲁番木瓜（*C. monoica*）、*C. parviflora* 和槲叶番木瓜（*C. qrcifolia*）；在葫芦科植物中，已确定可被 PRSV 系统性侵染的植物有：*Citrullus fistulosus*、西瓜（*C. lanatus*）、*Cucumis anguria*、*C. anguria*、*C. melo*、*C. metuliferus*、黄瓜（*C. sativus*）、西葫芦（*Cucurbita maxima*）、北瓜（*C. pepo*）、南瓜（*C. moschata*）、*Cyclanthera pedata*、双轮瓜（*Diplocyclos palmatus*）、葫芦（*Lagenaria siceraia*）、棱角丝瓜（*Lufa acutangula*）、*Melothria guadalupensis*、垂果瓜（*M. pendula*）、苦瓜（*Momordica charantia*）、蛇瓜（*Trichosanthes anguina*）、罗汉果（*Siraitia grosvenorii*）（黄江华等，2008；Liao et al.，2005）；PRSV 还可侵染豆科植物中的洋槐（*Robinia pseudoacacia*）（Alma et al.，2012）。

（三）症状

PRSV 引起寄主植物的症状因其株系及侵染的寄主不同而异。例如，Vb 株系可引起南瓜和西葫芦叶脉产生灰白色褪绿，Ys 株系可使南瓜和黄瓜叶片产生黄色斑点。被 PRSV 侵染的番木瓜发病初期通常在植株顶部叶片背面产生水渍状圆斑，有时嫩茎和叶柄上也可产生水渍状斑点，随后嫩叶上出现黄绿相间或深绿与浅绿相间的花叶病症状，嫩茎和叶柄的水渍状斑点不断扩展连接成水渍状条纹。旧病叶一般不变形，但新长出的叶片有时畸形。感病的番木瓜果实表皮上有时出现水渍状环斑或同心轮纹圈斑，几个环斑可联合成不规则的大病斑，后期水渍状病斑凹陷。低温时发病植株症状不明显，但老叶大多提早脱落，只留顶部黄色幼叶，幼叶变脆、透明、畸形、皱缩。植株发病后死亡率高达 90%，发病植株结果少，果实品质差，病株过冬困难。在 25～30℃下，PRSV 的 Ys、Vb 和 Sm 3 个株系的潜育期分别为 15～25d、10～20d 和 8～15d。凉爽的天气加重叶片扭曲的症状。

（四）传播途径

PRSV 在自然界的主要传播介体是蚜虫，包括棉蚜、桃蚜、玉米蚜、马铃薯蚜、花生蚜，其传播方式属于非持久性传播，只需几秒到几十秒钟就可成功地传毒（张德雍等，1995）。还可以由美洲斑潜蝇传播，但是传播效率低。此外，该病毒还可经带毒汁液摩擦传播。番木瓜植株一旦受到 PRSV 侵染，死亡率可高达 90%，使番木瓜生产受到毁灭性的打击。2000 年我国海南省种植的上千亩番木瓜因 PRSV 侵染几乎绝收（魏亚军等，2006）。2006 年 PRSV 被列为我国进境植物检疫潜在危险性病、虫、杂草名录中的三类检疫对象。

（五）检测鉴定方法

1. DAS - ELISA 检测

（1）样品的制备。取 0.5～1.0 g 样品于研钵中，按重量体积比为 1∶10 的比例加入碳酸盐包被缓冲液，充分研磨后，8 000 r/min 离心 5min，上清液即为待测样品溶液。

（2）对照的设置。分别设置阴性对照、阳性对照和空白对照，阴性对照所用的材料应尽量与待测样品类型（如种子或叶片）一致。

（3）抗体的包被。根据试剂盒使用说明，将 PRSV 抗体用包被缓冲液稀释至最适工作浓度，在酶联板的各测定孔中分别加入 100 μL 稀释后的抗体溶液，于室温下孵育 2～4 h 或 4℃冰箱中过夜。

（4）加样。弃去酶联板孔中的抗体溶液，每孔加入 300 μL 的 PBST 缓冲液洗涤 3～4次，每次 3 min，甩干后加入 100 μL 待测样品溶液，每个样品至少 3 个重复，同时加入阳性和阴性对照样品溶液，室温下孵育 2 h 或 4℃冰箱中过夜。

（5）加酶标抗体。按说明书要求用酶标抗体缓冲液将酶标抗体稀释到所需浓度，弃去酶联板孔中的溶液，每孔加入 300 μL 的 PBST 缓冲液洗涤 3～4 次，甩干后，每孔加入 100 μL 稀释的酶标抗体溶液，37℃水浴孵育 2 h。

（6）加底物。将相应的酶底物用底物缓冲液配制成 1mg/ mL，弃去酶联板孔中的溶液，每孔加入 300 μL 的 PBST 缓冲液洗涤 4～5 次，甩干后，每孔加入 100 μL 新配制的底物溶液，37℃水浴避光孵育至阳性对照孔出现明显颜色。

（7）吸光值的测定。用酶标仪读取 405 nm 处的吸光值。

（8）结果判定。通过酶标仪上 405 nm 的 OD 值进行判定。对照孔的 OD_{405} 值（空白对照、阴性对照及阳性对照孔）应该在质量控制范围内，即空白对照和阴性对照孔的 OD_{405} 值< 0.15，当阴性对照孔的 OD_{405} 值< 0.05 时，按 0.05 计算。阳性对照有明显的颜色反应，且孔的重复性基本一致。在满足了该要求后，结果判断如下：样品 OD_{405} 值/阴性对照 OD_{405} 值> 2，判为阳性；样品 OD_{405} 值/阴性对照 OD_{405} 值< 2，判为阴性；样品 OD_{405} 值/阴性对照 OD_{405} 值在阈值附近，判为可疑样品，需重新做一次，或用其他方法加以验证。

2. RT‐PCR 检测

（1）引物的设计。根据 NCBI 数据库中已知的 PRSV *CP* 基因序列，利用软件 Perimer 5.0 设计特异引物，SP‐F：$5'$‐CGGGATCCATGGTGGACGCTGGTTTGAAT‐$3'$；SP‐R：$5'$‐CGAGCTCGACATCTTCCACTGTGTGTCTC‐$3'$，预期目的扩增片段大小为 810 bp。

（2）对照的设置。以健康的植物组织为阴性对照，以感染 PRSV 的植物组织为阳性对照，以超纯水为空白对照。

（3）总 RNA 的提取。称取 PRSV 病叶 0.1 g 放于预先灭菌的研钵中，加入液氮充分研磨至粉末，迅速加入 1 mL TRIzol reagent，解冻后转移到 1.5 mL 的离心管中，室温静置 5 min 后，于 4 ℃ 13 400×g^* 离心 10 min，取上清，加入 200 mL 氯仿，盖好管盖，漩涡剧烈震荡 15 s，室温静置 3 min。4 ℃ 13 400×g 离心 15 min，样品分为 3 层。小心吸取最上层的水相（约 500 μL），加入等体积的异丙醇，混匀，室温放置 20 min。4 ℃ 13 400×g 离心 10 min，去上清，沉淀用 1 mL 75%乙醇洗涤 3 次，每次洗后，于 4 ℃ 2 300×g 离心 3 min，弃上清，第一次洗后将沉淀轻轻弹起，最后一次离心后用枪头吸干剩余的液体，室温放置晾干后加入 30～50 μL DEPC 水溶解 RNA。

（4）cDNA 的合成。取总 RNA 2.0 μL 于 70℃变性 10 min，瞬离后置于冰浴上，再

---

* g 为粒体在离心时所受的相对离心力，$g = 1.119 \times 10^{-5} \times n^2 \times r$。

依次加入下列试剂：25 mmol 的 $MgCl_2$ 2.0 μL，10×RT Buffer 1 μL，10 mmol dNTP 混合物 1 μL，重组的 Rnasin 核酸酶抑制剂 0.25 μL，AMV 反转录酶 1 μL，引物 SP-R 0.5 μL，用 Rnase-Free H_2O 补足至总体积为 10 μL。将反应体系于 42℃恒温水浴 15 min，之后于 95℃加热 5 min，然后置于冰上冷却，得到的 cDNA 于-20℃冰箱中保存。

（5）PCR 扩增。取 1.0 μL cDNA 作为模板，PCR 反应体系为：10×PCR 缓冲液 2.5 μL，LA Taq DNA 聚合酶 0.25 μL，2.5 mmol/L dNTP Mix 4.0 μL，SP-R 和 SP-F 引物各 1.0 μL，加双蒸水至总体积 25 μL。

反应条件为 94℃预变性 2 min，94℃变性 30 s，54℃退火 30 s，72℃延伸 1 min，循环 30 次，最后于 72℃延伸 10 min。

（6）琼脂糖凝胶电泳。RT-PCR 产物经 1.0% 琼脂糖凝胶电泳分析。每个样品取 5 μL 的 RT-PCR 产物与 1 μL 6×的上样缓冲液混合均匀后，加到置于 0.5×TBE 缓冲液中的琼脂糖凝胶孔中，然后在 120 V 下电泳，电泳结束后，将凝胶放入浓度为 0.5 μg / μL 的溴化乙锭（EB）溶液中染色，用清水清洗后，置于凝胶成像系统中观察，拍照，并保存照片。

（7）结果判定。在阴性对照没有产生条带、阳性对照产生约 810 bp 的预期大小条带情况下，如果待测样品出现与阳性对照大小一致的条带，则判定为阳性，否则判定为阴性。

3. 番木瓜环斑病毒的快速分子检测

RT-PCR 检测：对采自福建不同地区出现感染番木瓜环斑病毒典型症状的番木瓜叶片，以 PRSV/PRSV-R 为特异性引物，分别应用 RT-PCR 进行检测，结果采自福建不同地区出现番木瓜病毒病典型症状的样品中均可在 810bp 处扩增到了一条预期大小的条带，而健康叶片并未扩增出该片段（图 10-9）。说明该引物可作为特异性引物用于检测番木瓜环斑病毒，其检测灵敏度可达 0.70 pg/mL。

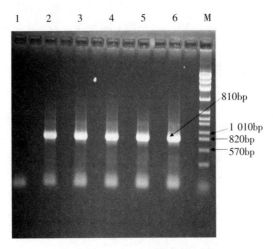

图 10-9　RT-PCR 检测 PRSV

M 为 DNA marker　1. 健康叶片　2. 采自福建福州地区的感病叶片　3. 采自福建泉州地区的感病叶片　4. 采自福建莆田地区的感病叶片　5. 采自福建厦门地区的感病叶片　6. 采自福建漳州地区的感病叶片

4. 快速检测试纸条　采用辛酸硫酸铵对制备的番木瓜环斑病毒抗血清中的免疫球蛋

白进行纯化，凝胶电泳结果显示获得的免疫球蛋白纯度较高。将纯化的免疫球蛋白用胶体金进行标记，按一定的工艺流程制作快速检测试纸条，并对制成的试纸条的可靠性和灵敏度进行检测。结果表明，试纸条可很好地对 PRSV 进行检测（图 10 - 10），制备的快速检测试纸条的可靠性和灵敏度与相应的 ELISA 相当，灵敏度约为 100 ng/mL。

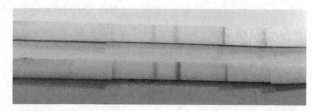

图 10 - 10　快速检测试纸条对感染 PRSV 的番木瓜叶片的检测结果

（六）检疫处理方法

1. 组培脱毒　用含有 100 mg/L 维生素 C＋1mg/L AgNO$_3$＋ 20 mg/L PVP 液体处理成龄番木瓜侧芽，再用 70％酒精浸泡 50 s、0.15％升汞消毒 5 min，经消毒的外植体接种于 MS ＋ 0.5 mg/L KT ＋ 0.2 mg/L NAA ＋ 1.0 mg/L GA ＋ 30.0 g/L 蔗糖 ＋ 7.0 g/L 琼脂（pH5.7），26～28℃，每日光照培养 12 h，光照强度为 1 500 lx，连续培养 20 d；外植体经初始培养后，继代接种于 MS ＋ 0.5 mg/L BA ＋ 0.1 mg/L NAA ＋ 1.0 mg/L GA$_3$＋ 30.0 g/L 蔗糖＋琼脂 7.0 g/L（pH5.7），26～28℃，每日光照培养 16 h，光照强度为 2 000 lx，连续培养 40 d，繁殖系数达 3～5 倍；继代芽接种于 MS ＋ 0.2 mg/L BA＋0.3 mg/L KT ＋ 0.1 mg/L NAA ＋ 1.0 mg/L GA$_3$＋ 40 mg/L ADS ＋ 30.0 g/L 蔗糖＋7.0 g/L 琼脂（pH5.7），26～28℃，每日光照培养 16 h，光照强度为 2 000 lx 连续培养 20 d 进行壮苗培养，经壮苗培养芽接种于 MS ＋ 0.1～0.2 mg/L KT ＋ 0.05～0.1 mg/L NAA ＋ 0.2～0.3 mg/L IBA ＋ 20～30 g/L 蔗糖＋6.5 g/L 琼脂（pH5.6），26～28℃，每日光照培养 12 h，光照强度为 1 500 lx，连续培养 15～20 d 进行催根培养，生根率达 85％以上。生根苗经 2～3 d 的自然光炼苗后，移栽于沙土∶椰糠∶菜园土质量比为 1∶1∶1 混合的基质中，移苗后 1 周内，每天喷施浓度为 200～400 mg/L 的 IBA，移栽成活率达 80％以上（周鹏等，2005）。

2. 种子消毒　虽然 PRSV 在番木瓜种子上的带毒率很低，但在洋槐种子上的带毒率可达 50％，因此，带毒种子是该病毒远距离传播的重要因素。种子消毒可采用干热处理和干热处理结合药剂消毒两种办法。

（1）干热处理。先将恒温箱的温度升到 40℃，把种子放入箱中处理 24 h，再将温度升到 60℃，处理 72 h。

（2）干热处理结合药剂消毒。将经过干热处理的种子用清水浸 4 h，然后再浸于 10％磷酸三钠溶液中 20～30 min 后捞出，用清水洗净。

3. 带毒介体蚜虫的杀灭　蚜虫是 PRSV 的主要传播介体，可采用 γ 射线辐照处理或溴甲烷熏蒸处理对蚜虫进行杀灭。

4. 毒源处理　病株及残渣集中烧毁或深埋。

5. 土壤消毒　病土可通过均匀撒施 0.2 kg/m^2 的消石灰后耕地进行土壤消毒，也可用溴甲烷在塑料薄膜覆盖下对土壤进行消毒。

　　6. 工具消毒　接触过毒源的工具用 10% 磷酸三钠溶液清洗消毒。

（张德咏，朱春晖，孙书娥，张宇，刘勇）

◆ 主要参考文献

蔡建和，范怀忠 . 1994. 华南番木瓜病毒病及环斑病毒株系的调查鉴定［J］. 华南农业大学学报，15
　　（4）：13 - 17.

洪健，李德葆，周雪平 . 2001. 植物病毒分类图谱［M］. 北京：科学出版社，80 - 82.

黄江华，黄嘉薇，张建军，彭仁 . 2008. 番木瓜环斑病毒研究进展［J］. 安徽农业科学，63
　　（8）：3257 - 3259.

魏亚军，刘德兵，周鹏番 . 2006. 番木瓜环斑病毒及其抗病策略［J］. 中国热带农业（4）：43 - 44.

张德雍，王振中，范怀忠，等 . 1995. 番木瓜环斑病流行时间动态分析［J］. 华南农业大学学报，16
　　（2）：69 - 73.

周鹏，黎小瑛，沈文涛，阮孟斌 . 2005. 番木瓜优质组培苗生产体系的建立［J］. 热带作物学报，26
　　（1）：43 - 46.

Alma G L，Maria V A，Ioannis E T. 2012. High incidence of seed transmission of *Papaya ringspot virus*
　　and *Watermelon mosaic virus*，two viruses newly identified in *Robinia pseudoacacia*［J］. European Jour-
　　nal of Plant Pathology，134：227 - 230.

Bateson M F，Dale J L. 1992. The nucleotide sequence of the coat protein gene and 3′ untranslated region of
　　Papaya ringspot virus type W（Aust）［J］，Archives of Virology，123（1 - 2）：101 - 109.

Gonsalves D. 1998. Control of Papaya ringspot virus in Papaya：a case study［J］. Annu. Rev. Phytopathol，
　　36：415 - 437.

Liao Y M，Gan X J，Chen，et al. 2005. First report of Papaya ringspot virus and Zucchini yellow mosaic
　　virus in Luohanguo（*Siraitia grosvenoni*）in China［J］. Plant Disease，89：5.

Tennant P F，Fermin G，Roye M. 2007. Viruses infecting papaya（*Carica papaya* L.）：etiology，patho-
　　genesis and molecular biology［J］. Plant Viruses，1：178 - 188.

Ward C W，Shukla D D. 1991. Taxonomy of potyviruses：current problems and some solutions［J］. Inter-
　　virology，32：269 - 296.

附录 A　进境水果检验检疫监督管理办法

（国家质量监督检验检疫总局 2005 年 1 月 5 日颁布）

第一条　为了防止进境水果传带检疫性有害生物和有毒有害物质，保护我国农业生产、生态安全和人体健康，根据《中华人民共和国进出境动植物检疫法》及其实施条例、《中华人民共和国进出口商品检验法》及其实施条例和《中华人民共和国食品卫生法》及其他有关法律法规的规定，制定本办法。

第二条　本办法适用于我国进境新鲜水果（以下简称水果）的检验检疫和监督管理。

第三条　国家质量监督检验检疫总局（以下简称国家质检总局）统一管理全国进境水果检验检疫监督管理工作。国家质检总局设在各地的出入境检验检疫机构（以下简称检验检疫机构）负责所辖地区进境水果检验检疫监督管理工作。

第四条　禁止携带、邮寄水果进境，法律法规另有规定的除外。

第五条　在签订进境水果贸易合同或协议前，应当按照有关规定向国家质检总局申请办理进境水果检疫审批手续，并取得《中华人民共和国进境动植物检疫许可证》（以下简称《检疫许可证》）。

第六条　《检疫许可证》（正本）、输出国或地区官方检验检疫部门出具的植物检疫证书（以下简称植物检疫证书）（正本），应当在报检时由货主或其代理人向检验检疫机构提供。

第七条　植物检疫证书应当符合以下要求：

（一）植物检疫证书的内容与格式应当符合国际植物检疫措施标准 ISPM 第 12 号《植物检疫证书准则》的要求；

（二）用集装箱运输进境的，植物检疫证书上应注明集装箱号码；

（三）已与我国签订协定（含协议、议定书、备忘录等，下同）的，还应符合相关协定中有关植物检疫证书的要求。

第八条　检验检疫机构根据以下规定对进境水果实施检验检疫：

（一）中国有关检验检疫的法律法规、标准及相关规定；

（二）中国政府与输出国或地区政府签订的双边协定；

（三）国家质检总局与输出国或地区检验检疫部门签订的议定书；

（四）《检疫许可证》列明的有关要求。

第九条　进境水果应当符合以下检验检疫要求：

（一）不得混装或夹带植物检疫证书上未列明的其他水果；

（二）包装箱上须用中文或英文注明水果名称、产地、包装厂名称或代码；

（三）不带有中国禁止进境的检疫性有害生物、土壤及枝、叶等植物残体；

（四）有毒有害物质检出量不得超过中国相关安全卫生标准的规定；

（五）输出国或地区与中国签订有协定或议定书的，还须符合协定或议定书的有关要求。

第十条　检验检疫机构依照相关工作程序和标准对进境水果实施现场检验检疫：

（一）核查货证是否相符；

（二）按第七条和第十的要求核对植物检疫证书和包装箱上的相关信息及官方检疫标志；

（三）检查水果是否带虫体、病征、枝叶、土壤和病虫为害状；现场检疫发现可疑疫情的，应送实验室检疫鉴定；

（四）根据有关规定和标准抽取样品送实验室检测。

第十一条　检验检疫机构应当按照相关工作程序和标准实施实验室检验检疫。对在现场或实验室检疫中发现的虫体、病菌、杂草等有害生物进行鉴定，对现场抽取的样品进行有毒有害物质检测，并出具检验检疫结果单。

第十二条　根据检验检疫结果，检验检疫机构对进境水果分别作以下处理：

（一）经检验检疫合格的，签发入境货物检验检疫证明，准予放行；

（二）发现检疫性有害生物或其他有检疫意义的有害生物，须实施除害处理，签发检验检疫处理通知书；经除害处理合格的，准予放行；

（三）不符合本办法第十条所列要求之一的、货证不符的或经检验检疫不合格又无有效除害处理方法的，签发检验检疫处理通知书，在检验检疫机构的监督下作退运或销毁处理。需对外索赔的，签发相关检验检疫证书。

第十三条　进境水果有下列情形之一的，国家质检总局将视情况暂停该种水果进口或暂停从相关水果产区、果园、包装厂进口：

（一）进境水果果园、加工厂地区或周边地区暴发严重植物疫情的；

（二）经检验检疫发现中方关注的进境检疫性有害生物的；

（三）经检验检疫发现有毒有害物质含量超过中国相关安全卫生标准规定的；

（四）不符合中国有关检验检疫法律法规、双边协定或相关国际标准的。前款规定的暂停进口的水果需恢复进口的，应当经国家质检总局依照有关规定进行确认。

第十四条　经香港、澳门特别行政区（以下简称港澳地区）中转进境的水果，应当以集装箱运输，按照原箱、原包装和原植物检疫证书（简称"三原"）进境。进境前，应当经国家质检总局认可的港澳地区检验机构对是否属允许进境的水果种类及"三原"进行确认。经确认合格的，经国家质检总局认可的港澳地区检验机构对集装箱加施封识，出具相应的确认证明文件，并注明所加封识号、原证书号、原封识号，同时将确认证明文件及时传送给入境口岸检验检疫机构。对于一批含多个集装箱的，可附有一份植物检疫证书，但应当同时由国家质检总局认可的港澳地区检验机构进行确认。

货主或其代理人报检时应当提交上述港澳地区检验机构出具的确认证明文件（正本），提交的证明文件与港澳检验机构传送的确认信息不符的，不予受理报检。

第十五条　国家质检总局根据工作需要，并商输出国家或地区政府检验检疫机构同意，可以派检验检疫人员到产地进行预检、监装或调查产地疫情和化学品使用情况。

第十六条　未完成检验检疫的进境水果，应当存放在检验检疫机构指定的场所，不得擅自移动、销售、使用。进境水果存放场所由所在地检验检疫机构依法实施监督管理，并应符合以下条件：

（一）有足够的独立存放空间；

（二）具备保质、保鲜的必要设施；

（三）符合检疫、防疫要求；

（四）具备除害处理条件。

第十七条 因科研、赠送、展览等特殊用途需要进口国家禁止进境水果的，货主或其代理人须事先向国家质检总局或国家质检总局授权的检验检疫机构申请办理特许检疫审批手续；进境时，应向入境口岸检验检疫机构报检，并接受检疫。

对于展览用水果，在展览期间，应当接受检验检疫机构的监督管理，未经检验检疫机构许可，不得擅自调离、销售、使用；展览结束后，应当在检验检疫机构的监督下作退回或销毁处理。

第十八条 违反本办法规定的，检验检疫机构依照《中华人民共和国进出境动植物检疫法》及其实施条例、《中华人民共和国进出口商品检验法》、《中华人民共和国食品卫生法》及相关法律法规的规定予以处罚。

第十九条 本办法由国家质检总局负责解释。

第二十条 本办法自 2005 年 7 月 5 日起施行。原国家出入境检验检疫局 1999 年 12 月 9 日发布的《进境水果检疫管理办法》同时废止。

（来源：中华人民共和国国家质量监督检验检疫总局令第 68 号．www. AQSIQ. gov. cn）

附录 B 进出境蔬菜检验检疫管理办法

［国家质量监督检验检疫总局 2002 年 8 月 12 日发布并生效（试行）］

第一章 总 则

第一条 为保护人体健康和植物安全，规范进出境蔬菜的检验检疫管理，根据《中华人民共和国进出口商品检验法》及其实施条例、《中华人民共和国进出境动植物检疫法》及其实施条例、《中华人民共和国食品卫生法》及其他法律法规的规定，制定本办法。

第二条 本办法适用于新鲜蔬菜或经保鲜、冷冻、脱水、盐渍和水煮等加工的各类进出境蔬菜（含食用菌类）检验检疫及监督管理。

第三条 国家质量监督检验检疫总局（以下简称国家质检总局）统一管理全国进出境蔬菜的检验检疫和监督管理工作。国家质检总局设在各地的出入境检验检疫机构（以下简称检验检疫机构）负责辖区内进出境蔬菜的检验检疫和监督管理工作。

第四条 国家质检总局对进出境蔬菜实行以下检验检疫和监管制度：

一、进境新鲜及可能携带有害生物的加工蔬菜的检疫审批制度。

经营进境蔬菜货主或其代理人应在签订贸易合同前按照《进出境动植物检疫审批管理办法》规定的程序办理检疫审批手续并领取《进境动植物检疫许可证》。

二、出境蔬菜原料种植基地的备案制度。

出境蔬菜原料必须来自经检验检疫机构备案的出境蔬菜种植基地（以下简称蔬菜基地）。

三、国家质检总局有关规章所规定的其他制度。

第二章 进境检验检疫

第五条 货主或者其代理人应当在蔬菜进境前向进境口岸检验检疫机构报检，并提供以下单证：

一、国家法律法规规定的入境凭证；

二、《检疫许可证》、输出国家或地区官方植物检疫证书、化学药品残留证书；

三、国家质检总局《报检规定》要求提供的有关单证。

第六条 检验检疫机构对进境蔬菜实施检验检疫的依据：

一、中国政府与输出国家或地区政府签订的双边检验检疫协议、议定书、备忘录等；

二、中国法律法规和强制性技术规范；

三、国家质检总局规定的检验检疫要求；

四、《检疫许可证》列明的检疫要求；

五、贸易合同、信用证中的检验检疫要求。

第七条 未经检验检疫的进境蔬菜，未经检验检疫机构许可不得卸离运输工具。

第八条 经检验检疫合格的进境蔬菜，检验检疫机构签发进境货物检验检疫证单，准予其进境销售或使用。

第九条 经检验检疫不合格的进境蔬菜，必须进行技术处理或除害处理。无有效处理方法或经处理后仍不合格的，作退运或销毁处理。

第三章　出境检验检疫

第十条 检验检疫机构按照《出境蔬菜种植基地备案细则》对所在辖区内的蔬菜加工企业或出口企业所属的基地实施备案管理。

第十一条 出境蔬菜必须来自经检疫卫生注册或登记的加工企业。

第十二条 货主或者其代理人应当在蔬菜出境前向检验检疫机构报检，并提供以下单证：

一、加工企业检疫卫生注册或登记编号及蔬菜基地备案号；

二、加工企业自检结果单；

三、国家质检总局《报检规定》所要求的其他单证。

第十三条 检验检疫机构实施检验检疫的依据：

一、输入国家或地区政府与中国政府签订的双边检验检疫协议、议定书、备忘录等；

二、输入国家或地区的检验检疫法规和要求；

三、中国法律、行政法规、强制性技术规范以及国家质检总局规定的检验检疫要求；

四、贸易合同、信用证等所规定的检验检疫要求。

第十四条 检验检疫机构依据有关检验检疫规定，并结合企业对基地管理和卫生质量自控情况实施针对性检验检疫。

第十五条 经检验检疫合格的出境蔬菜，检验检疫机构签发《出境货物通关单》或《出境货物换证凭单》；要求出具检验检疫证书的，同时出具检验检疫证书。

第十六条 出境新鲜/保鲜蔬菜检验有效期不超过 14 天，其他加工蔬菜的检验有效期不超过两个月；检疫有效期一般为 21 天，黑龙江、吉林、辽宁、内蒙古和新疆地区冬季（11 月至次年 2 月底）可酌情延长至 35 天。

第十七条 需经口岸检验检疫机构查验的出境蔬菜，货主或者其代理人应当在《出境货物换证凭单》有效期内向出境口岸检验检疫机构申报查验，经查验符合要求的，检验检疫机构签发《出境货物通关单》。超过《出境货物换证凭单》有效期的出境蔬菜，货主或者其代理人应当向检验检疫机构重新报检。

第十八条 出境蔬菜经检验检疫不合格的，必须进行技术处理或除害处理。无有效处理方法或经处理后仍不合格的，签发《出境货物不合格通知单》，不准出境。

第十九条 装运出境蔬菜的船舶和集装箱，承运人、装箱单位或者其代理人应当在装运前向检验检疫机构申请适载检验，经检验检疫合格后方可装运。

第四章　监督管理

第二十条 检验检疫机构对出入境蔬菜的生产、加工、装卸、运输、储存实施监督管理。

第二十一条 检验检疫机构按照《出境食品生产企业卫生注册登记管理规定》对出境

冷冻蔬菜、脱水蔬菜（不包括晾晒品）、水煮蔬菜等加工企业实施检疫卫生注册管理；对盐渍蔬菜、保鲜蔬菜等加工企业实施检疫卫生登记管理。

第二十二条　检验检疫机构对出境蔬菜实施批次管理，其批次编号应当包括加工企业注册/登记号、蔬菜基地登记备案号等信息，由出境蔬菜加工企业负责印制或标记。

第二十三条　检验检疫机构对出境蔬菜加工企业或出口企业的质量管理、检测能力及委托实验室实施监督管理。

第二十四条　运往口岸检验检疫机构辖区以外的入境蔬菜，由指运地检验检疫机构实施监管，口岸检验检疫机构应及时通知指运地检验检疫机构。

第二十五条　出入境蔬菜发现重大疫情、质量及安全卫生问题的，检验检疫机构应采取必要的防疫措施和应急措施，并立即报告国家质检总局。

第五章　附　　则

第二十六条　违反本办法的，依照《中华人民共和国进出境商品检验法》及其实施条例、《中华人民共和国进出境动植物检疫法》及其实施条例、《中华人民共和国食品卫生法》的有关规定予以处罚。

第二十七条　供港澳蔬菜检验检疫按《供港澳蔬菜检验检疫管理办法》执行。

第二十八条　本办法由国家质检总局负责解释。

第二十九条　原有关出入境蔬菜检验检疫管理规定与本办法不一致的，以本办法为准。

（来源：国质检食函〔2002〕75号；www. AQSIQ. gov. cn）

附录 C 海峡两岸经济合作框架协议

2010 年 6 月 29 日海峡两岸关系协会会长陈云林与台湾海峡交流基金会董事长江丙坤在重庆签署了《海峡两岸经济合作框架协议》。全文如下：

序　　言

海峡两岸关系协会与财团法人海峡交流基金会遵循平等互惠、循序渐进的原则，达成加强海峡两岸经贸关系的意愿；

双方同意，本着世界贸易组织（WTO）基本原则，考虑双方的经济条件，逐步减少或消除彼此间的贸易和投资障碍，创造公平的贸易与投资环境；通过签署《海峡两岸经济合作框架协议》（以下简称本协议），进一步增进双方的贸易与投资关系，建立有利于两岸经济繁荣与发展的合作机制；

经协商，达成协议如下：

第一章　总　　则

第一条　目标

本协议目标为：

一、加强和增进双方之间的经济、贸易和投资合作。

二、促进双方货物和服务贸易进一步自由化，逐步建立公平、透明、便利的投资及其保障机制。

三、扩大经济合作领域，建立合作机制。

第二条　合作措施

双方同意，考虑双方的经济条件，采取包括但不限于以下措施，加强海峡两岸的经济交流与合作：

一、逐步减少或消除双方之间实质多数货物贸易的关税和非关税壁垒。

二、逐步减少或消除双方之间涵盖众多部门的服务贸易限制性措施。

三、提供投资保护，促进双向投资。

四、促进贸易投资便利化和产业交流与合作。

第二章　贸易与投资

第三条　货物贸易

一、双方同意，在本协议第七条规定的"货物贸易早期收获"基础上，不迟于本协议生效后六个月内就货物贸易协议展开磋商，并尽速完成。

二、货物贸易协议磋商内容包括但不限于：

（一）关税减让或消除模式；

（二）原产地规则；

（三）海关程序；

（四）非关税措施，包括但不限于技术性贸易壁垒（TBT）、卫生与植物卫生措施（SPS）；

（五）贸易救济措施，包括世界贸易组织《关于实施 1994 年关税与贸易总协定第六条的协定》、《补贴与反补贴措施协定》、《保障措施协定》规定的措施及适用于双方之间货物贸易的双方保障措施。

三、依据本条纳入货物贸易协议的产品应分为立即实现零关税产品、分阶段降税产品、例外或其他产品三类。

四、任何一方均可在货物贸易协议规定的关税减让承诺的基础上自主加速实施降税。

第四条　服务贸易

一、双方同意，在第八条规定的"服务贸易早期收获"基础上，不迟于本协议生效后六个月内就服务贸易协议展开磋商，并尽速完成。

二、服务贸易协议的磋商应致力于：

（一）逐步减少或消除双方之间涵盖众多部门的服务贸易限制性措施；

（二）继续扩展服务贸易的广度与深度；

（三）增进双方在服务贸易领域的合作。

三、任何一方均可在服务贸易协议规定的开放承诺的基础上自主加速开放或消除限制性措施。

第五条　投资

一、双方同意，在本协议生效后六个月内，针对本条第二款所述事项展开磋商，并尽速达成协议。

二、该协议包括但不限于以下事项：

（一）建立投资保障机制；

（二）提高投资相关规定的透明度；

（三）逐步减少双方相互投资的限制；

（四）促进投资便利化。

第三章　经济合作

第六条　经济合作

一、为强化并扩大本协议的效益，双方同意，加强包括但不限于以下合作：

（一）知识产权保护与合作；

（二）金融合作；

（三）贸易促进及贸易便利化；

（四）海关合作；

（五）电子商务合作；

（六）研究双方产业合作布局和重点领域，推动双方重大项目合作，协调解决双方产业合作中出现的问题；

（七）推动双方中小企业合作，提升中小企业竞争力；

（八）推动双方经贸社团互设办事机构。

二、双方应尽速针对本条合作事项的具体计划与内容展开协商。

第四章 早期收获

第七条 货物贸易早期收获

一、为加速实现本协议目标，双方同意对附件一所列产品实施早期收获计划，早期收获计划将于本协议生效后六个月内开始实施。

二、货物贸易早期收获计划的实施应遵循以下规定：

（一）双方应按照附件一列明的早期收获产品及降税安排实施降税；但双方各自对其他所有世界贸易组织成员普遍适用的非临时性进口关税税率较低时，则适用该税率；

（二）本协议附件一所列产品适用附件二所列临时原产地规则。依据该规则被认定为原产于一方的上述产品，另一方在进口时应给予优惠关税待遇；

（三）本协议附件一所列产品适用的临时贸易救济措施，是指本协议第三条第二款第五项所规定的措施，其中双方保障措施列入本协议附件三。

三、自双方根据本协议第三条达成的货物贸易协议生效之日起，本协议附件二中列明的临时原产地规则和本条第二款第三项规定的临时贸易救济措施规则应终止适用。

第八条 服务贸易早期收获

一、为加速实现本协议目标，双方同意对附件四所列服务贸易部门实施早期收获计划，早期收获计划应于本协议生效后尽速实施。

二、服务贸易早期收获计划的实施应遵循下列规定：

（一）一方应按照附件四列明的服务贸易早期收获部门及开放措施，对另一方的服务及服务提供者减少或消除实行的限制性措施；

（二）本协议附件四所列服务贸易部门及开放措施适用附件五规定的服务提供者定义；

（三）自双方根据本协议第四条达成的服务贸易协议生效之日起，本协议附件五规定的服务提供者定义应终止适用；

（四）若因实施服务贸易早期收获计划对一方的服务部门造成实质性负面影响，受影响的一方可要求与另一方磋商，寻求解决方案。

第五章 其 他

第九条 例外

本协议的任何规定不得解释为妨碍一方采取或维持与世界贸易组织规则相一致的例外措施。

第十条 争端解决

一、双方应不迟于本协议生效后六个月内就建立适当的争端解决程序展开磋商，并尽速达成协议，以解决任何关于本协议解释、实施和适用的争端。

二、在本条第一款所指的争端解决协议生效前，任何关于本协议解释、实施和适用的争端，应由双方通过协商解决，或由根据本协议第十一条设立的"两岸经济合作委员会"以适当方式加以解决。

第十一条 机构安排

一、双方成立"两岸经济合作委员会"（以下简称委员会）。委员会由双方指定的代表组成，负责处理与本协议相关的事宜，包括但不限于：

（一）完成为落实本协议目标所必需的磋商；

（二）监督并评估本协议的执行；

（三）解释本协议的规定；

（四）通报重要经贸信息；

（五）根据本协议第十条规定，解决任何关于本协议解释、实施和适用的争端。

二、委员会可根据需要设立工作小组，处理特定领域中与本协议相关的事宜，并接受委员会监督。

三、委员会每半年召开一次例会，必要时经双方同意可召开临时会议。

四、与本协议相关的业务事宜由双方业务主管部门指定的联络人负责联络。

第十二条　文书格式

基于本协议所进行的业务联系，应使用双方商定的文书格式。

第十三条　附件及后续协议

本协议的附件及根据本协议签署的后续协议，构成本协议的一部分。

第十四条　修正

本协议修正，应经双方协商同意，并以书面形式确认。

第十五条　生效

本协议签署后，双方应各自完成相关程序并以书面通知另一方。本协议自双方均收到对方通知后次日起生效。

第十六条　终止

一、一方终止本协议应以书面通知另一方。双方应在终止通知发出之日起三十日内开始协商。如协商未能达成一致，则本协议自通知一方发出终止通知之日起第一百八十日终止。

二、本协议终止后三十日内，双方应就因本协议终止而产生的问题展开协商。

本协议于六月二十九日签署，一式四份，双方各执两份。四份文本中对应表述的不同用语所含意义相同，四份文本具有同等效力。

附件一货物贸易早期收获产品清单及降税安排

附件二适用于货物贸易早期收获产品的临时原产地规则

附件三适用于货物贸易早期收获产品的双方保障措施

附件四服务贸易早期收获部门及开放措施

附件五适用于服务贸易早期收获部门及开放措施的服务提供者定义

（来源：http://news.xinhuanet.com/2010-06/29/c 12277378.htm）

附录D　台湾梨输往大陆植物检验检疫要求

（国家质量监督检验检疫总局公告［2011］190号）

一、法律法规依据

（一）《进出境动植物检疫法》《进出境动植物检疫法实施条例》；

（二）《食品安全法》《食品安全法实施条例》；

（三）《台湾梨输往大陆检验检疫管理规范》。

二、允许进境的商品名称

新鲜梨果实，学名：*Pyrus pyrifolia*；英文名：pear。

三、允许的产地

台湾梨产区。

四、批准的果园和包装厂

输往大陆的梨果园、包装厂须经台湾农业部门注册。注册名单应在每年出口季节开始前，由台湾方面向大陆提供。梨果园、包装厂名单可在国家质量监督检验检疫总局（以下简称国家质检总局）网站上查询。

五、关注的检疫性有害生物

1. 梨矮蚜［*Aphanostigma piri*（Cholodkovsky）］
2. 瓜实蝇［*Bactrocera cucurbitae* Coquillett］
3. 橘小实蝇［*Bactrocera dorsalis*（Hendel）］
4. 南亚果实蝇［*Bactrocera*（*Zeugodacus*）*tau*（Walker）］
5. 槟榔盾蚧［*Hemiberlesia rapax*（Comstock）］
6. 大洋臀纹粉蚧［*Planococcus minor*（Maskell）］
7. 黔梨木虱［*Psylla qianli* Li et Yang］
8. 梨衰退病［*Candidatus phytoplasma pyri*］

六、装运前要求

（一）果园管理

1. 所有注册果园应实施梨良好农业操作规范（GAP或TGAP），包括果树适时嫁接、果实直径达到2.5cm以前完成套袋等，以及维持果园卫生条件、及时清理落果、季节末剪枝等，并执行有害生物综合防治（IPM），包括病虫害监测、化学或生物防治，以及农事操作等控制措施。

2. 所有注册果园应对梨衰退病（*Candidatus phytoplasma pyri*）进行田间监测，确保田间无梨衰退病发生。

3. 所有注册果园必须保留有害生物的监测和防治记录，并应要求向大陆提供。防治记录应包括生长季节使用所有化学药剂的名称、有效成分、使用日期及使用浓度等详细信息。

4. 台湾农业部门应在水果采收前检查所有果园，确保田间防治措施切实有效。任何有梨衰退病症状的果园的水果不得输往大陆。落果、机械伤果不得输往大陆。

5. 果实采收前，每个注册果园必须采样送实验室进行农药残留检测。

（二）包装厂管理

1. 台湾农业部门需定期对梨包装、储藏和装运过程进行核查。

2. 只有套袋完整的梨方可进入包装厂，纸袋必须在包装厂车间内取掉。包装输往大陆梨时，不得同时从事其他市场梨的包装。

3. 梨在包装前需经高压气枪清理。包装好的梨不得带有昆虫、螨类、植物枝、叶和土壤，并经感观检查不带烂果。

4. 包装好的梨如需储藏应立即入库，并单独存放，或与输往其他市场的梨隔离，避免受到有害生物再次感染。

（三）包装要求

1. 包装材料不得使用未加工的植物源材料，应干净卫生、未使用过。

2. 每个包装箱上应标注水果种类、产地（市或县）、果园或其注册号、包装厂和其注册号及生产日期等信息。

（四）出口前检疫

台湾农业部门植保组织或其授权人员应按 2% 比例对每批输往大陆的梨进行抽样检疫。如发现关注的检疫性有害生物活体，整批货物不得输往大陆，并采取改进措施。同时，保存检查记录，应要求提供给大陆方面。

（五）证明文件要求

经检疫合格的，台湾农业部门植保组织或其授权人员应出具有关证明文件，注明集装箱号码，并填写以下附加声明："该批梨符合台湾梨输往大陆检验检疫管理规范，不带大陆关注的检疫性有害生物。"

七、进境要求

出入境检验检疫机构按照以下要求实施检验检疫。

（一）有关证明文件核查

1. 核查台湾输往大陆鲜梨是否附有国家质检总局颁发的《进境动植物检疫许可证》。

2. 核查有关证明文件是否符合本要求第六条第（五）项规定。

（二）进境检验检疫

根据《检验检疫工作手册》植物检验检疫分册有关规定，对台湾输大陆梨实施检验检疫。经检验检疫合格的，准予输入。

八、不符合要求的处理

（一）经检验检疫发现包装不符合第六条第（三）项有关规定，则该批梨不准输入。

（二）发现有来自未经注册的果园和包装厂的梨，则该批梨不准输入。

（三）如发现第五条所列的检疫性有害生物活体，则该批货物作退运、转口、销毁或检疫处理。同时，国家质检总局将立即向台湾方面通报，暂停从相关果园、包装厂进口。台湾方面应开展调查，以便查明原因并采取相应改进措施。如多次发现同类问题，将暂停进口台湾梨。根据对改进措施的评估结果，国家质检总局将决定是否恢复进口台湾梨。

（四）如发现大陆关注的其他检疫性有害生物，对该批梨作退运、转口、销毁或检疫处理，国家质检总局将及时向台湾方面通报，并视情况采取有关检验检疫措施。

（五）如不符合相关安全卫生标准，则按照《食品安全法》及其实施条例有关规定处理。

九、回顾性审查

（一）根据台湾梨果园有害生物发生动态及检验检疫情况，国家质检总局将作进一步的风险评估，并与台湾方面协商，调整检疫性有害生物名单及相关检疫措施。

（二）为确保相关风险管理措施得到有效落实，国家质检总局将定期对《台湾梨输往大陆植物检验检疫要求》执行情况进行回顾性审查。根据审查结果，经双方协商，可对《台湾梨输往大陆植物检验检疫要求》进行修订。

（来源：www. AQSIQ. gov. cn）

附录 E 中华人民共和国进境植物检疫性有害生物名录

（农业部、国家质量监督检验检疫总局公告第 862 号、第 1147 号、
第 1147 号、第 1472 号、第 1600 号、第 1831 号、第 1902 号）

昆虫

1	*Acanthocinus carinulatus* (Gebler)	白带长角天牛
2	*Acanthoscelides obtectus* (Say)	菜豆象
3	*Acleris variana* (Fernald)	黑头长翅卷蛾
4	*Agrilus* spp. (non-Chinese)	窄吉丁（非中国种）
5	*Aleurodicus dispersus* Russell	螺旋粉虱
6	*Anastrepha* Schiner	按实蝇属
7	*Anthonomus grandis* Boheman	墨西哥棉铃象
8	*Anthonomus quadrigibbus* Say	苹果花象
9	*Aonidiella comperei* McKenzie	香蕉肾盾蚧
10	*Apate monachus* Fabricius	咖啡黑长蠹
11	*Aphanostigma piri* (Cholodkovsky)	梨矮蚜
12	*Arhopalus syriacus* Reitter	辐射松幽天牛
13	*Bactrocera* Macquart	果实蝇属
14	*Baris granulipennis* (Tournier)	西瓜船象
15	*Batocera* spp. (non-Chinese)	白条天牛（非中国种）
16	*Brontispa longissima* (Gestro)	椰心叶甲
17	*Bruchidius incarnates* (Boheman)	埃及豌豆象
18	*Bruchophagus roddi* Gussak	苜蓿籽蜂
19	*Bruchus* spp. (non-Chinese)	豆象（属）（非中国种）
20	*Cacoecimorpha pronubana* (Hübner)	荷兰石竹卷蛾
21	*Callosobruchus* spp. (*maculatus* (F.) and non-Chinese)	瘤背豆象（四纹豆象和非中国种）
22	*Carpomya incompleta* (Becker)	欧非枣实蝇
23	*Carpomya vesuviana* Costa	枣实蝇
24	*Carulaspis juniperi* (Bouchè)	松唐盾蚧
25	*Caulophilus oryzae* (Gyllenhal)	阔鼻谷象
26	*Ceratitis* Macleay	小条实蝇属
27	*Ceroplastes rusci* (L.)	无花果蜡蚧
28	*Chionaspis pinifoliae* (Fitch)	松针盾蚧
29	*Choristoneura fumiferana* (Clemens)	云杉色卷蛾
30	*Conotrachelus* Schoenherr	鳄梨象属

（续）

31	*Contarinia sorghicola*（Coquillett）	高粱瘿蚊
32	*Coptotermes* spp.（non-Chinese）	乳白蚁（非中国种）
33	*Craponius inaequalis*（Say）	葡萄象
34	*Crossotarsus* spp.（non-Chinese）	异胫长小蠹（非中国种）
35	*Cryptophlebia leucotreta*（Meyrick）	苹果异形小卷蛾
36	*Cryptorrhynchus lapathi* L.	杨干象
37	*Cryptoterme sbrevis*（Walker）	麻头砂白蚁
38	*Ctenopseustis obliquana*（Walker）	斜纹卷蛾
39	*Curculio elephas*（Gyllenhal）	欧洲栗象
40	*Cydia janthinana*（Duponchel）	山楂小卷蛾
41	*Cydia packardi*（Zeller）	樱小卷蛾
42	*Cydia pomonella*（L.）	苹果蠹蛾
43	*Cydia prunivora*（Walsh）	杏小卷蛾
44	*Cydia pyrivora*（Danilevskii）	梨小卷蛾
45	*Dacus* spp.（non-Chinese）	寡鬃实蝇（非中国种）
46	*Dasineura mali*（Kieffer）	苹果瘿蚊
47	*Dendroctonus* spp.（valens LeConte and non-Chinese）	大小蠹（红脂大小蠹和非中国种）
48	*Deudorix isocrates* Fabricius	石榴小灰蝶
49	*Diabrotica* Chevrolat	根萤叶甲属
50	*Diaphania nitidalis*（Stoll）	黄瓜绢野螟
51	*Diaprepes abbreviata*（L.）	蔗根象
52	*Diatraea saccharalis*（Fabricius）	小蔗螟
53	*Dryocoetes confusus* Swaine	混点毛小蠹
54	*Dysmicoccus grassi* Leonari	香蕉灰粉蚧
55	*Dysmicoccus neobrevipes* Beardsley	新菠萝灰粉蚧
56	*Ectomyelois ceratoniae*（Zeller）	石榴螟
57	*Epidiaspis leperii*（Signoret）	桃白圆盾蚧
58	*Eriosoma lanigerum*（Hausmann）	苹果绵蚜
59	*Eulecanium gigantea*（Shinji）	枣大球蚧
60	*Eurytoma amygdali* Enderlein	扁桃仁蜂
61	*Eurytoma schreineri* Schreiner	李仁蜂
62	*Gonipterus scutellatus* Gyllenhal	桉象
63	*Helicoverpa zea*（Boddie）	谷实夜蛾
64	*Hemerocampa leucostigma*（Smith）	合毒蛾
65	*Hemiberlesia pitysophila* Takagi	松突圆蚧
66	*Heterobostrychus aequalis*（Waterhouse）	双钩异翅长蠹
67	*Hoplocampa flava*（L.）	李叶蜂
68	*Hoplocampa testudinea*（Klug）	苹叶蜂

（续）

69	*Hoplocerambyx spinicornis* (Newman)	刺角沟额天牛
70	*Hylobius pales* (Herbst)	苍白树皮象
71	*Hylotrupes bajulus* (L.)	家天牛
72	*Hylurgopinus rufipes* (Eichhoff)	美洲榆小蠹
73	*Hylurgus ligniperda* Fabricius	长林小蠹
74	*Hyphantria cunea* (Drury)	美国白蛾
75	*Hypothenemus hampei* (Ferrari)	咖啡果小蠹
76	*Incisitermes minor* (Hagen)	小楹白蚁
77	*Ips* spp. (non-Chinese)	齿小蠹（非中国种）
78	*Ischnaspis longirostris* (Signoret)	黑丝盾蚧
79	*Lepidosaphes tapleyi* Williams	芒果蛎蚧
80	*Lepidosaphes tokionis* (Kuwana)	东京蛎蚧
81	*Lepidosaphes ulmi* (L.)	榆蛎蚧
82	*Leptinotarsa decemlineata* (Say)	马铃薯甲虫
83	*Leucoptera coffeella* (Guérin-Méneville)	咖啡潜叶蛾
84	*Liriomyza trifolii* (Burgess)	三叶斑潜蝇
85	*Lissorhoptrus oryzophilus* Kuschel	稻水象甲
86	*Listronotus bonariensis* (Kuschel)	阿根廷茎象甲
87	*Lobesia botrana* (Denis et Schiffermuller)	葡萄花翅小卷蛾
88	*Mayetiola destructor* (Say)	黑森瘿蚊
89	*Mercetaspis halli* (Green)	霍氏长盾蚧
90	*Monacrostichus citricola* Bezzi	橘实锤腹实蝇
91	*Monochamus* spp. (non-Chinese)	墨天牛（非中国种）
92	*Myiopardalis pardalina* (Bigot)	甜瓜迷实蝇
93	*Naupactus leucoloma* (Boheman)	白缘象甲
94	*Neoclytus acuminatus* (Fabricius)	黑腹尼虎天牛
95	*Opogona sacchari* (Bojer)	蔗扁蛾
96	*Pantomorus cervinus* (Boheman)	玫瑰短喙象
97	*Parlatoria crypta* Mckenzie	灰白片盾蚧
98	*Pharaxonotha kirschi* Reither	谷拟叩甲
99	*Phloeosinus cupressi* Hopkins	美柏肤小蠹
100	*Phoracantha semipunctata* (Fabricius)	桉天牛
101	*Pissodes* Germar	木蠹象属
102	*Planococcus lilacius* Cockerell	南洋臀纹粉蚧
103	*Planococcus minor* (Maskell)	大洋臀纹粉蚧
104	*Platypus* spp. (non-Chinese)	长小蠹（属）（非中国种）
105	*Popillia japonica* Newman	日本金龟子

（续）

106	*Prays citri* Milliere	橘花巢蛾
107	*Promecotheca cumingi* Baly	椰子缢胸叶甲
108	*Prostephanus truncatus*（Horn）	大谷蠹
109	*Ptinus tectus* Boieldieu	澳洲蛛甲
110	*Quadrastichus erythrinae* Kim	刺桐姬小蜂
111	*Reticulitermes lucifugus*（Rossi）	欧洲散白蚁
112	*Rhabdoscelus lineaticollis*（Heller）	褐纹甘蔗象
113	*Rhabdoscelus obscurus*（Boisduval）	几内亚甘蔗象
114	*Rhagoletis* spp.（non-Chinese）	绕实蝇（非中国种）
115	*Rhynchites aequatus*（L.）	苹虎象
116	*Rhynchites bacchus* L.	欧洲苹虎象
117	*Rhynchites cupreus* L.	李虎象
118	*Rhynchites heros* Roelofs	日本苹虎象
119	*Rhynchophorus ferrugineus*（Olivier）	红棕象甲
120	*Rhynchophorus palmarum*（L.）	棕榈象甲
121	*Rhynchophorus phoenicis*（Fabricius）	紫棕象甲
122	*Rhynchophorus vulneratus*（Panzer）	亚棕象甲
123	*Sahlbergella singularis* Haglund	可可盲椿象
124	*Saperda* spp.（non-Chinese）	楔天牛（非中国种）
125	*Scolytus multistriatus*（Marsham）	欧洲榆小蠹
126	*Scolytus scolytus*（Fabricius）	欧洲大榆小蠹
127	*Scyphophorus acupunctatus* Gyllenhal	剑麻象甲
128	*Selenaspidus articulatus* Morgan	刺盾蚧
129	*Sinoxylon* spp.（non-Chinese）	双棘长蠹（非中国种）
130	*Sirex noctilio* Fabricius	云杉树蜂
131	*Solenopsis invicta* Buren	红火蚁
132	*Spodoptera littoralis*（Boisduval）	海灰翅夜蛾
133	*Stathmopoda skelloni* Butler	猕猴桃举肢蛾
134	*Sternochetus* Pierce	芒果象属
135	*Taeniothrips inconsequens*（Uzel）	梨蓟马
136	*Tetropium* spp.（non-Chinese）	断眼天牛（非中国种）
137	*Thaumetopoea pityocampa*（Denis et Schiffermuller）	松异带蛾
138	*Toxotrypana curvicauda* Gerstaecker	番木瓜长尾实蝇
139	*Tribolium destructor* Uyttenboogaart	褐拟谷盗
140	*Trogoderma* spp.（non-Chinese）	斑皮蠹（非中国种）
141	*Vesperus* Latreile	暗天牛属
142	*Vinsonia stellifera*（Westwood）	七角星蜡蚧

（续）

143	*Viteus vitifoliae*（Fitch）	葡萄根瘤蚜
144	*Xyleborus* spp.（non-Chinese）	材小蠹（非中国种）
145	*Xylotrechus rusticus* L.	青杨脊虎天牛
146	*Zabrotes subfasciatus*（Boheman）	巴西豆象

软体动物

147	*Achatina fulica* Bowdich	非洲大蜗牛
148	*Acusta despecta* Gray	琉球球壳蜗牛
149	*Cepaea hortensis* Müller	花圆葱蜗牛
150	*Helix aspersa* Müller	散大蜗牛
151	*Helix pomatia* Linnaeus	盖罩大蜗牛
152	*Theba pisana* Müller	比萨茶蜗牛

真菌

153	*Albugo tragopogi*（Persoon）Schröter var. *helianthi* Novotelnova	向日葵白锈病菌
154	*Alternaria triticina* Prasada et Prabhu	小麦叶疫病菌
155	*Anisogramma anomala*（Peck）E. Muller	榛子东部枯萎病菌
156	*Apiosporina morbosa*（Schweinitz）von Arx	李黑节病菌
157	*Atropellis pinicola* Zaller et Goodding	松生枝干溃疡病菌
158	*Atropellis piniphila*（Weir）Lohman et Cash	嗜松枝干溃疡病菌
159	*Botryosphaeria laricina*（K. Sawada）Y. Zhong	落叶松枯梢病菌
160	*Botryosphaeria stevensii* Shoemaker	苹果壳色单隔孢溃疡病菌
161	*Cephalosporium gramineum* Nisikado et Ikata	麦类条斑病菌
162	*Cephalosporium maydis* Samra，Sabet et Hingorani	玉米晚枯病菌
163	*Cephalosporium sacchari* E. J. Butler et Hafiz Khan	甘蔗凋萎病菌
164	*Ceratocystis fagacearum*（Bretz）Hunt	栎枯萎病菌
165	*Chrysomyxa arctostaphyli* Dietel	云杉帚锈病菌
166	*Ciborinia camelliae* Kohn	山茶花腐病菌
167	*Cladosporium cucumerinum* Ellis et Arthur	黄瓜黑星病菌
168	*Colletotrichum kahawae* J. M. Waller et Bridge	咖啡浆果炭疽病菌
169	*Crinipellis perniciosa*（Stahel）Singer	可可丛枝病菌
170	*Cronartium coleosporioides* J. C. Arthur	油松疱锈病菌
171	*Cronartium comandrae* Peck	北美松疱锈病菌
172	*Cronartium conigenum* Hedgcock et Hunt	松球果锈病菌
173	*Cronartium fusiforme* Hedgcock et Hunt ex Cummins	松纺锤瘤锈病菌
174	*Cronartium ribicola* J. C. Fisch.	松疱锈病菌
175	*Cryphonectria cubensis*（Bruner）Hodges	桉树溃疡病菌
176	*Cylindrocladium parasiticum* Crous，Wingfield et Alfenas	花生黑腐病菌
177	*Diaporthe helianthi* Muntanola-Cvetkovic Mihaljcevic et Petrov	向日葵茎溃疡病菌

（续）

178	*Diaporthe perniciosa* É. J. Marchal	苹果果腐病菌
179	*Diaporthe phaseolorum* (Cooke et Ell.) Sacc. var. *caulivora* Athow et Caldwell	大豆北方茎溃疡病菌
180	*Diaporthe phaseolorum* (Cooke et Ell.) Sacc. var. *meridionalis* F. A. Fernandez	大豆南方茎溃疡病菌
181	*Diaporthe vaccinii* Shear	蓝莓果腐病菌
182	*Didymella ligulicola* (K. F. Baker, Dimock et L. H. Davis) von Arx	菊花花枯病菌
183	*Didymella lycopersici* Klebahn	番茄亚隔孢壳茎腐病菌
184	*Endocronartium harknessii* (J. P. Moore) Y. Hiratsuka	松瘤锈病菌
185	*Eutypa lata* (Pers.) Tul. et C. Tul.	葡萄藤猝倒病菌
186	*Fusarium circinatum* Nirenberg et O'Donnell	松树脂溃疡病菌
187	*Fusarium oxysporum* Schlecht. f. sp. *apii* Snyd. et Hans	芹菜枯萎病菌
188	*Fusarium oxysporum* Schlecht. f. sp. *asparagi* Cohen et Heald	芦笋枯萎病菌
189	*Fusarium oxysporum* Schlecht. f. sp. *cubense* (E. F. Sm.) Snyd. et Hans (Race 4 non-Chinese races)	香蕉枯萎病菌（4 号小种和非中国小种）
190	*Fusarium oxysporum* Schlecht. f. sp. *elaeidis* Toovey	油棕枯萎病菌
191	*Fusarium oxysporum* Schlecht. f. sp. *fragariae* Winks et Williams	草莓枯萎病菌
192	*Fusarium tucumaniae* T. Aoki, O'Donnell, Yos. Homma et Lattanzi	南美大豆猝死综合症病菌
193	*Fusarium virguliforme* O'Donnell et T. Aoki	北美大豆猝死综合症病菌
194	*Gaeumannomyces graminis* (Sacc.) Arx et D. Olivier var. *avenae* (E. M. Turner) Dennis	燕麦全蚀病菌
195	*Greeneria uvicola* (Berk. et M. A. Curtis) Punithalingam	葡萄苦腐病菌
196	*Gremmeniella abietina* (Lagerberg) Morelet	冷杉枯梢病菌
197	*Gymnosporangium clavipes* (Cooke et Peck) Cooke et Peck	榅桲锈病菌
198	*Gymnosporangium fuscum* R. Hedw.	欧洲梨锈病菌
199	*Gymnosporangium globosum* (Farlow) Farlow	美洲山楂锈病菌
200	*Gymnosporangium juniperi-virginianae* Schwein	美洲苹果锈病菌
201	*Helminthosporium solani* Durieu et Mont.	马铃薯银屑病菌
202	*Hypoxylon mammatum* (Wahlenberg) J. Miller	杨树炭团溃疡病菌
203	*Inonotus weirii* (Murrill) Kotlaba et Pouzar	松干基褐腐病菌
204	*Leptosphaeria libanotis* (Fuckel) Sacc.	胡萝卜褐腐病菌
205	*Leptosphaeria maculans* (Desm.) Ces. et De Not.	十字花科蔬菜黑胫病菌
206	*Leucostoma cincta* (Fr. : Fr.) Hohn.	苹果溃疡病菌
207	*Melampsora farlowii* (J. C. Arthur) J. J. Davis	铁杉叶锈病菌
208	*Melampsora medusae* Thumen	杨树叶锈病菌
209	*Microcyclus ulei* (P. Henn.) von Arx	橡胶南美叶疫病菌
210	*Monilinia fructicola* (Winter) Honey	美澳型核果褐腐病菌
211	*Moniliophthora roreri* (Ciferri et Parodi) Evans	可可链疫孢荚腐病菌
212	*Monosporascus cannonballus* Pollack et Uecker	甜瓜黑点根腐病菌
213	*Mycena citricolor* (Berk. et Curt.) Sacc.	咖啡美洲叶斑病菌

（续）

214	*Mycocentrospora acerina*（Hartig）Deighton	香菜腐烂病菌
215	*Mycosphaerella dearnessii* M. E. Barr	松针褐斑病菌
216	*Mycosphaerella fijiensis* Morelet	香蕉黑条叶斑病菌
217	*Mycosphaerella gibsonii* H. C. Evans	松针褐枯病菌
218	*Mycosphaerella linicola* Naumov	亚麻褐斑病菌
219	*Mycosphaerella musicola* J. L. Mulder	香蕉黄条叶斑病菌
220	*Mycosphaerella pini* E. Rostrup	松针红斑病菌
221	*Nectria rigidiuscula* Berk. et Broome	可可花瘿病菌
222	*Ophiostoma novo-ulmi* Brasier	新榆枯萎病菌
223	*Ophiostoma ulmi*（Buisman）Nannf.	榆枯萎病菌
224	*Ophiostoma wageneri*（Goheen et Cobb）Harrington	针叶松黑根病菌
225	*Ovulinia azaleae* Weiss	杜鹃花枯萎病菌
226	*Periconia circinata*（M. Mangin）Sacc.	高粱根腐病菌
227	*Peronosclerospora* spp.（non-Chinese）	玉米霜霉病菌（非中国种）
228	*Peronospora farinosa*（Fries；Fries）Fries f. sp. *betae* Byford	甜菜霜霉病菌
229	*Peronospora hyoscyami* de Bary f. sp. *tabacina*（Adam）Skalicky	烟草霜霉病菌
230	*Pezicula malicorticis*（Jacks.）Nannfeld	苹果树炭疽病菌
231	*Phaeoramularia angolensis*（T. Carvalho et O. Mendes）P. M. Kirk	柑橘斑点病菌
232	*Phellinus noxius*（Corner）G. H. Cunn.	木层孔褐根腐病菌
233	*Phialophora gregata*（Allington et Chamberlain）W. Gams	大豆茎褐腐病菌
234	*Phialophora malorum*（Kidd et Beaum.）McColloch	苹果边腐病菌
235	*Phoma exigua* Desmazières f. sp. *foveata*（Foister）Boerema	马铃薯坏疽病菌
236	*Phoma glomerata*（Corda）Wollenweber et Hochapfel	葡萄茎枯病菌
237	*Phoma pinodella*（L. K. Jones）Morgan-Jones et K. B. Burch	豌豆脚腐病菌
238	*Phoma tracheiphila*（Petri）L. A. Kantsch. et Gikaschvili	柠檬干枯病菌
239	*Phomopsis sclerotioides* van Kesteren	黄瓜黑色根腐病菌
240	*Phymatotrichopsis omnivora*（Duggar）Hennebert	棉根腐病菌
241	*Phytophthora cambivora*（Petri）Buisman	栗疫霉黑水病菌
242	*Phytophthora erythroseptica* Pethybridge	马铃薯疫霉绯腐病菌
243	*Phytophthora fragariae* Hickman	草莓疫霉红心病菌
244	*Phytophthora fragariae* Hickman var. *rubi* W. F. Wilcox et J. M. Duncan	树莓疫霉根腐病菌
245	*Phytophthora hibernalis* Carne	柑橘冬生疫霉褐腐病菌
246	*Phytophthora lateralis* Tucker et Milbrath	雪松疫霉根腐病菌
247	*Phytophthora medicaginis* E. M. Hans. et D. P. Maxwell	苜蓿疫霉根腐病菌
248	*Phytophthora phaseoli* Thaxter	菜豆疫霉病菌
249	*Phytophthora ramorum* Werres，De Cock et Man in't Veld	栎树猝死病菌
250	*Phytophthora sojae* Kaufmann et Gerdemann	大豆疫霉病菌

(续)

251	*Phytophthora syringae* (Klebahn) Klebahn	丁香疫霉病菌
252	*Polyscytalum pustulans* (M. N. Owen et Wakef.) M. B. Ellis	马铃薯皮斑病菌
253	*Protomyces macrosporus* Unger	香菜茎瘿病菌
254	*Pseudocercosporella herpotrichoides* (Fron) Deighton	小麦基腐病菌
255	*Pseudopezicula tracheiphila* (Müller-Thurgau) Korf et Zhuang	葡萄角斑叶焦病菌
256	*Puccinia pelargonii-zonalis* Doidge	天竺葵锈病菌
257	*Pycnostysanus azaleae* (Peck) Mason	杜鹃芽枯病菌
258	*Pyrenochaeta terrestris* (Hansen) Gorenz，Walker et Larson	洋葱粉色根腐病菌
259	*Pythium splendens* Braun	油棕猝倒病菌
260	*Ramularia beticola* Fautr. et Lambotte	甜菜叶斑病菌
261	*Rhizoctonia fragariae* Husain et W. E. McKeen	草莓花枯病菌
262	*Rigidoporus lignosus* (Klotzsch) Imaz.	橡胶白根病菌
263	*Sclerophthora rayssiae* Kenneth，Kaltin et Wahl var. *zeae* Payak et Renfro	玉米褐条霜霉病菌
264	*Septoria petroselini* (Lib.) Desm.	欧芹壳针孢叶斑病菌
265	*Sphaeropsis pyriputrescens* Xiao et J. D. Rogers	苹果球壳孢腐烂病菌
266	*Sphaeropsis tumefaciens* Hedges	柑橘枝瘤病菌
267	*Stagonospora avenae* Bissett f. sp. *triticea* T. Johnson	麦类壳多胞斑点病菌
268	*Stagonospora sacchari* Lo et Ling	甘蔗壳多胞叶枯病菌
269	*Synchytrium endobioticum* (Schilberszky) Percival	马铃薯癌肿病菌
270	*Thecaphora solani* (Thirumalachar et M. J. O'Brien) Mordue	马铃薯黑粉病菌
271	*Tilletia controversa* Kühn	小麦矮腥黑穗病菌
272	*Tilletia indica* Mitra	小麦印度腥黑穗病菌
273	*Urocystis cepulae* Frost	葱类黑粉病菌
274	*Uromyces transversalis* (Thümen) Winter	唐菖蒲横点锈病菌
275	*Venturia inaequalis* (Cooke) Winter	苹果黑星病菌
276	*Verticillium albo-atrum* Reinke et Berthold	苜蓿黄萎病菌
277	*Verticillium dahliae* Kleb.	棉花黄萎病菌
	原核生物	
278	*Acidovorax avenae* subsp. *cattleyae* (Pavarino) Willems et al.	兰花褐斑病菌
279	*Acidovorax avenae* subsp. *citrulli* (Schaad et al.) Willems et al.	瓜类果斑病菌
280	*Acidovorax konjaci* (Goto) Willems et al.	魔芋细菌性叶斑病菌
281	Alder yellows phytoplasma	桤树黄化植原体
282	Apple proliferation phytoplasma	苹果丛生植原体
283	Apricot chlorotic leafroll phtoplasma	杏褪绿卷叶植原体
284	Ash yellows phytoplasma	白蜡树黄化植原体
285	Blueberry stunt phytoplasma	蓝莓矮化植原体
286	*Burkholderia caryophylli* (Burkholder) Yabuuchi et al.	香石竹细菌性萎蔫病菌

（续）

287	*Burkholderia gladioli* pv. *alliicola* （Burkholder）Urakami et al.	洋葱腐烂病菌
288	*Burkholderia glumae* （Kurita et Tabei）Urakami et al.	水稻细菌性谷枯病菌
289	*Candidatus Liberobacter africanum* Jagoueix et al.	非洲柑橘黄龙病菌
290	*Candidatus Liberobacter asiaticum* Jagoueix et al.	亚洲柑橘黄龙病菌
291	*Candidatus* Phytoplasma australiense	澳大利亚植原体候选种
292	*Clavibacter michiganensis* subsp. *insidiosus* （McCulloch）Davis et al.	苜蓿细菌性萎蔫病菌
293	*Clavibacter michiganensis* subsp. *michiganensis* （Smith）Davis et al.	番茄溃疡病菌
294	*Clavibacter michiganensis* subsp. *nebraskensis* （Vidaver et al.）Davis et al.	玉米内州萎蔫病菌
295	*Clavibacter michiganensis* subsp. *sepedonicus* （Spieckermann et al.）Davis et al.	马铃薯环腐病菌
296	Coconut lethal yellowing phytoplasma	椰子致死黄化植原体
297	*Curtobacterium flaccumfaciens* pv. *flaccumfaciens* （Hedges）Collins et Jones	菜豆细菌性萎蔫病菌
298	*Curtobacterium flaccumfaciens* pv. *oortii* （Saaltink et al.）Collins et Jones	郁金香黄色疱斑病菌
299	Elm phloem necrosis phytoplasma	榆韧皮部坏死植原体
300	*Enterobacter cancerogenus* （Urosevi）Dickey et Zumoff	杨树枯萎病菌
301	*Erwinia amylovora* （Burrill）Winslow et al.	梨火疫病菌
302	*Erwinia chrysanthemi* Burkhodler et al.	菊基腐病菌
303	*Erwinia pyrifoliae* Kim，Gardan，Rhim et Geider	亚洲梨火疫病菌
304	Grapevine flavescence dorée phytoplasma	葡萄金黄化植原体
305	Lime witches' broom phytoplasma	来檬丛枝植原体
306	*Pantoea stewartii* subsp. *stewartii* （Smith）Mergaert et al.	玉米细菌性枯萎病菌
307	Peach X-disease phytoplasma	桃 X 病植原体
308	Pear decline phytoplasma	梨衰退植原体
309	Potato witches' broom phytoplasma	马铃薯丛枝植原体
310	*Pseudomonas savastanoi* pv. *phaseolicola* （Burkholder）Gardan et al.	菜豆晕疫病菌
311	*Pseudomonas syringae* pv. *morsprunorum* （Wormald）Young et al.	核果树溃疡病菌
312	*Pseudomonas syringae* pv. *persicae* （Prunier et al.）Young et al.	桃树溃疡病菌
313	*Pseudomonas syringae* pv. *pisi* （Sackett）Young et al.	豌豆细菌性疫病菌
314	*Pseudomonas syringae* pv. *Maculicola* （McCulloch）Young et al	十字花科黑斑病菌
315	*Pseudomonas syringae* pv. *tomato* （Okabe）Young et al.	番茄细菌性叶斑病菌
316	*Ralstonia solanacearum* （Smith）Yabuuchi et al.（race 2）	香蕉细菌性枯萎病菌（2号小种）
317	*Rathayibacter rathayi* （Smith）Zgurskaya et al.	鸭茅蜜穗病菌
318	*Spiroplasma citri* Saglio et al.	柑橘顽固病螺原体
319	Strawberry multiplier phytoplasma	草莓簇生植原体
320	*Xanthomonas albilineans* （Ashby）Dowson	甘蔗白色条纹病菌
321	*Xanthomonas arboricola* pv. *celebensis* （Gaumann）Vauterin et al.	香蕉坏死条纹病菌
322	*Xanthomonas axonopodis* pv. *betlicola* （Patel et al.）Vauterin et al.	胡椒叶斑病菌

（续）

323	*Xanthomonas axonopodis* pv. *citri* （Hasse）Vauterin et al.	柑橘溃疡病菌
324	*Xanthomonas axonopodis* pv. *manihotis* （Bondar）Vauterin et al.	木薯细菌性萎蔫病菌
325	*Xanthomonas axonopodis* pv. *vasculorum* （Cobb）Vauterin et al.	甘蔗流胶病菌
326	*Xanthomonas campestris* pv. *mangiferaeindicae* （Patel et al.）Robbs et al.	芒果黑斑病菌
327	*Xanthomonas campestris* pv. *musacearum* （Yirgou et Bradbury）Dye	香蕉细菌性萎蔫病菌
328	*Xanthomonas cassavae* （ex Wiehe et Dowson）Vauterin et al.	木薯细菌性叶斑病菌
329	*Xanthomonas fragariae* Kennedy et King	草莓角斑病菌
330	*Xanthomonas hyacinthi* （Wakker）Vauterin et al.	风信子黄腐病菌
331	*Xanthomonas oryzae* pv. *oryzae* （Ishiyama）Swings et al.	水稻白叶枯病菌
332	*Xanthomonas oryzae* pv. *oryzicola* （Fang et al.）Swings et al.	水稻细菌性条斑病菌
333	*Xanthomonas populi* （ex Ride）Ride et Ride	杨树细菌性溃疡病菌
334	*Xylella fastidiosa* Wells et al.	木质部难养细菌
335	*Xylophilus ampelinus* （Panagopoulos）Willems et al.	葡萄细菌性疫病菌
	线虫	
336	*Anguina agrostis* (Steinbuch) Filipjev	剪股颖粒线虫
337	*Aphelenchoides fragariae* (Ritzema Bos) Christie	草莓滑刃线虫
338	*Aphelenchoides ritzemabosi* (Schwartz) Steiner et Bührer	菊花滑刃线虫
339	*Bursaphelenchus cocophilus* (Cobb) Baujard	椰子红环腐线虫
340	*Bursaphelenchus xylophilus* (Steiner et Bührer) Nickle	松材线虫
341	*Ditylenchus angustus* (Butler) Filipjev	水稻茎线虫
342	*Ditylenchus destructor* Thorne	腐烂茎线虫
343	*Ditylenchus dipsaci* (Kühn) Filipjev	鳞球茎茎线虫
344	*Globodera pallida* (Stone) Behrens	马铃薯白线虫
345	*Globodera rostochiensis* (Wollenweber) Behrens	马铃薯金线虫
346	*Heterodera schachtii* Schmidt	甜菜胞囊线虫
347	*Longidorus* (Filipjev) Micoletzky (The species transmit viruses)	长针线虫属（传毒种类）
348	*Meloidogyne* Goeldi (non-Chinese species)	根结线虫属（非中国种）
349	*Nacobbus abberans* (Thorne) Thorne et Allen	异常珍珠线虫
350	*Paralongidorus maximus* (Bütschli) Siddiqi	最大拟长针线虫
351	*Paratrichodorus* Siddiqi (The species transmit viruses)	拟毛刺线虫属（传毒种类）
352	*Pratylenchus* Filipjev (non-Chinese species)	短体线虫（非中国种）
353	*Radopholus similis* (Cobb) Thorne	香蕉穿孔线虫
354	*Trichodorus* Cobb (The species transmit viruses)	毛刺线虫属（传毒种类）
355	*Xiphinema* Cobb (The species transmit viruses)	剑线虫属（传毒种类）
	病毒及类病毒	
356	*African cassava mosaic virus*，ACMV	非洲木薯花叶病毒（类）
357	*Apple stem grooving virus*，ASPV	苹果茎沟病毒

（续）

358	*Arabis mosaic virus*，ArMV	南芥菜花叶病毒
359	*Banana bract mosaic virus*，BBrMV	香蕉苞片花叶病毒
360	*Bean pod mottle virus*，BPMV	菜豆荚斑驳病毒
361	*Broad bean stain virus*，BBSV	蚕豆染色病毒
362	*Cacao swollen shoot virus*，CSSV	可可肿枝病毒
363	*Carnation ringspot virus*，CRSV	香石竹环斑病毒
364	*Cotton leaf crumple virus*，CLCrV	棉花皱叶病毒
365	*Cotton leaf curl virus*，CLCuV	棉花曲叶病毒
366	*Cowpea severe mosaic virus*，CPSMV	豇豆重花叶病毒
367	*Cucumber green mottle mosaic virus*，CGMMV	黄瓜绿斑驳花叶病毒
368	*Maize chlorotic dwarf virus*，MCDV	玉米褪绿矮缩病毒
369	*Maize chlorotic mottle virus*，MCMV	玉米褪绿斑驳病毒
370	*Oat mosaic virus*，OMV	燕麦花叶病毒
371	*Peach rosette mosaic virus*，PRMV	桃丛簇花叶病毒
372	*Peanut stunt virus*，PSV	花生矮化病毒
373	*Plum pox virus*，PPV	李痘病毒
374	*Potato mop-top virus*，PMTV	马铃薯帚顶病毒
375	*Potato virus A*，PVA	马铃薯 A 病毒
376	*Potato virus V*，PVV	马铃薯 V 病毒
377	*Potato yellow dwarf virus*，PYDV	马铃薯黄矮病毒
378	*Prunus necrotic ringspot virus*，PNRSV	李属坏死环斑病毒
379	*Southern bean mosaic virus*，SBMV	南方菜豆花叶病毒
380	*Sowbane mosaic virus*，SoMV	藜草花叶病毒
381	*Strawberry latent ringspot virus*，SLRSV	草莓潜隐环斑病毒
382	*Sugarcane streak virus*，SSV	甘蔗线条病毒
383	*Tobacco ringspot virus*，TRSV	烟草环斑病毒
384	*Tomato black ring virus*，TBRV	番茄黑环病毒
385	*Tomato ringspot virus*，ToRSV	番茄环斑病毒
386	*Tomato spotted wilt virus*，TSWV	番茄斑萎病毒
387	*Wheat streak mosaic virus*，WSMV	小麦线条花叶病毒
388	*Apple fruit crinkle viroid*，AFCVd	苹果皱果类病毒
389	*Avocado sunblotch viroid*，ASBVd	鳄梨日斑类病毒
390	*Coconut cadang-cadang viroid*，CCCVd	椰子死亡类病毒
391	*Coconut tinangaja viroid*，CTiVd	椰子败生类病毒
392	*Hop latent viroid*，HLVd	啤酒花潜隐类病毒
393	*Pear blister canker viroid*，PBCVd	梨疱症溃疡类病毒
394	*Potato spindle tuber viroid*，PSTVd	马铃薯纺锤块茎类病毒

（续）

		杂草	
395	*Aegilops cylindrica* Horst		具节山羊草
396	*Aegilops squarrosa* L.		节节麦
397	*Ambrosia* spp.		豚草（属）
398	*Ammi majus* L.		大阿米芹
399	*Avena barbata* Brot.		细茎野燕麦
400	*Avena ludoviciana* Durien		法国野燕麦
401	*Avena sterilis* L.		不实野燕麦
402	*Bromus rigidus* Roth		硬雀麦
403	*Bunias orientalis* L.		疣果匙荠
404	*Caucalis latifolia* L.		宽叶高加利
405	*Cenchrus* spp.（non-Chinese species）		蒺藜草（属）（非中国种）
406	*Centaurea diffusa* Lamarck		铺散矢车菊
407	*Centaurea repens* L.		匍匐矢车菊
408	*Crotalaria spectabilis* Roth		美丽猪屎豆
409	*Cuscuta* spp.		菟丝子（属）
410	*Emex australis* Steinh.		南方三棘果
411	*Emex spinosa*（L.）Campd.		刺亦模
412	*Eupatorium adenophorum* Spreng.		紫茎泽兰
413	*Eupatorium odoratum* L.		飞机草
414	*Euphorbia dentata* Michx.		齿裂大戟
415	*Flaveria bidentis*（L.）Kuntze		黄顶菊
416	*Ipomoea pandurata*（L.）G. F. W. Mey.		提琴叶牵牛花
417	*Iva axillaris* Pursh		小花假苍耳
418	*Iva xanthifolia* Nutt.		假苍耳
419	*Knautia arvensis*（L.）Coulter		欧洲山萝卜
420	*Lactuca pulchella*（Pursh）DC.		野莴苣
421	*Lactuca serriola* L.		毒莴苣
422	*Lolium temulentum* L.		毒麦
423	*Mikania micrantha* Kunth		薇甘菊
424	*Orobanche* spp.		列当（属）
425	*Oxalis latifolia* Kubth		宽叶酢浆草
426	*Senecio jacobaea* L.		臭千里光
427	*Solanum carolinense* L.		北美刺龙葵
428	*Solanum elaeagnifolium* Cay.		银毛龙葵
429	*Solanum rostratum* Dunal.		刺萼龙葵
430	*Solanum torvum* Swartz		刺茄

（续）

431	*Sorghum almum* Parodi.	黑高粱
432	*Sorghum halepense* (L.) Pers. (Johnsongrass and its cross breeds)	假高粱（及其杂交种）
433	*Striga* spp. (non-Chinese species)	独脚金（属）（非中国种）
434	*Tribulus alatus* Delile	翅蒺藜
435	*Xanthium* spp. (non-Chinese species)	苍耳（属）（非中国种）
436	*Leptosphaeria lindquistii* Frezzi	向日葵黑茎病菌
437	*Phenacoccus solenopsis* Tinsley	扶桑绵粉蚧
438	*Phenacoccus manihoti* Matile-Ferrero	木薯绵粉蚧
439	Subgen *Acnida* L.	异株苋亚属
440	*Cernuella virgata* Da Costa	地中海白蜗牛
441	*Chalara fraxinea* T. Kowalski	白蜡鞘孢菌

注：1. 非中国种是指中国未发生的种；
2. 非中国小种是指中国未发生的小种；
3. 传毒种类是指可以作为植物病毒传播介体的线虫种类。
4. 436～441 为动态调整的有害生物。

附录 F　关于进一步加强进出境水果检验检疫工作的通知

（国家质量监督检验检疫总局 2007 年 10 月 19 日颁布）

为贯彻落实全国质量工作会议精神，确保进出境水果质量和安全，根据《国务院关于加强食品等产品安全监督管理的特别规定》和《国务院关于加强产品质量和食品安全工作的通知》（国发〔2007〕23 号），现就进一步加强进出境水果检验检疫工作有关问题通知如下。

一、提高认识，高度重视进出境水果检验检疫工作

水果是国际农产品贸易中的重要敏感产品。随着我国种植技术和管理水平的不断提高，出口水果质量安全总体水平逐年提高，但也经常因发现检验检疫问题而被退回或销毁，致使企业利益受损，并影响我国出口产品整体形象。在进口水果中也同样存在重要疫情和农残等安全卫生问题，对我国果业生产安全和消费者健康构成威胁。各局要充分认识做好进出境水果检验检疫工作的重要性、必要性和紧迫性，按照全国质量工作会议精神，加强领导，狠抓落实，确保进出境水果质量和安全符合要求。

二、坚持源头管理，提高出口水果质量和安全水平

（一）全面实施出口水果果园、包装厂注册登记制度。目前，各局已对出口美国、加拿大、澳大利亚、新西兰、日本、韩国以及南美洲和欧洲的水果果园、包装厂实施了注册登记，今年上半年又完成了供香港、澳门的水果果园、包装厂的注册登记。鉴于输往俄罗斯和东南亚一些国家的水果不断发现问题，因此，各局要把输往俄罗斯、东南亚的水果果园、包装厂纳入检验检疫注册登记管理，并及时将注册登记名单报国家质量监督检验检疫总局（以下简称国家质检总局）备案。自 2007 年 11 月 1 日开始，各局不得接受来自非注册果园和包装厂的水果出口报检。

（二）加强出口水果果园和包装厂检验检疫监督管理。各局要按照《出境水果检验检疫监督管理办法》、输入国或地区的要求及有关规定，对出口水果果园和包装厂的农用化学品使用和有害生物防治进行指导和监督管理，注册果园和包装厂不得购买、存放和使用我国或输入国家（地区）禁止在水果上使用的化学品。收获前，要抽样进行农残检测，不符合输入国（地区）要求果园的水果不得出口。出口水果包装材料应符合有关卫生安全标准。出口水果果园、包装厂要建立质量管理体系，鼓励实施良好农业规范（GAP）。

（三）加强出口前检验检疫。出口水果应在包装厂所在地检验检疫机构报检，注册果园不在本辖区的，要提供产地供货证明。对来自非注册果园、包装厂的水果，不予受理报检。各局要根据果园、包装厂的疫情和农用化学品使用情况，进行针对性的抽查和检测。

未经检验检疫或检验检疫不合格的，一律不准出境。

（四）口岸局与产地局要加强协作配合。产地局要及时将出口水果果园、包装厂注册登记管理、病虫害防控和农残监控等情况通报口岸局，口岸局应及时将口岸查验发现的问题通报产地局，共同采取措施防止不合格水果出境。

三、加强进境检验检疫，确保进口水果质量和安全

（一）完善进境水果口岸检验检疫条件。水果进境口岸应具备足够的现场查验场地和水果保鲜设施，入境口岸检验检疫局应配备相应的专业技术人员和实验室条件，具备开展有害生物鉴定和安全卫生检测的能力。国家质检总局将组织专家对现有水果进境口岸检验检疫条件进行审核，不符合条件的将不允许水果从该口岸入境。

（二）严格水果入境口岸查验。各局要按照《进境水果检验检疫监督管理办法》和《检验检疫工作手册》的有关规定，加强对进境水果单证审核、现场开箱检查、冷处理效果核查和实验室检验检疫工作。要加强安全卫生项目检测，扩大监控的水果种类和检测项目，加大进境抽查频率和力度，发现有毒有害物质超标的，一律作退运或销毁处理。有双边检验检疫议定书的，要严格按照议定书的规定查验。对在运输中进行冷处理的，要认真核查冷处理记录和温度探针校正记录。对国家质检总局发布警示通报的，要按照要求加严对有关国家和水果的查验。

四、完善进出境水果溯源体系，建立召回制度

（一）完善出境水果溯源体系。各局应对出口的每批水果建立档案，包括产地、果园、包装厂、出境时间、植检证书编号、目的地等信息。出口水果包装厂应建立溯源体系，对每批包装水果的来源和流向进行详细记录，出口水果包装箱上要标明水果种类、产地以及果园、包装厂名称或代码。出口水果果园要建立种植档案，对有害生物防治、农药使用、收获、日常管理等情况进行详细记录。

（二）水果进出口企业要建立进货和销售台账。水果进口企业应如实记录进口水果名称、原产地、数量、进境时间、供货商、检验检疫以及进口水果流向等情况。水果出口企业应如实记录出口水果产地、果园和包装厂名称、数量、出口目的地、出境日期等情况。进货和销售台账保存期限不得少于 2 年，以便在必要时进行核查。

（三）建立进出境不合格水果召回制度。经检验检疫发现重大安全卫生或检疫问题的，应当向社会公布有关信息，进出口企业应通知销售商停止销售，主动召回有问题的水果，并向检验检疫机构报告。

五、建立诚信档案，提高企业遵纪守法意识

建立进出口水果企业良好和不良记录。进出口企业应对进出口水果的质量安全负责。各局要建立进出口企业良好和不良记录，鼓励企业诚实守信、合法经营。对良好记录的企业，可适当简化检验检疫手续。对不良记录的进出口企业要重点抽查，加严检验检疫。对弄虚作假、伪造单证、逃避检验检疫的企业，要依法进行严厉查处。

六、完善应急预案，提高应对突发事件的能力

完善风险预警和快速反应机制。各局要继续完善应急处置预案，提高工作主动性和预见性，增强敏感性，发现重大植物疫情及安全卫生事件，要做到立即报告、迅速介入、妥善处置。

（来源：http：//www.aqsiq.gov.cn 国质检动函［2007］831号）

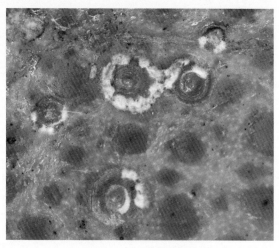

图6-1　柚上的红圆蚧

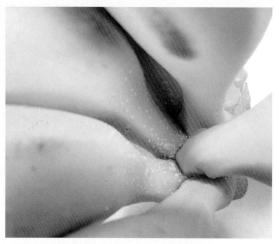

图6-3　香蕉上的椰圆盾蚧

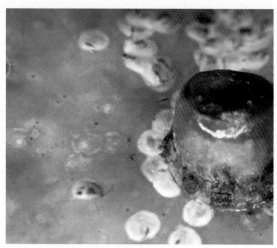

图6-4　芒果上的芒果白轮蚧

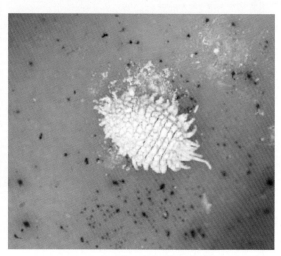

图6-5　香蕉上的新菠萝灰粉蚧

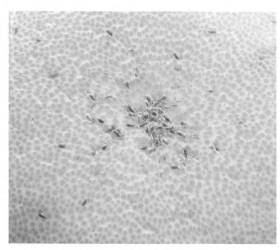

图6-7　柚上的长牡蛎蚧

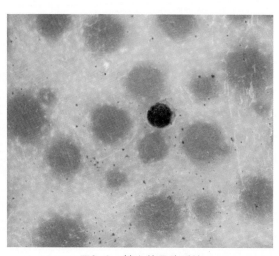

图6-8　柚上的黑片盾蚧

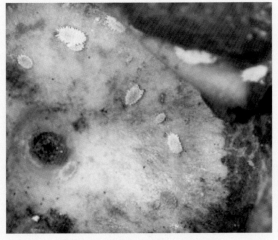

图6-9 莲雾上的橘臀纹粉蚧

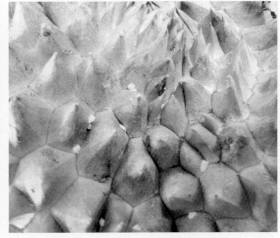

图6-10 榴莲上的南洋臀纹粉蚧

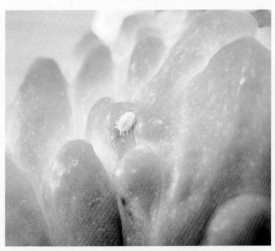

图6-11 番荔枝上的大洋臀纹粉蚧

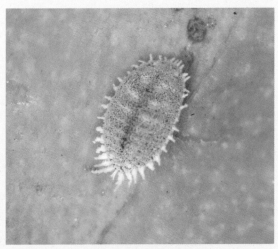

图6-12 大洋臀纹粉蚧

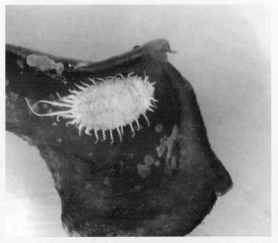

图6-13 莲雾上的杰克贝尔氏粉蚧

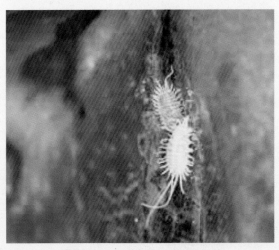

图6-14 火龙果上的长尾粉蚧

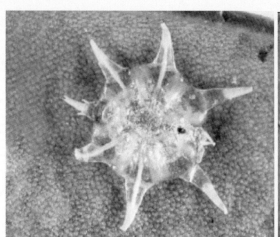

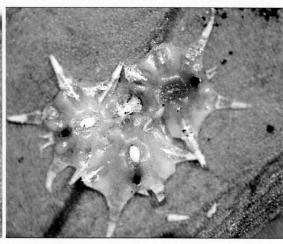

图6-15　七角星蜡蚧

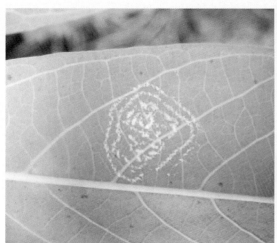

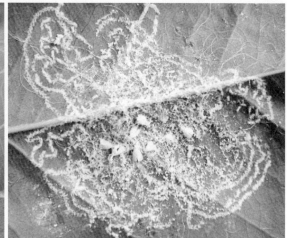

图6-17　螺旋粉虱成虫及产卵时蜡粉排列方式

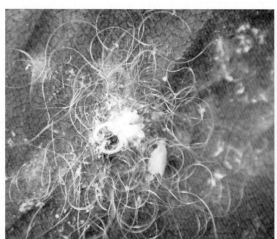

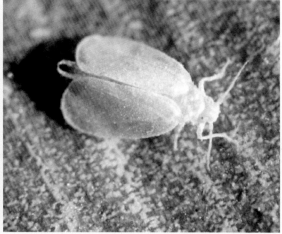

图6-18　螺旋粉虱蛹壳及成虫

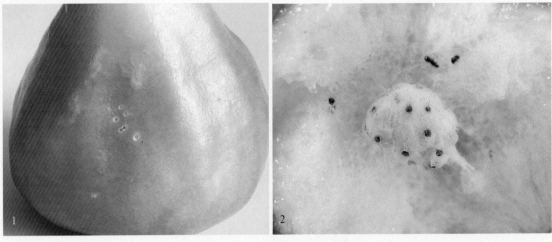

图6-19 米尔顿姬小蜂为害状
1.莲雾被害后表面的针状孔 2.莲雾被害后形成的虫瘿

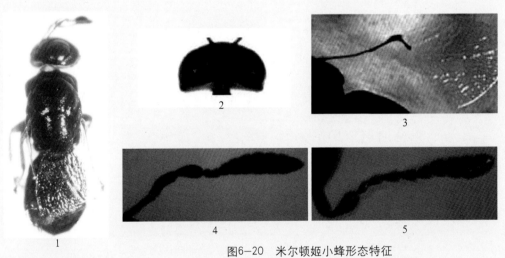

图6-20 米尔顿姬小蜂形态特征
1.成虫 2.头部 3.前翅 4.雌成虫触角 5.雄成虫触角

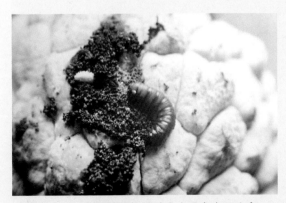

图6-21 番荔枝斑螟蛾幼虫在果实表面为害

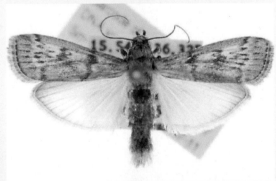

图6-22 番荔枝斑螟蛾成虫

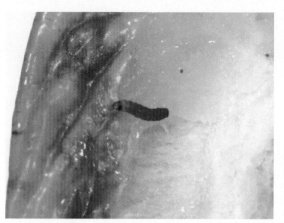

图6-23 桃小食心虫幼虫

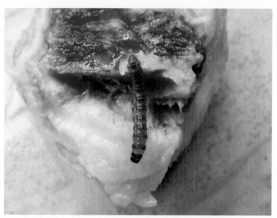

图6-24 桃蛀螟幼虫及其为害状

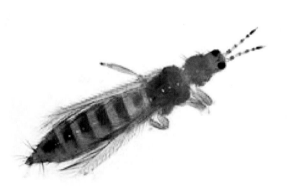

图6-25 西花蓟马成虫

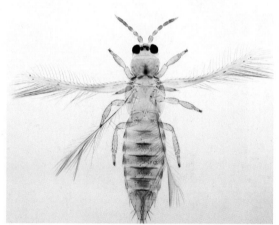

图6-26 茶黄蓟马成虫

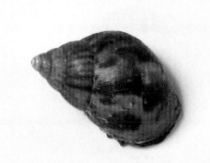

图6-27 台湾火龙果上截获的非洲大蜗牛

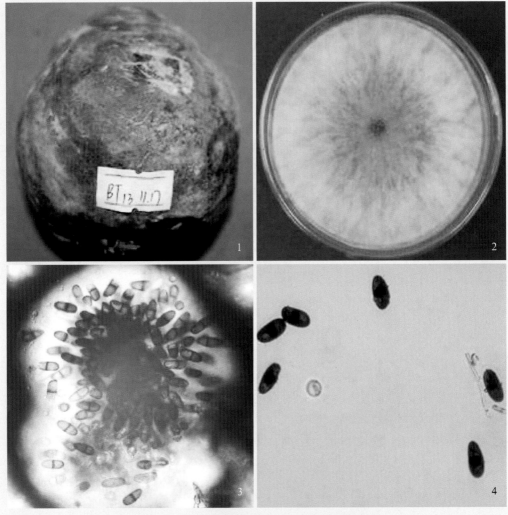

图8-1 番石榴焦腐病果实症状及病原形态特征
1.果实症状 2.菌落形态 3.分生孢子器 4.分生孢子

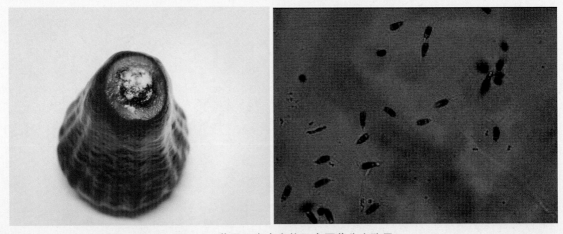

图8-2 莲雾果腐病症状及病原菌分生孢子

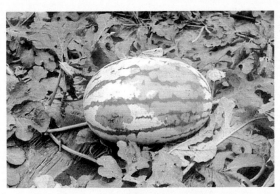

图9-1 西瓜细菌性果斑病症状

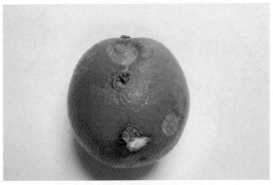

图9-2 橙子上的柑橘溃疡病症状

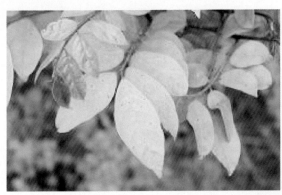

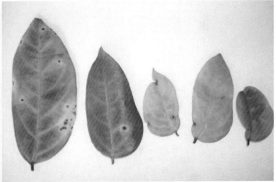

图9-3 杨桃细菌性斑点病症状

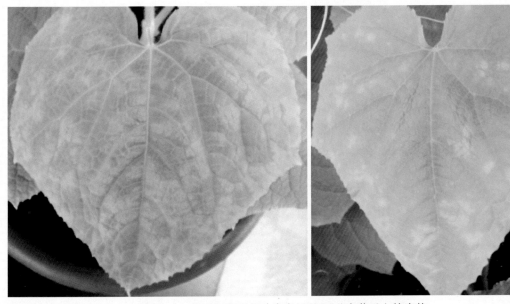

图10-1 黄瓜绿斑驳花叶病毒(CGMMV)在黄瓜上的症状

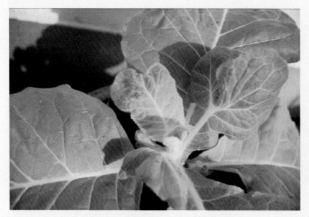

图10-4　烟草感染ArMV的症状

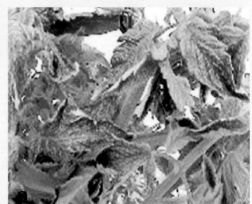

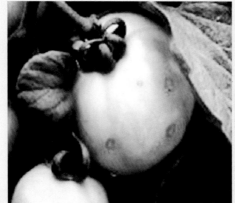

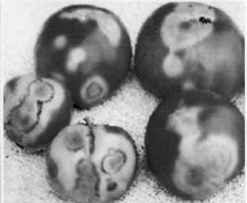

图10-8　番茄斑萎病毒侵染番茄症状

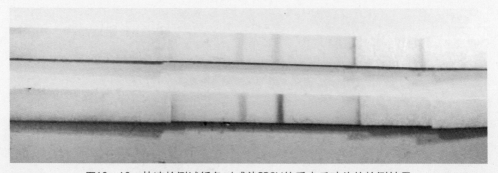

图10-10　快速检测试纸条对感染PRSV的番木瓜叶片的检测结果